CT造影技術

企画 **八町 淳**
長野赤十字病院中央放射線部

編集 **寺澤和晶**
さいたま赤十字病院放射線科部

監修 **林 信成**
IVRコンサルタンツ

MEDICAL EYE

序

　2012年8月末、突然の訃報を受け様々な関係者に驚きと悲しみが広がった。造影CT撮像技術を理論化し、そのパイオニアともいえる八町　淳氏が他界したのである。享年57歳での急逝であった。生前より、長年にわたる放射線技術におけるはかり知れない実績と業績から、活動の場も多く、CTをフィールドに研究する者にとって必ず耳にする人物であった。また、物優しい雰囲気と熱い学術および技術指導から全国的にファンも大勢いたため、あらゆる立場の人たちに影響を与えていたとする所以もここにあった。自分もその影響を受けた一人である。職場では上司であったが、特に造影CT検査に関する研究活動においては恩師でもあった。今でも、初めてCT検査室の担当になった時に「てらちゃん、学会へ行こうよ！」と、手招きしていただいたこと、ファントムの作成や夜中まで実験を行っていただいたこと、そして、自分の"たから"ともいえる数多くの人物にめぐりあわせてくれたことを思い出す。若手の育成がポリシーだったのである。この本は、八町　淳氏が企画・提案したものであるが、その逝去によって一度断念をしている。企画初期での不測の事態、これを引き受けることに際し、自分では荷が重すぎると感じたのである。その意味するところ、"現在の自分は恩師の足元にも及ばない"である。ただ、茫然と時間が過ぎる中、未熟なもの（形）でも一つの考え方であるということに気がついた。そして同時に、担当する各筆者の賛同をいただけたことも背中を押してくれた要因になった。

　この企画を行うプロセスで、X線CT装置は、ノンヘリカルCT装置からMDCT、320列ADCTとその性能差が大きく、装置性能（撮像時間）を十分考慮した造影CT検査法が課題になった。つまり、ターゲットを装置性能に合わせては、すぐに不要な本になってしまうのである。造影剤の投与方法は、描出能や装置性能など偏った知見にとらわれず、一つの全体的統一を構成する考え方が必要になる。この本は、日本赤十字社長野赤十字病院における検討がメインになるが、造影CT検査に造詣の深い多数の外部協力者のお力添えによって出来上がっている。まず、普遍的な技術論（理論）について整理した。シンプルである（体重当たりヨード使用量を一定の時間で投与する）ことの意味、これを理解していただき、型にはまるのではなく、読者に創造（考えるヒントに）すること、さらに応用することに期待をして編著を行った。是非、造影CT検査について議論および討論する一助としてひも解いていただきたいと思っている。しかし、熟慮されてない内容や訂正すべき点も多々あると考えられる。この辺は、ご意見を仰ぎたい所存である。

　最後に筆者にこのような執筆の機会を与えていただいた故・八町　淳氏、医学監修の林　信成先生、担当筆者の皆様、ならびにご協力をいただいた関係者各位に感謝いたします（特に、山口隆義氏、中根　淳氏には、多大なご協力を頂きました）。また、出版にご尽力していただいた株式会社メディカルアイの黒沢次郎氏、小幡菜摘氏にお礼を申し上げます。

2013年8月
さいたま赤十字病院　寺澤和晶

序 ………………………………………………………………………… 3

CHAPTER ❶ 造影理論 ……………………………… 9

1-1：TEC ……………………………………………… 10

1. TECの見方 ……………………………………………… 10
2. 造影剤注入パラメータとTEC ………………………… 18

1-2 造影剤使用量 ………………………………………… 22

1. WLによる方法 …………………………………………… 22
2. CT値による方法 ………………………………………… 27

1-3：TECの補正 ………………………………………… 32

1. 上大静脈による影響 …………………………………… 32
2. ヨード濃度による影響 ………………………………… 37
3. 心機能による影響 ……………………………………… 42
4. 管電圧による影響 ……………………………………… 48

CHAPTER ❷ 注入技術 ……………………………… 55

2-1：造影剤注入方法 …………………………………… 56

1. 造影検査のポイント …………………………………… 56
2. 単相性注入（一段注入） ……………………………… 58
3. 多相性注入（多段注入） ……………………………… 61
4. 可変注入法 ……………………………………………… 63
5. クロス注入法 …………………………………………… 66
6. TBT法 …………………………………………………… 68

2-2：タイミングの補正 …………………………………… 74

1. TI法 ………………………………………………………… 74
2. BT法 ………………………………………………………… 83
3. 生食後押し法 ……………………………………………… 85

CHAPTER 3 理論・技術の臨床応用 … 91

3-1：頭頸部 ……………………………………………………… 92

1. MDCTによる頭部および頭頸部3D-CTAにおける造影検査の適正化
   ―リアルプレップとインジェクタ同期システムの応用 ……………… 92
2. 頭部3D-CTAにおける可変注入による造影法 ………………………… 99
3. 撮像時間を基準にした頭頸部3D-CTA検査における造影法 ……………106

3-2：体幹部 ……………………………………………………… 113

1. 上大静脈および下大静脈から右心房への流入割合が造影効果に
   与える影響 ……………………………………………………………… 113
2. 胸部大動脈3D-CTAにおける画質改善の試み ………………………… 118
3. 胸部縦隔造影検査における造影剤・生食同時注入法の検討 ………… 121
4. 胸腹部CTAにおける肺動脈モニタリングによる造影効果補正 ……… 124
5. 腹部3D-CTAにおける造影剤連続可変注入法 ………………………… 131
6. 可変注入法による腹部3D-CTAにおける造影剤使用量の検討 ……… 136
7. 肝臓質的診断における画像SDと造影剤による肝臓上昇CT値の検討 …140
8. 肝臓質的診断における造影検査法
   ―各種造影剤注入方法が造影効果に与える影響 ……………………… 145
9. MDCTによる肝臓領域の造影検査法 …………………………………… 151
10. 腹部ダイナミックCTにおける心胸郭比によるBT法 ………………… 162
11. 可変注入による肝臓造影検査の撮像タイミング適正化の検討 ……… 167

3-3：心臓 …………………………………………………… 170

1. 64列MDCT心臓造影検査における造影剤使用量 …………………… 170
2. 64列MDCTにおけるヘリカル撮像による心臓CT検査
   ―冠動脈と心機能の同時評価に適した造影法の検討 ……………… 175
3. 心臓造影TBT ………………………………………………………… 186
4. 冠動脈CTにおける造影剤量適正化の検討 ………………………… 192
5. CABG後心臓CTにおける造影剤注入方法の比較検討
   ―台形クロス注入vs一段注入 ……………………………………… 196
6. ―一段注入vs台形クロス注入＋生食後押し ……………………… 200
7. 心臓CTにおける台形クロス注入＋生食後押し効果の比較検討 …… 205
8. 心臓造影CTにおける撮像時間に合わせた造影方法の検討 ………… 211

3-4：その他 ………………………………………………… 216

1. CT装置間における造影効果 ………………………………………… 216
2. 体軸方向におけるTEC ……………………………………………… 221
3. 造影剤注入持続時間の違いにおける生食後押し効果 ……………… 226
4. CT造影製剤特性が造影効果に及ぼす影響 ………………………… 231
5. 造影CT検査における光吸収性センサを用いた
   血管外漏出検出器の基礎的検討
   ―造影剤および水の光吸収性を利用した検出器開発の取り組み … 240
6. ―検出波形の特徴と検知システム精度に与える因子について …… 244
7. CT-AECを使用した心臓CTの線量最適化 ………………………… 249

CHAPTER 4　造影効果とdual energy … 255

CHAPTER 5　肝臓質的検査の現状 …… 261

CHAPTER 6 造影研究を進めるためのファントム作製 ……………273

1. 造影研究を進めるためのファントム作製 …………………………… 274
2. 体軸方向TEC評価ファントム …………………………………… 282
3. ヨード量CT値評価ファントム ………………………………… 286

索引 ……………………………………………………………… 291

執筆者一覧

企画
八町　淳　　長野赤十字病院中央放射線部

編集
寺澤和晶　　さいたま赤十字病院放射線科部

監修
林　信成　　IVRコンサルタンツ

執筆　（50音順）
川村知裕　　長野赤十字病院中央放射線部
月又智広　　長野赤十字病院中央放射線部
寺澤和晶　　さいたま赤十字病院放射線科部
中根　淳　　埼玉医科大学総合医療センター中央放射線部
早川晶子　　第一三共株式会社安全管理推進部
福澤　明　　長野赤十字病院中央放射線部
室賀浩二　　長野赤十字病院中央放射線部
山口隆義　　華岡青洲記念心臓血管クリニック

CHAPTER 1

造影理論

- 1-1：TEC ………………… 10
- 1-2：造影剤使用量 ………… 22
- 1-3：TECの補正 ………… 32

TECの見方

はじめに

　X線CTの装置性能はめざましい進歩を遂げている。これは画像診断機器全体にいえることであるが、そこに携わる医師・診療放射線技師が、この性能を十分に引き出し臨床へ提供することが求められている。特にCT検査において、その目的を達成させるためには造影剤を使用する必要がある。CT装置は組織間コントラストが十分でないため、それを補うため造影剤を使用する。これにより、CT画像データの質、診断能向上が図られるようになった。

　しかし、目的を達成させるために造影剤量に頼っていないだろうか。検出器の多列化によりもたらされた装置性能を最大限引き出すためには、造影剤使用方法を適正化する必要がある。決して、ヨード使用量を少なくすることがすべて良いということではなく、使用装置性能において、検査目的に見合ったヨード使用量を選択することが現在求められている。この検査目的に見合ったヨード使用量を求めるためには、造影剤注入における各種パラメータ（注入パラメータおよび生体側パラメータ）が、血管内での時間−エンハンスメント曲線（Time-Enhancement Curve：TEC）にどのような影響を与えるかを把握することが必要となる[1]。また、このTECを管理することで画像診断に必要な再現性を得ること、検査結果の質の一定化と造影剤使用量の適正化を得ることが可能になる[2]。ただ、臨床データよりパラメータの関与を把握するには、パラメータが複雑に関与し合うため限界があり、ともすれば結果として考えもしなかった結論を良しとしてしまう可能性がある。このため、可能な限り臨床に近いファントムを作成しTECを検証した。

　まず、TECを説明する単位を理解しなければならない。注入パラメータとして考えられる因子として、注入速度、いわゆるフローレート、注入時間、総投与造影剤量の3種類がある。現在この3種類のパラメータにおいて発表や論文などで使用されているこの単位を見ると、注入速度（mL/秒）、注入時間（秒）、総投与造影剤量（mL）で説明されている場合が多い。**図1**は注入速度（mL/秒）、注入時間（秒）、総投与造影剤量（mL）を同一にしているが、TECに違いを認める。このことから、TECの変化を把握する場合、使用する単位を見直す必要がある。このグラフは使用した造影剤の単位当たりヨード含有量（mgI/mL）に差がある。CT装置においてスライス断面の血管内に流入するヨード量によりCT値が変化するが、上記単位にはヨード含有量が反映していない。したがって、単位時間当たり注入ヨード量（mgI/秒）に違いがあるためCT値（Hounsfield Unit：HU）に差が出る。よって、造影

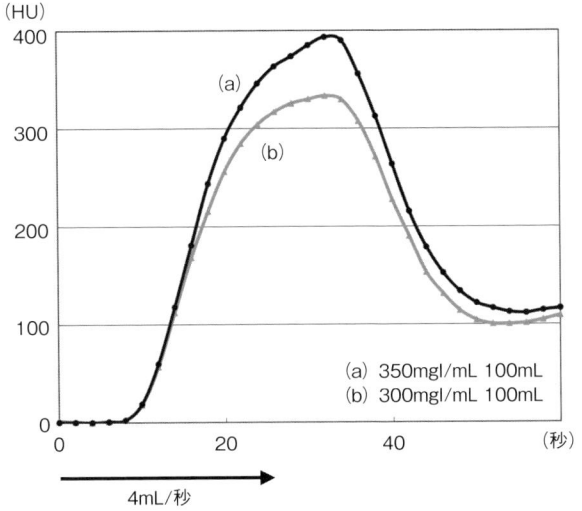

図1 ヨード含有量の違いによるTEC
総投与造影剤量および注入時間が一定であるがTECに差を認める。

剤注入パラメータの単位は注入速度（mgI/秒）、注入時間（秒）、総投与ヨード量（gI）にする必要がある。

ファントムによる検討 〜安定したTECを得るためには〜

　静脈より投与された造影剤が、どのように経時的変化を起こすかを把握することが検査を行ううえで必要となる。しかし、生体では生体側の因子による影響が大きく関与するため、注入パラメータの変化を正確にとらえることが難しい。このため、可能な限り生体に近似させた循環ファントム[3]によりTECにおける各種注入パラメータによる変化を測定した[4]。

＜使用機器＞
- CT装置：Aquilion 64（東芝メディカルシステムズ）
- 造影剤自動注入器：DUAL SHOT GX（根本杏林堂）
- ファントム：TECファントム（根本杏林堂）

＜使用造影剤＞
- イオメプロール：300・350mgI/mL、50、75、100mL
- イオヘキソール：300・240mgI/mL、100mL
- イオパミドール：300mgI/mL、100mL

　データの取得は、CT装置にTECファントム（**図2**）を置き、インジェクタにより各種造影剤の注入パラメータを変化させTECを作成する方法である。またTECファントムの水量・循環水量を変化させ同様にTECを作成している。その結果を**図3**に示す（イオメプロールによるTEC）。各種パラメータの変化範囲は、ヨード量：15〜35gI、単位時間当たり造影剤注入量（注入速度）：1〜5mL/秒である。重要となる変化点を決め各注入パラメータ

CHAPTER 1 ▶ 1 ▶ TEC ▶ 1 | TECの見方

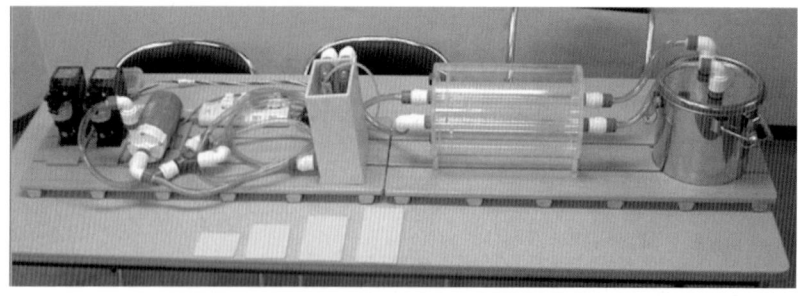

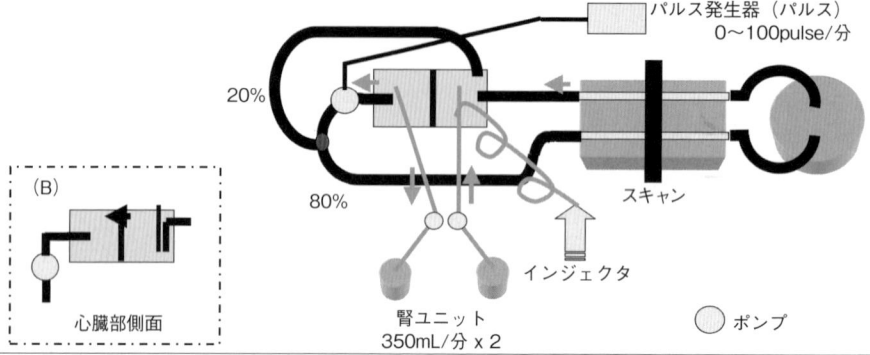

図2 TECファントム（根本杏林堂製）外観と循環回路図（模式図）
循環は生体に近づけるため、パルス発生器により制御し拍動流を使用している。
また、パルスの幅・周波数を制御して拍出量を変更している。

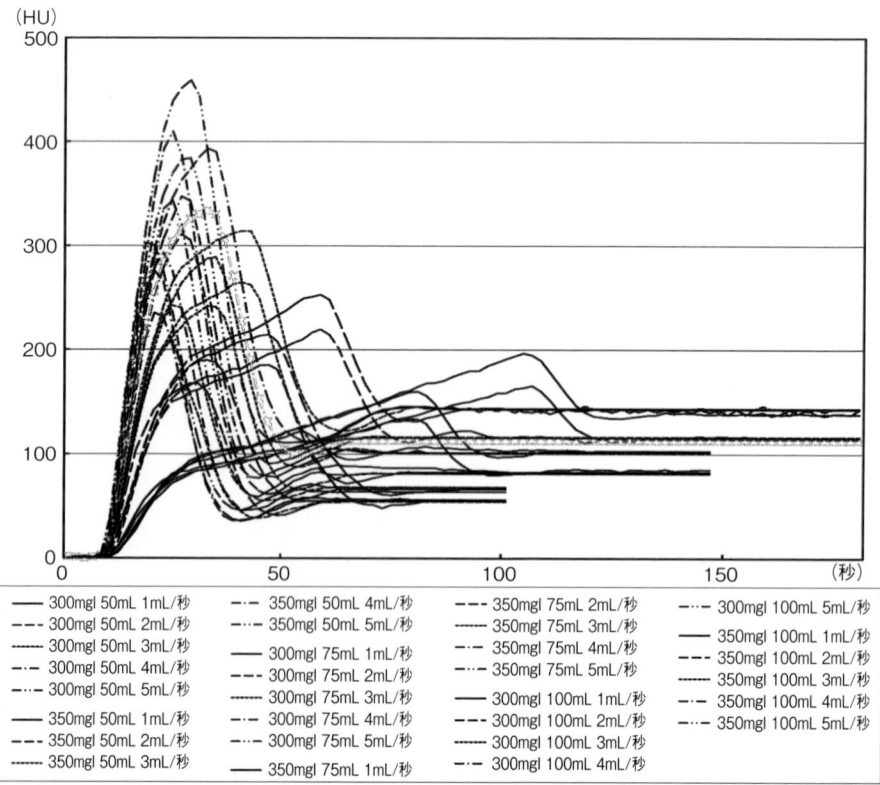

図3 実験で得たデータより作成したTEC
造影剤用量：50・75・100mL（イオメプロール）およびヨード含有量：300mgI/mL・350mgI/mL
を1～5mL/秒で注入して得た30種類のTEC

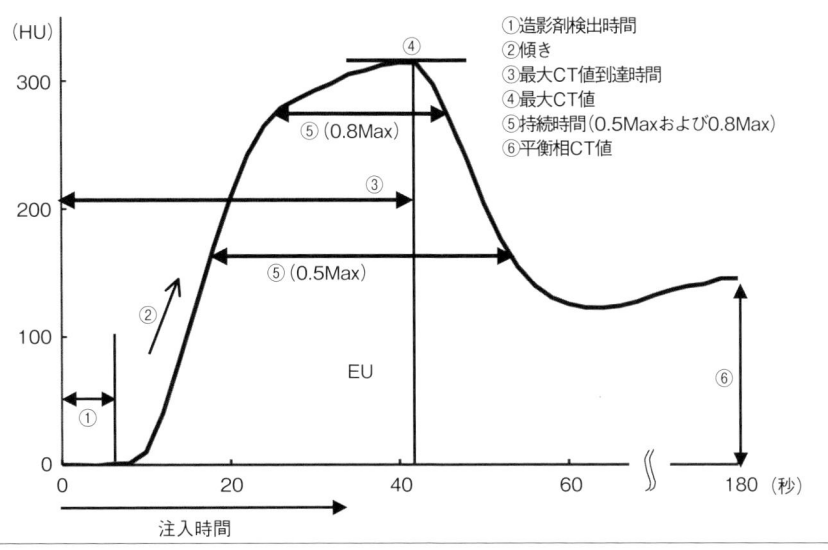

図4 TECの変化点

による影響を観察することで、TECとパラメータの関係を把握しやすくなる。これにより、TECの見方が理解できる。今回、この変化点を、①造影剤検出時間、②傾き、③最大CT値到達時間、④最大CT値、⑤持続時間(0.5Maxおよび0.8Max)、⑥平衡相CT値の6点としてTECの変化を評価した(**図4**)。また、ファントムの設定値は一定で行ったため臨床に当てはめると、同一被検者で取得したデータと考えられる。

(1) 造影剤検出時間(Time to contrast medium detection：秒)

造影剤によるCT値の変化開始点として、10HU上昇した時点を造影剤検出時間とした(**図5**)。

$y=-0.003x+12.51$(y：造影剤検出時間、x：単位時間当たりヨード量)、$r=0.882$であり、単位時間当たりヨード量(mgI/秒)に高い負の相関となり、300mgI/秒と1,750mgI/秒では4.66秒の差があった。

(2) 傾き(Slope：HU/秒)

造影剤検出時間およびそれから20秒後のCT値より単位時間当たりの上昇CT値で比較した(**図6**)。

$y=0.016x+1.813$(y：傾き、x：単位時間当たりヨード量)、$r=0.986$であり、単位時間当たりヨード量に高い正の相関を認めた。

(3) 最大CT値到達時間(Time to peak CT value：秒)

造影剤検出時間よりCT値が最大になるまでの時間(**図7**)。

$y=0.946x+8.791$(y：到達時間、x：注入時間)、$r=0.998$であり、注入時間に高い正の相関を認めた。

(4) 最大CT値(Peak CT value：HU)

最大CT値到達時間のCT値(**図8**)。

$y=0.170x+93.21$(y：CT値、x：単位時間当たりヨード量)、$r=0.902$であり、単位時間当たりヨード量に正の相関を認めた。

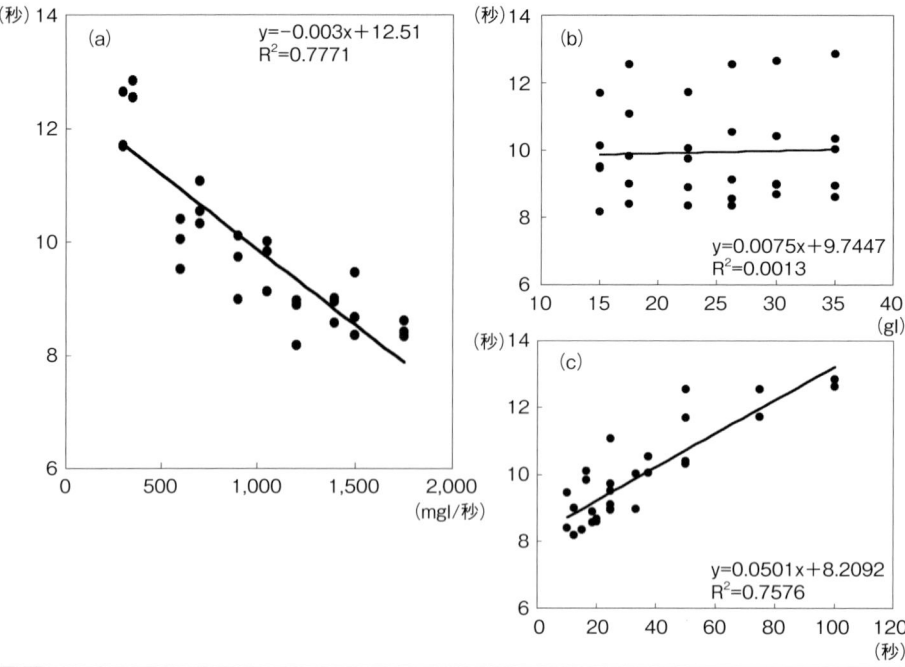

図5 造影剤検出時間
(a)検出時間(秒) vs 単位ごとヨード注入量(mgI/秒)
(b)検出時間(秒) vs 総ヨード量(gI)
(c)検出時間(秒) vs 注入時間(秒)

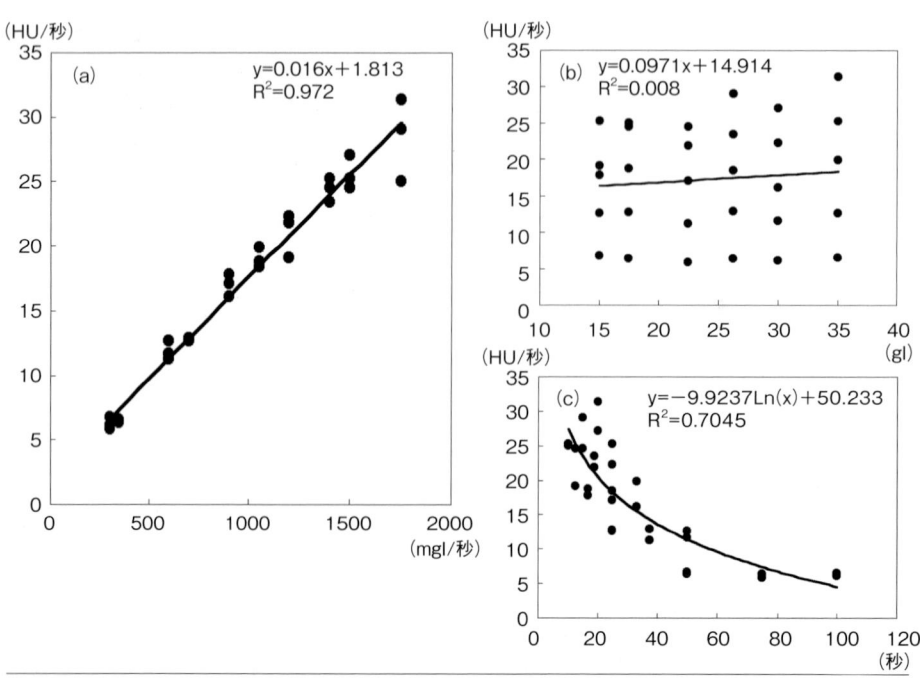

図6 傾き
(a)傾き(HU/秒) vs 単位当たりヨード量(mgI/秒)
(b)傾き(HU/秒) vs 総ヨード量(gI)
(c)傾き(HU/秒) vs 注入時間(秒)

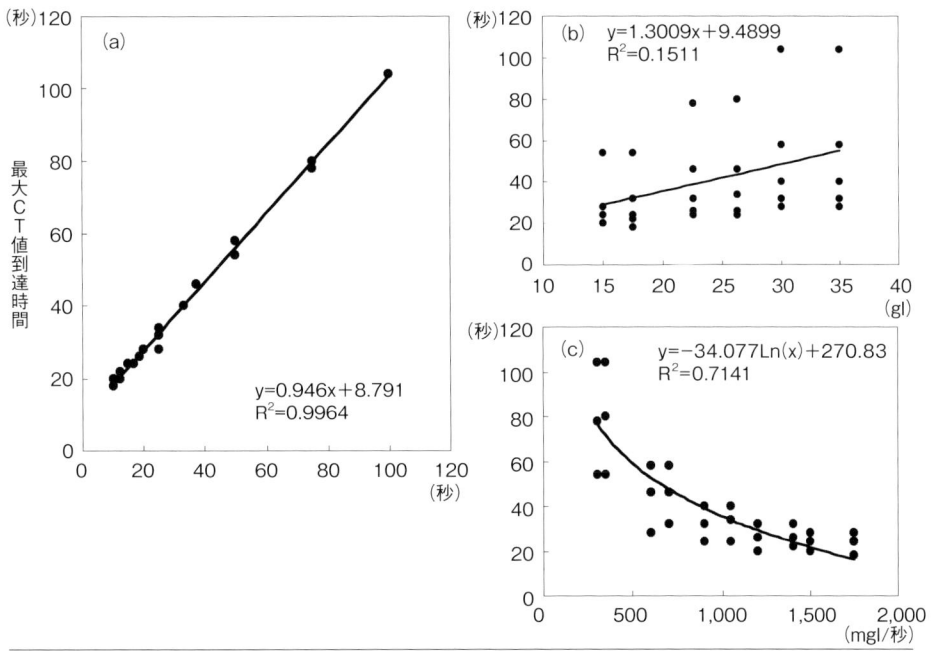

図7 ピーク到達時間
(a) ピーク到達時間(秒) vs 注入時間(秒)
(b) ピーク到達時間(秒) vs 総ヨード量(gl)
(c) ピーク到達時間(秒) vs 単位当たりヨード量(mgl/秒)

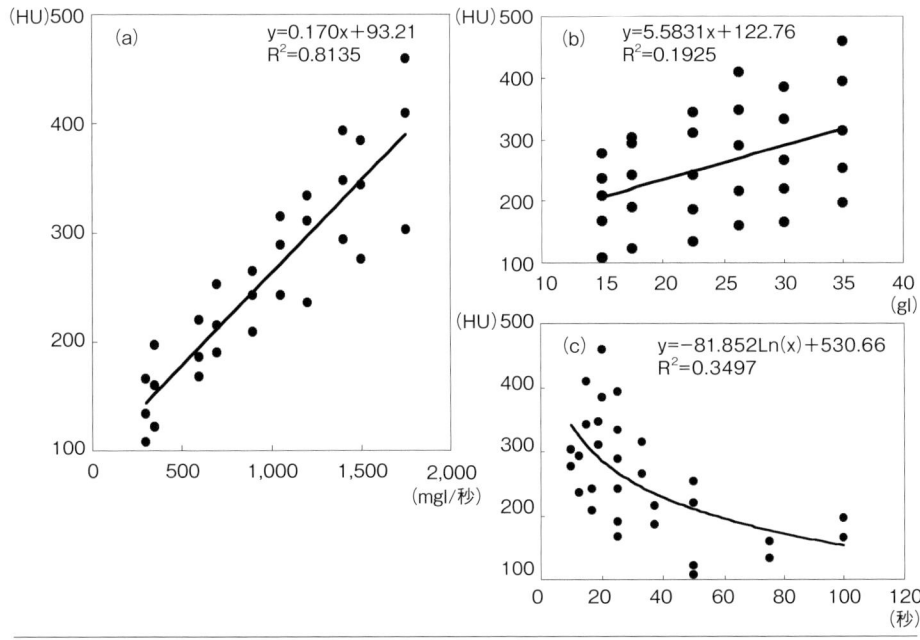

図8 最大CT値 (HU)
(a) 最大CT値(HU) vs 単位当たりヨード量(mgl/秒)
(b) 最大CT値(HU) vs 総ヨード量(gl)
(c) 最大CT値(HU) vs 注入時間(秒)

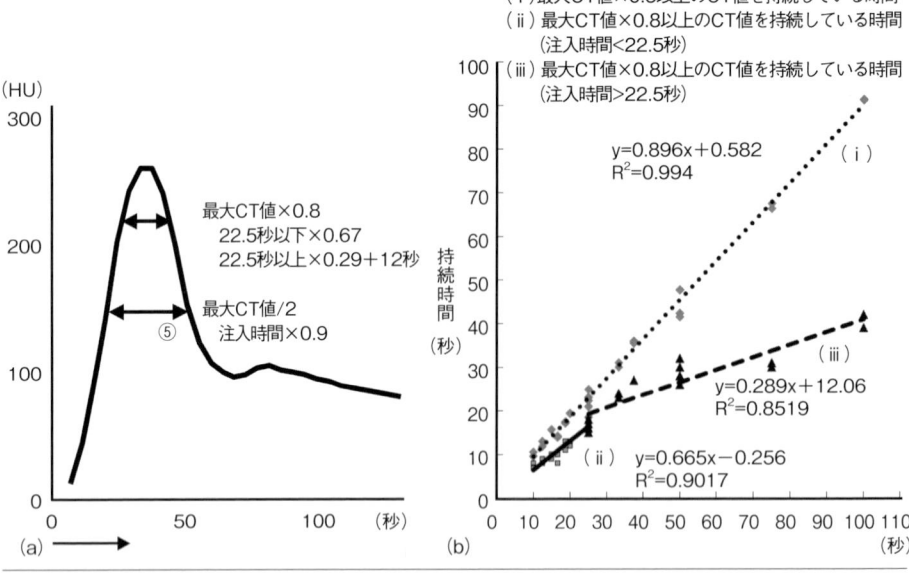

図9 持続時間 (a)造影効果、(b) TEC変化点前後

(5) CT値持続時間（Contrast duration：秒）

最大CT値×0.5のCT値以上を保っている時間（0.5Max）および最大CT値×0.8のCT値以上を保っている時間（0.8Max）（**図9a**）。

y=0.896x+0.582（0.5Max）および注入時間22.5秒>y=0.665x−0.256（r=0.949）、22.5秒<y=0.289x+12.06（r=0.922）（y：持続時間、x：注入時間）であり0.5Max、0.8Maxとも注入時間に高い正の相関を認めるが、0.8Maxは22.5秒が変化点となった（**図9b**）。

(6) 平衡相CT値（Equilibrium-phase CT value：HU）

注入開始より180秒後のCT値（**図10**）。

y=4.258x−10.03（y：CT値、x：総ヨード量）、r=0.995となり、総ヨード量と高い正の相関を認めた。

注入パラメータとTEC6点の変化を個別に解析したが、TECの変化において単位時間当たりヨード量>注入時間>総ヨード量の順に影響を与えており、検出時間・傾き・最大CT値は単位時間当たりヨード量に、最大CT値到達時間・持続時間は造影剤注入時間に、平衡相CT値は総ヨード量にそれぞれ相関していた。また、総ヨード量=単位時間当たりヨード量×注入時間の関係があり、それぞれが密接に関係しあっているのがわかる。

図11は各注入パラメータの関与をまとめたものである。TECは造影剤注入より11±2秒から22.5秒まで急激な上昇を始める。このとき使用したヨード量は、単位時間当たりヨード量に比例しCT値を増加させる方向に作用するが、その後注入されたヨードはCT値を上昇させる方向ではなく、22.5秒を超した注入時間に比例し持続時間を増加させる方向に作用する。このとき、再循環分が加算されるためゆるやかな右上がりのTECを形成し、造影剤検出時間に注入時間×0.9を足した時間に最大CT値に到達する。その後急激に

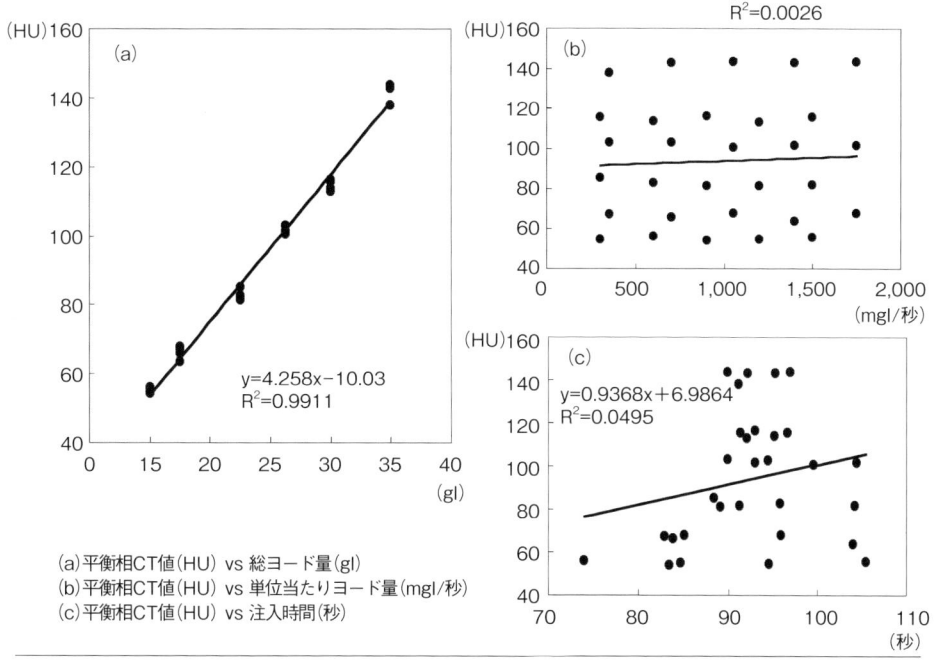

図10 平衡相CT値

(a) 平衡相CT値(HU) vs 総ヨード量(gI)
(b) 平衡相CT値(HU) vs 単位当たりヨード量(mgI/秒)
(c) 平衡相CT値(HU) vs 注入時間(秒)

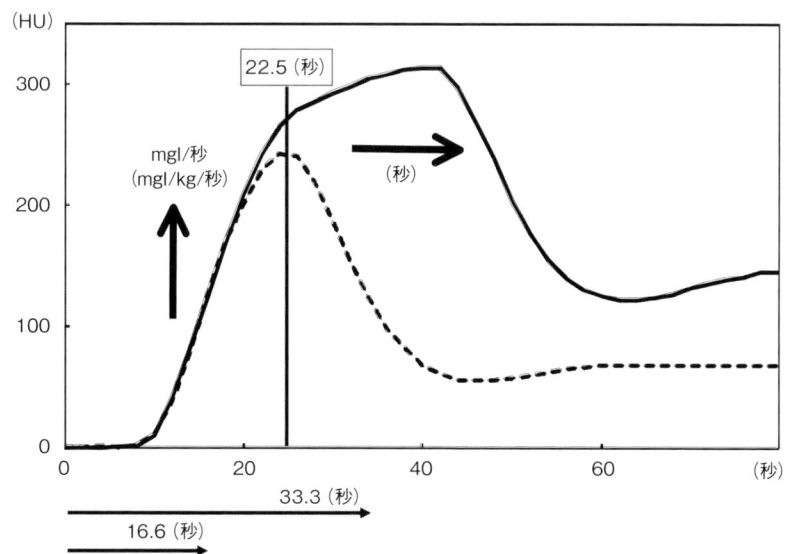

図11 注入パラメータとTECの変化
時間当たりヨード量は双方とも1,050mgI/秒である(注入時間が違う)。

CT値が降下していき最終的には総ヨード量に比例したCT値で落ち着く。TECは、このような経過をたどることになる。また、CT値持続時間は0.5Maxで見た場合、注入時間×0.9(秒)となる。しかし0.8Maxで見た場合、22.5秒までは注入時間×0.67(秒)であるが22.5秒以上では注入時間×0.29+12(秒)となる。TECを安定させようとする場合、注入時間に依存しないこの「+12秒」がとても重要な要素となる(**図9a、b**)。

造影剤注入パラメータとTEC

はじめに

　再現性を考えるに当たりどうしても避けて通れないのが描出能（検出能）である。造影剤使用量を多くすればそれなりに造影効果は高くなり、見えないものが見えるようになる。しかし、現在の描出能は造影検査において必要以上のストレス（被検者負担）を与えている可能性がある。昨今、医療において適正化は必要不可欠であるが、造影剤使用量の適正化は再現性を考慮しなければ達成不可能である。

　単位時間当たり注入ヨード量および総ヨード量に関係なく、注入時間が長くなるにつれてある時間を境（**図1c**）に、急激に上昇したCT値が最大値に到達後急激に降下するパターン（**図1a**）から、急激に上昇したCT値がなだらかな傾きをもった上昇に転じ最大値に到達した後降下する（**図1b**）といったTECの波形に大きな変化が現れる。

　図2a, bはファントムを開回路（再循環なし）でTECを取得した場合（**図2b**）および閉回路（再循環あり）で取得した場合（**図2a**）のTECである。注入された造影剤は単位時間当たりヨード量が一定で注入され、一定流量の水で希釈されながら運ばれる。この希釈さ

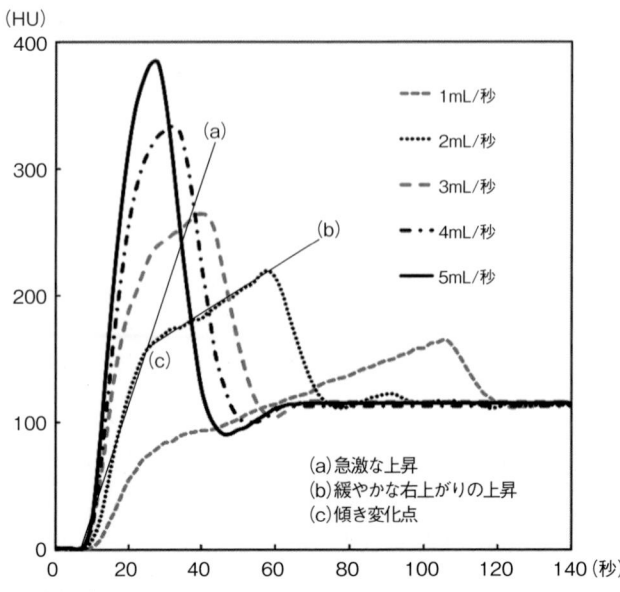

図1　二相性TEC（300mgI、100mL）

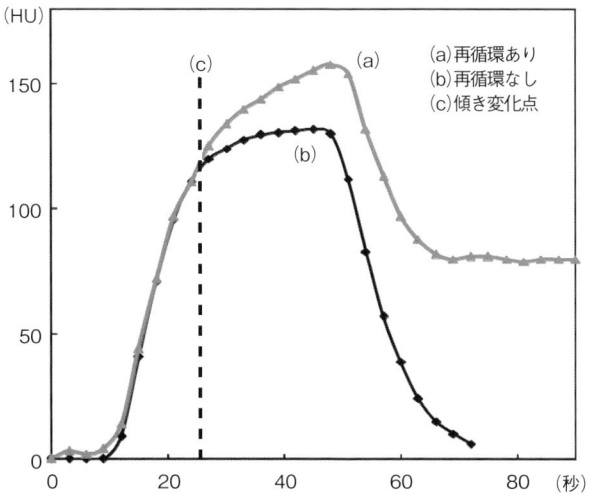

図2　再循環によるTECへの影響

れた造影剤は心臓部に運ばれ、心臓部のヨード濃度は急激に上昇するが単位時間当たりヨード量が一定のため、注入時間より22.5秒程度（**図2c**）でヨード量の流入量と流出量が同量となる。このため、再循環のない場合CT値が一定となるが、再循環がある場合一度通過したヨードが再び流入側に加算され、経時的にその量が増加するためゆるやかな右上がりのTECが形成される。これが、二相性の振る舞いをする理由である。

注入パラメータと最大CT値の検討

　図3は各注入パラメータの関与をまとめたものである。造影剤注入より11±2秒から22.5秒まで急激な上昇を始める。このとき使用したヨードは、単位時間当たり注入ヨード量に比例しCT値を増加させる方向に作用するが、その後注入されたヨードはCT値を上昇させる方向ではなく、22.5秒を超した注入時間に比例し持続時間を増加させる方向に作用する。このとき、再循環分が加算されるためゆるやかな右上がりのTECを形成し、造影剤検出時間に注入時間×0.9を足した時間に最大CT値に到達する。その後急激にCT値が降下していき最終的には総ヨード量に比例したCT値で落ち着く。このような経過をTECはたどることになる。また、CT値持続時間は0.5Maxで見た場合、注入時間×0.9（秒）となる。しかし0.8Maxで見た場合、22.5秒までは注入時間×0.67（秒）であるが22.5秒以上では注入時間×0.29+12（秒）となる。TECを安定させようとする場合、前述したように、注入時間に依存しないこの「+12秒」がとても重要な要素となる。

　各注入パラメータとTECの関係について検証したが、すべてファントムの設定を一定としている。ファントムの設定値を変更しデータをとる必要があるが、循環水量およびヨードの希釈率を変化させTECを取得した場合、測定誤差が大きくなる。しかし、ファントムによるTECの解析により、用量（mL）が同一で総ヨード量（gI）の異なる造影剤を使用することで、ファントム設定値（循環水量および希釈率）を変化させ、ヨード

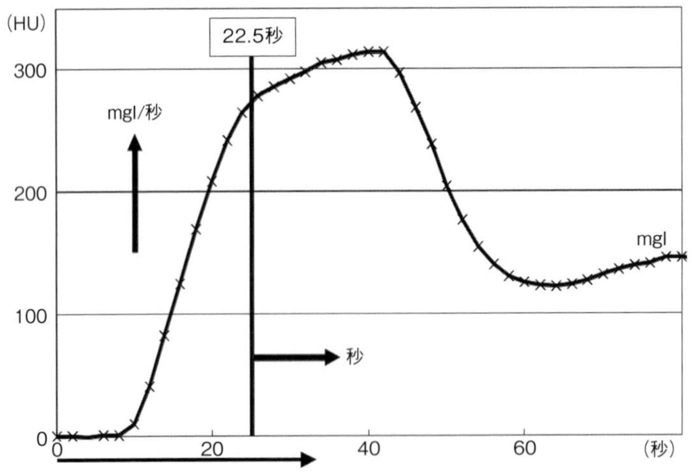

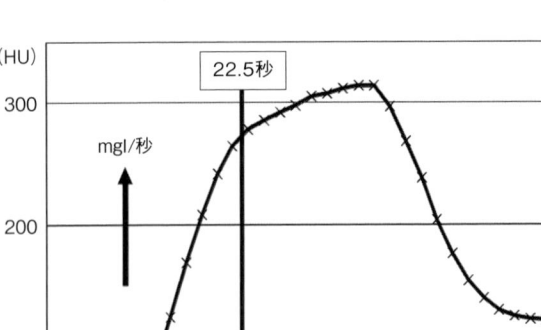

図3 注入パラメータとTECの関係
注入時間22.5秒を変化点にし、以下の場合使用しているヨードはmgI/秒に比例しCT値を上昇させる。
また、それ以上の場合使用しているヨードは注入時間に比例し持続時間を延長させる。

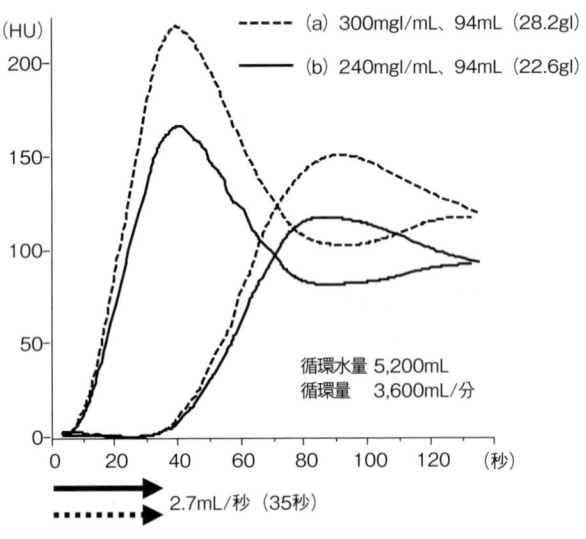

図4 ヨード含有量 (mgI/mL) の違いによるTEC (注入時間一定)
使用量(mL)とフローレート(mL/秒)を中心に考えた場合、TECが変化する。

量を一定としてTECと近似したデータを得ることができる。よって、生体の循環血液量が体重(kg)と強い相関関係にあることから、被検者体重により投与ヨード量が規定できることを意味する。つまり、体重当たりヨード使用量(mgI/kg)による再現性の向上を示している。

　図4の最大CT値を揃えようとしたとき、初めに頭に浮かぶのは総ヨード量を一定にする方法ではないだろうか。そこで、ヨード量を一定にしようと考える。

　図5はヨード量を一定にして注入した方法である。総ヨード量およびフローレート(mL/秒)を一定とした状態で取得したTECにもかかわらず、TECとしては再現性を

得ていない。この状態で撮像を検査時間一定法で行った場合、CT値の低下したところで撮像してしまう。これは、注入速度を中心に考えたため、用量の違いによって注入時間が変化したためである。つまり、単位時間当たりヨード量が変化しているのである。

図6は**図5**の注入方法に加え、ファントム実験で得た検出時間・傾き・最大CT値は単位時間当たりヨード量に依存し、最大CT値到達時間・持続時間は注入時間に依存するという結果を踏まえ、単位時間当たりヨード量を一定とした結果である。また、総ヨード量=単位時間当たりヨード使用量×注入時間の関係から、注入時間を一定とした結果に置き換えられる。

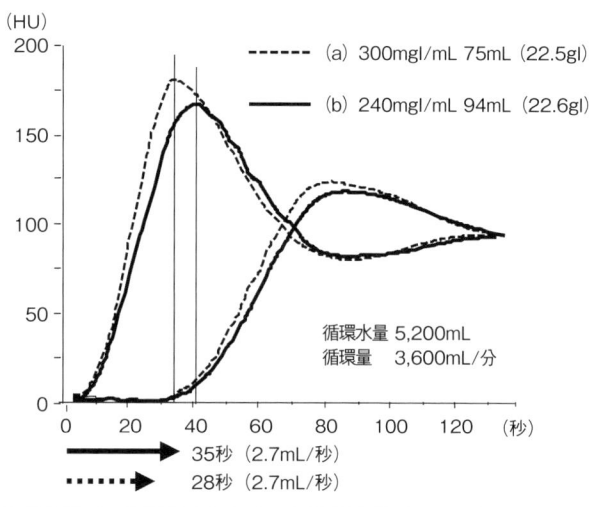

図5　注入時間（秒）の違いによるTEC（総ヨード使用量一定）
ヨード使用量を同一にすることで、造影剤使用量(用量)に違いが出るためフローレートを固定すると注入時間が変化する。そのためTECが変化する。

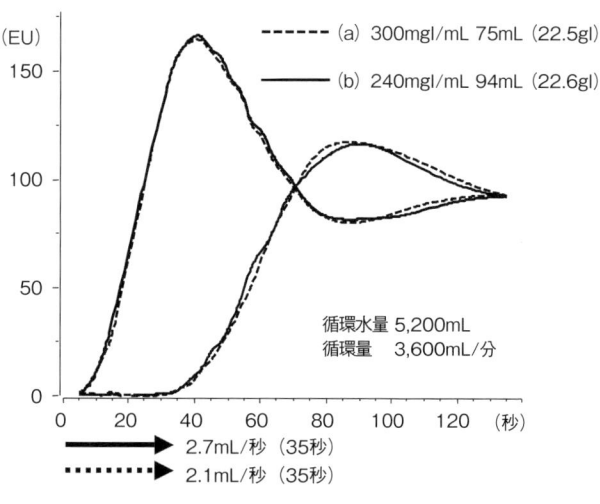

図6　フローレート（mL/秒）の違いによるTEC（時間当たりヨード使用量一定）
ヨード使用量および注入時間を一定にすることでTECが一定になる。また、300mgI/mL×75mL、240mgI/mL×94mLのヨード量は約22.5gIとなるため注入時間を同一にすれば造影効果は同じになる。

WLによる方法

はじめに

　造影検査において、上昇CT値（Enhancement Unit：EU）を考える場合、その検査目的の最終出力方法（利用方法）を考えることが前提になっていた。最近では、CT画像を最終的にフィルム化（アナログ化）して最終出力として利用することは少なくなったが、フィルムに画像化する場合、モニタ信号を10bits（1024階調）程度に変換して書き込まれた。実際に通常の人がCT画像上で識別可能な濃度は16〜18階調（フィルム濃度0.15）程度である。また、モニタ画面を観察してフィルムに出力するため、それぞれの濃度管理は十分にする必要があった。大きく分けると、横断面・MPRのように、取得したCT値をウインドウ幅（WW）・ウインドウレベル（WL）で切り出して使用する場合と、三次元画像（three-dimensional CT：3D-CT）のように、あるCT値の境界値をもって使用する場合に分けられる。

　CT装置は、X線吸収係数値をCT値に換算して画像データとしてもっている。このデータから検査目的、診断目的に見あったWW・WLにより切り出したデータをグレイスケール（濃度階調）に従い、輝度信号に変換してモニタに出力している。また、フィルム出力の場合、そのグレイスケールに従い画像化される。このWW・WLの関係、およびそれぞれがもつ特性から必要になるEUを考えることができる。

　図1a、bは、WW・WLを変化させた場合のグレイスケールとCT値の変化をまとめたものである。グレイスケールは常に一定であるため、WW・WLを変化させた場合、WLで指定したCT値がグレイスケール中央の濃度となる。また、グレイスケール最大濃度CT値（白）はWW/2＋WLとなり、最小濃度CT値（黒）はWW/2−WLとなる。それを超えるCT値はすべて同一濃度の白または黒となり、表示不可能となる。

・WWを一定としてWLを変化させると、表示できるCT値の範囲は常に一定となり、WLで指定したCT値を中心に、±同量CT値（WW/2）となる。また、WWに変化がないため1階調当たりのCT値量に変化はない（**図1a**）。

・WLを一定としてWWを変化させると、WW値に関係なくWLで指定したCT値がグレイスケール中央の濃度となり、WLで指定したCT値を中心に±同量CT値（WW/2）が増減する。また、1階調当たりに丸められるCT値が変化する（**図1b**）。

　これらが造影検査において非常に重要な点であり、WWの値により造影効果をどの程度にすべきか判断する指標になる。そして、決定する絶対値として使用することが可

能になる。つまり、表示不可能な領域を超える造影剤投与は過剰な使用量といえる。

造影検査への応用

体幹部CT画像は、CT画像中に表示される組織のCT値が広い範囲に分布しており、検査目的に応じWW・WLを変化させる必要がある（**図2a、b**）。造影検査において、肝臓など実質臓器の質的診断検査ではWWを狭めてできるだけ少ないEU値の差を表示させるが、縦隔部・腹部全体を検査目的にした場合、空気（ガス）と脂肪の判別が必要になるため広めのWWを使用する。例えば、腹部CT画像をWW160で撮像したとすると、

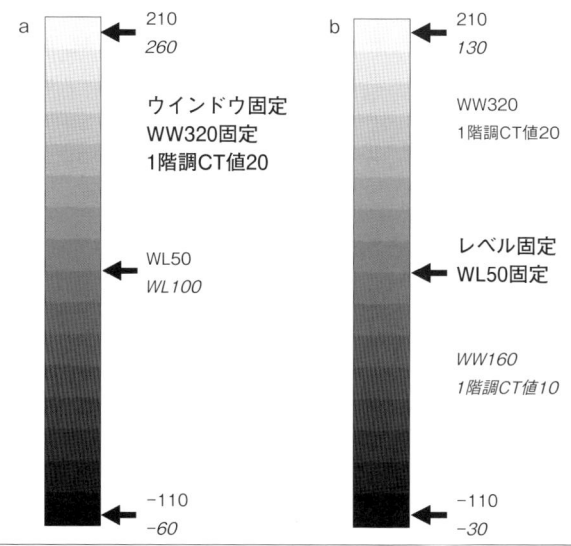

図1　グレイスケールとWW・WLの関係
WWを変化させることで、1階調に丸められるCT値が変化する。

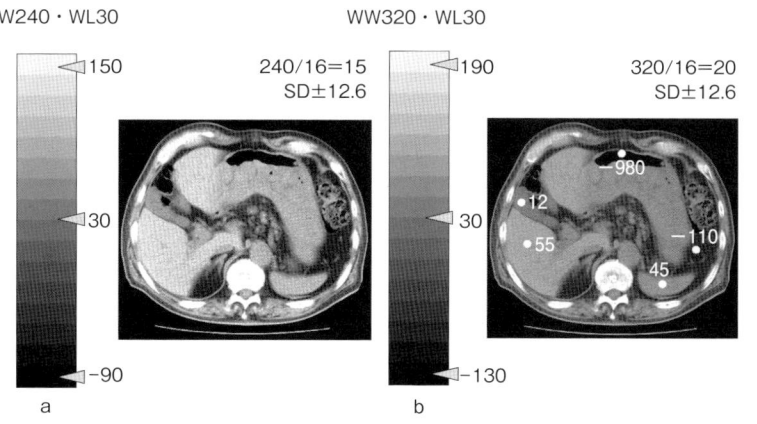

図2　グレイスケールと腹部CT画像
腹部CT画像では、肝臓のような実質臓器の質的診断を目的とした場合、WWを小さくすることで組織間コントラストをつけることができる。また、腹部全般を観察するなどの目的ではWWを広めに設定する必要があるが、これにより1階調に丸められるCT値が大きくなるため、造影剤による造影効果も高くしなくてはならない。単に腹部検査ということだけで、造影剤使用量を決めることは間違いである。また、線量においても検査目的により適正化する必要がある。

160/16 = 10になる。また、同じ画像をWW320で撮像する場合、320/16 = 20になる。したがって、WW160を基準とした場合、WW320では2倍の造影効果が必要になる。

特に、フィルム撮像する場合のWWは画像の標準偏差（Standard Deviation：SD）の状態に大きく左右される。少ない造影効果を可能な限り眼で観察できるように調整しても、画像ノイズ（SDが大きい）が多ければWWを狭くすることができない。落としどころになるSDとWWの関係は、ほぼSD×16＝WWが最低使用可能WWと考える。このことから、造影剤使用量適正化を図るには線量の適正化が必要になり、ヨード使用量と線量はトレードオフの関係になる。また、視覚評価法による造影効果の判定はWW理論を十分考慮しなければ無意味になりかねない。なお、WWを広くすると1階調中のCT値が増し、結果としてコントラストを落とすことになるため、安易にWWを広くすることは避けるべきである。このことは造影剤の過剰投与からくる結果ともいえる。したがって、形態診断（存在診断）では、造影剤によりCT値を高くしすぎると、適正な画像にするためにWWを広く、WLを高くするといった画像調整が際限なく必要になってくる。

図3は、縦隔部造影検査とグレイスケールの関係である。画像上、脂肪と空気の判別が必要となるため、WWを320とした場合、最大CT値は320/2＋30＝190となり、190以上のCT値はすべて同一濃度になる。これから、造影剤によるEUは190－30＝160となり、この値を超えない造影剤量を投与すればよい（このウインドウ設定の場合、これ以上投与してもコントラストに関与しない）。また、血管と認識するためには最低でも2階調分のEUが必要となる。このことから、WW320・16階調では1階調が320/16＝20、2階調分20×2＝40EUがEUとなる。

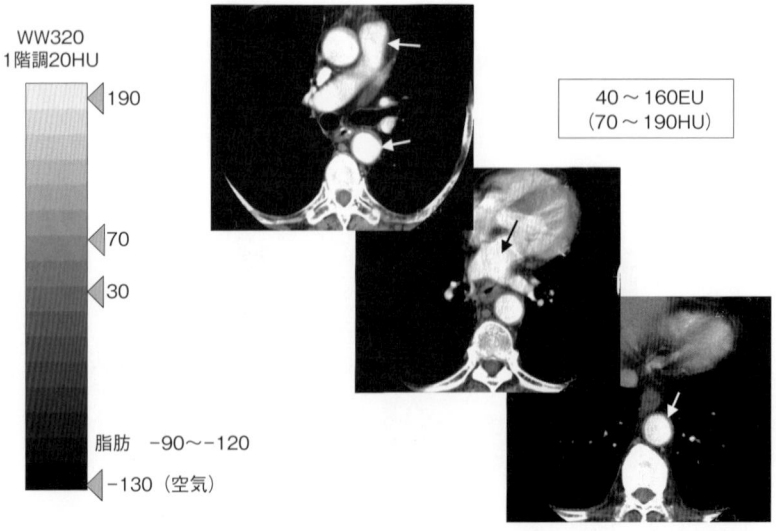

図3　縦隔部造影検査における造影剤使用量
縦隔部は脂肪と空気を画像上で判別する必要がある。この場合、少なくともWW320程度必要である。WW320から1階調20EUの造影効果が必要となり、造影効果を認めるためには、2階調40EUの効果が必要となる。またこの場合、最大CT値が160EUとなるため、造影効果が160EUを超えた分については不必要となるが、対象とする血管径が細い場合、パーシャルボリュームによりCT値が降下するため大血管系での使用量より増加させる必要がある。このように、対象とする大きさにも注意が必要となる。また、パーシャルボリュームは設定スライス厚により大きくその関与が変化する。

動脈相と平衡相

　質的診断において、動脈相での動脈系のCT値は二次的な結果と考えられる。これは、動脈相では動脈系のCT値を目標値としても多くのパラメータによりそのCT値が変化することから、絶対的な指標にはなり得ない。一方、平衡相での肝臓実質のCT値は体重当たりヨード使用量（mgI/kg）により変化する。このため、平衡相での肝臓実質のCT値は絶対的な指標となり得るのである。**図4**は肝臓の質的診断における平衡相の画像である。厳密には体格に等価な水ファントムを検査時と同じ条件（スライス厚・ピッチファクター・線量）により撮像した画像のSDをもって決定・検証する必要はあるが、極力均一に染まっている肝臓正常部位でのCT値を使用しても大きな誤差はないと考える。**図4**の場合、SD±13.6から、これを画像化する場合は最低2階調以上の差が必要になるが、信頼度を向上させるため3階調分のEUを確保する必要がある。これより、最低CT値の増加分は13.6×3＝40.8EUと導き出せる。また、SD×16は13.6×16＝218となり、この画像を撮影する場合のWWは218で撮像する必要性がわかる。

　次に、リンパ腫など全身的検査が必要な場合、平衡相での検査を1回のみ行うことが多い。脂肪と空気を判別できるようWWを320で撮像すると、1階調320/16＝20になる。**図5**のように、一段目の注入において実質臓器を2階調分上昇させる必要があるため、40EU必要になる。次に、間隔を置いて二段目の注入として動脈のCT値を上昇させ画像上で識別しやすくするため、少量の造影剤を注入する。この場合、1階調分上昇させれば十分識別可能になることから、20EU上昇させるために必要なヨード量を注入する。なお、均一に造影効果を与えるためにゆっくりと造影剤を注入した場合、動脈相成分が影響してくる。このため亜急速注入を行ったあと、休止時間を入れることで均一な平衡相になる。

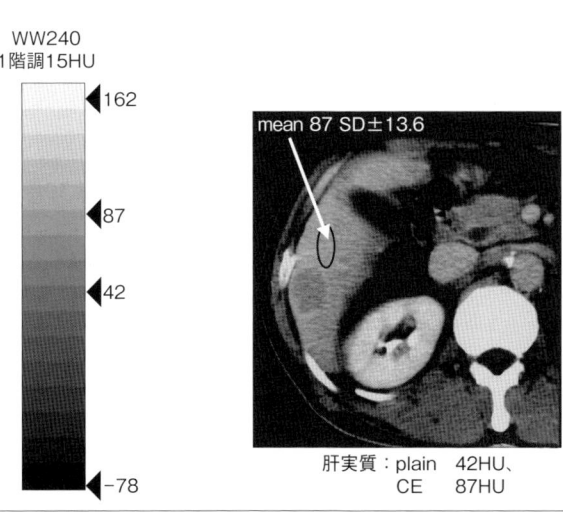

図4　肝臓の質的診断における造影剤使用量
　実質臓器の質的診断では、疑う病変・病期により造影剤による造影効果能が変化する。また、各パラメータの関与により動脈におけるCT値の安定性に問題があり適正化は難しい。しかし、平衡相における造影効果は体重とヨード使用量により決定されるため、WW理論が使用可能となる。平衡相より導き出されたヨード量をいかに動脈相で使用するかが重要である。

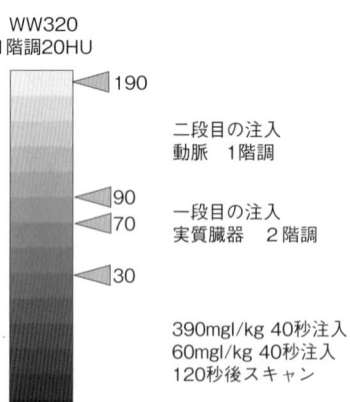
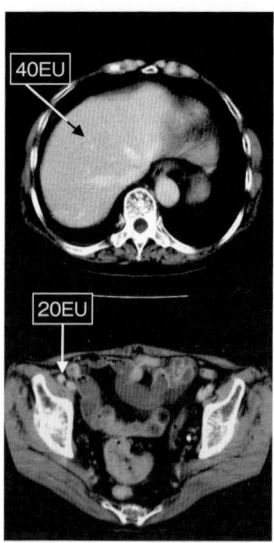

図5 平衡相検査における造影剤使用量
平衡相存在診断では、時間的スケールで造影効果を見るのではなく、造影効果の有無を検出する。このため、全体に均一な造影効果を与える必要があり、動脈相成分を極力避ける必要がある。したがって、ゆっくりと時間をかける注入方法では動脈相成分が関与するため、亜急速注入後に休止時間をとることで動脈相成分を排除して均一な造影効果を得る。なお、休止時間後動脈相成分が関与しない程度の少量の造影剤投与により、動脈CT値を上昇させることで画像上動脈の同定がしやすくなる。
EU：上昇CT値（HU）

CT値による方法

はじめに

　TECの再現性は、Y軸に当たるヨード量と、X軸に当たる注入時間で成り立つ。初めに、X軸に当たる注入時間および検査開始時間を検査目的別にプロトコール化する。このとき、使用するCT装置の性能により検査時間が左右されるため、想定検査範囲に対するスライス厚を決定し、平均体格に対する線量を水ファントムより求めることでSDが求められる。このデータから作成した検査プロトコールにより、臨床において体重当たりヨード使用量（mgI/kg）を変化させ、プロトコールごとに測定点を決定しておき、EUデータを取得する。**図1**は、実際に求めた長野赤十字病院のシングルディテクターCT（single-detector row computed tomography：SDCT）用のプロトコール別の体重とヨード使用量の関係である。このデータから、先に求めておいたSDをもとに必要になるCT値をヨード使用量に変換する。なお質的診断法では、この方法により求めたヨード量を何秒で注入するかはCT装置の性能に依存するため、結果より注入時間にフィードバックさせることで動脈相での検出能を決定する。**表1**および**表2**は、この方法により作成した長野赤十字病院でのSDCT用プロトコールと、マルチディテクターCT（multi-detector row computed tomography：MDCT）用プロトコールである。

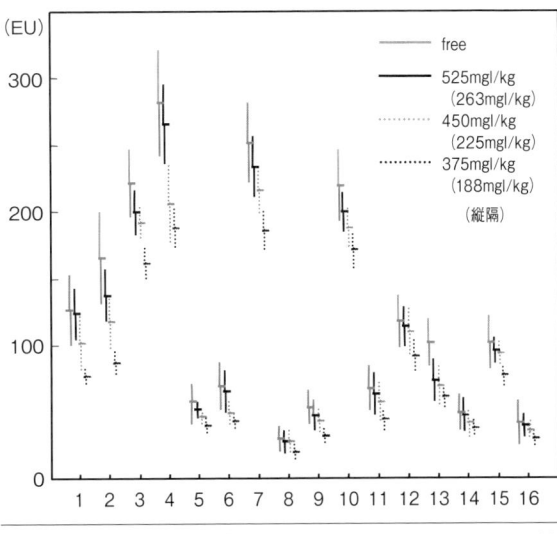

図1　SDCT用のプロトコールにおける測定部位とCT値の関係

表1　SDCT用プロトコール

プロトコール	主検査部位	可変係数	注入時間(秒)	注入遅延時間(秒)	scan開始時間(秒)	使用造影剤量(mgI/kg)
1	肝臓・膵臓	0.3	30		30 70 180	450
2	肝臓	0.3	35		30 180	450
3	膵臓	0.3	50		35 180	450
	腎臓・頸部	0.3	50		35 180または300	375
4	縦隔	0.5	45		35	250
6	頸部	1 1	40 40	70	120	315 60
	上腹部	1 1	40 40	70	120	390 60
7	下腹部(1)	1 1	50		50 180	525
	下腹部(2)	1 1	40 40	90	180	465 60
8	ヘリカル×1 (広範囲)	1 1	40 検査時間+10	70	100	390 60
	ヘリカル×3	1 1 1 1	40 40 40 40	70	100 30 30	315 60 60 60
9	静脈系	1	180		210	525

表2　MDCT用プロトコール

プロトコール	主検査部位	可変係数	注入時間(秒)	注入遅延時間(第1注入が0)	scan開始時間(秒)	使用造影剤量(mgI/kg)
1	肝臓・膵臓	0.3	35		30 60 180	450
2	肝臓	0.3	35		30 180	450
	肝臓＋全腹部	0.3	35		35 120	450
3	膵臓	0.3	35		35 180	450
	腎臓・頸部	0.3	35		45 180	375
4	縦隔	0.5	45		35	225
5	3D-CTA	0.5	50		インジェクタ同期+RP	450
6	頸部 (平衡相)	1 1	40 40	70	100	315 60
	頸部〜骨盤 (平衡相)	1 1	40 40	70	100	390 60
7	下腹部(1)	1	50		50 180	525
	下腹部(2) (平衡相)	1 1	40 40	90	120	465 60
8	静脈系	1	180		210	525

　一方、3D-CTAは形態的診断(形状診断)であり、十分な造影効果を得る必要がある。ただ、造影剤過剰投与は身体的負担からも避けるべきである。3D画像を造影から見た場合、EUおよび画像SDにより画質(形状)が変化する。ここにも、トレードオフの関係は生じるが、目的部位のサイズ(mm)で考えることが重要になる。

CT値の影響

現在、CT装置性能が向上し、特に広範囲を短時間に薄いスライス厚で撮像ができるようになった。この結果、3D-CTAが多用されるようになったが、3D-CTA画像においてはCT値により血管の太さに差が生ずる（図2）。

また、画像のS/N比によってもその形状に違いが出るが、周囲とのCT値の差が少ないほどその影響が大きくなる（図3）。作成された3D-CTA画像において、血管形状、血管径の情報は大変重要な情報になるが、病変部の大きさやその部位の経時的変化を経過観察していくうえで、CT値の違いで変化しては適切な評価が不可能になる。これを防ぐためには、目的部位において常時CT値を一定に保つ必要がある。これは、造影剤使用量を含め造影剤注入方法を管理することにより達成することを可能にするが、それを得るには各種パラメータと TECの変化を理解する必要がある。

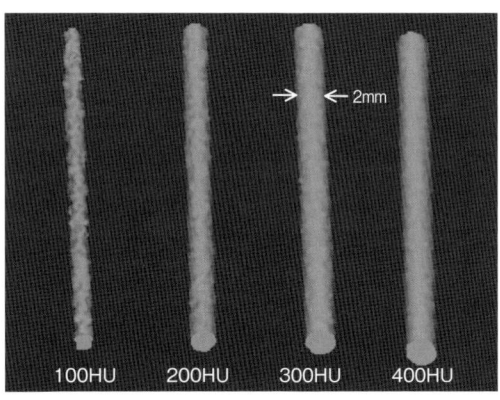

図2　CT値の違いによる3D画像
　　直径2mmのストローに、希釈によりCT値を調整した造影剤を封入し、200mm水ファントムに固定。撮像した画像からワークステーション（WS）により3D画像を作成。ストローの太さ（形状）がCT値により変化している。

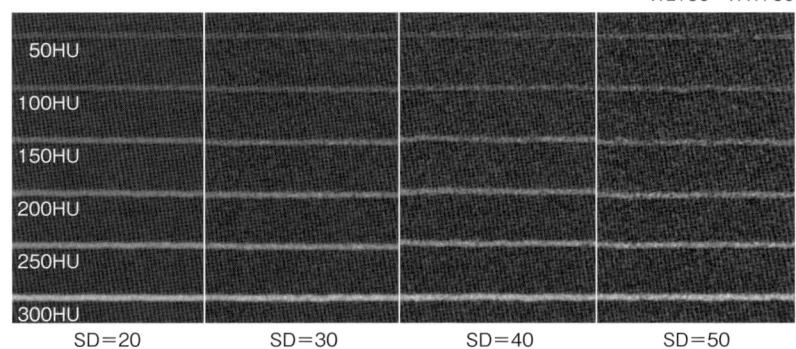

図3　CT値およびSDの違いによるMPR画像
　　2.5mmのストローに、希釈によりCT値を調整した造影剤を封入し、200mm水ファントムに固定（心臓冠動脈を想定）。電流によりSDを変化させた画像より、MPRを作成。CT値およびSDにより、画像が変化している。この場合、最低でも上昇CT値（EU） 200HU以上が必要となる。

使用装置とCT値

すべてのCT装置において、ヨード使用量が同一の場合CT値が等しいように思えるが、その値には違いがある。**図4**は、管電圧を120kVと一定にして各社のCT装置にて撮像を行い、CT値をプロットしたものである。このデータは、ヨード濃度が一定になるように希釈・調製したヨード造影剤をチューブ型のファントムに満たし、水中に固定したものを撮像して取得した。CT装置メーカ間および同一のメーカ装置間においてもCT値に違いがある。これは装置に使用されているフィルタ、検出器、画像再構成関数などの違いによるものであるが、最も影響を与えている因子として、同一管電圧においてもX線の実効エネルギーに違いがあることである[1]。このデータの最大値および最小値を得たCT装置の値から、同一のCT値を得るためのヨード量をTECからシミュレーションすると約20％の差となる(**図5**)。

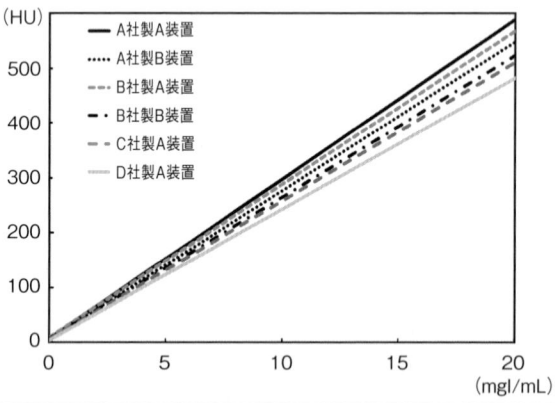

図4 各CT装置におけるヨード量とCT値の関係
倍々希釈した造影剤をチューブに封印し、200mm水ファントムに円形に配列した。このファントムを各CT装置により管電圧120kVで撮像、得られた画像からCT値を計測した。表示管電圧が同じであっても、同一ヨード量でCT値が同じ値にはならない。

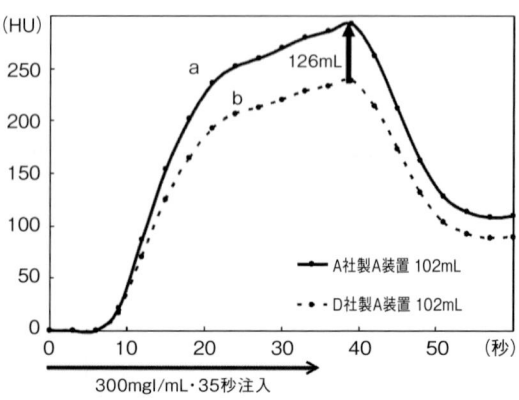

図5 ファントムデータからシミュレーションしたTEC
A社製A装置およびD社製A装置で同じTECを得るためには(a)、D社製A装置において約20％造影剤を増加させる必要がある(b)。

次に、CT装置と造影剤の特性について考えてみる。CT装置から照射されるX線の吸収係数はX線のエネルギーによって変動する。そして、被写体を透過する際に、体格（断面積：cm^2）の違いによってX線エネルギーごとに吸収される量が異なること、入射する側と射出される側においてX線エネルギー分布に差異が発生する現象が起こることから、CT画像の画素値であるCT値は絶対値ではないことが理解できる。この現象は、低いエネルギー側の成分の吸収割合によって異なるため、体格の影響が生じやすくなる。これが線質硬化（beam hardening）である。**図6**は、東芝メディカルシステムズ製のCT装置において模擬血管ファントム（ヨード濃度10mgI/mL）を用い、断面積の違う水槽にセットしてCT値の変化を測定した結果である。

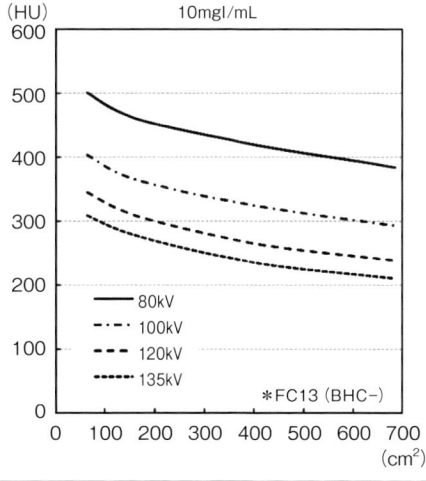

図6 各電圧に対する体格とCT値変動の関係（10mgI/mL）
　　ヨードはエネルギー特性があることからヨード使用量を検討する場合、初めにヨード使用量で考えるのではなく、CT値で検討をした結果から使用しているCT装置におけるヨード使用量に換算する必要がある。

上大静脈による影響

はじめに

　造影効果が低いなどタイミングが合わなかった症例では、右心系までの循環状態に原因が存在する場合がある。図1は、肝臓の質的検査において偶然胸部検査をした2例である。図2は、頭部3D-CTAにて造影不良により再検査した例だが、再検査にもかかわらず同様の結果になったため、検査後に穿刺部から頸部にかけて撮像した3D画像である。このように、造影剤到達時間を遅延させる因子として注入部位から右心房までの到達時間が大きく関与している。図3は、造影剤注入用チューブを延長し、チューブ内に水を満たした状態で注入実験をしたものである。心臓に当たるファントム内までの造影剤到達時間が遅くなるため、チューブが長くなるほど最大CT値到達時間の遅延が生じている。したがって、下肢など右心室より遠い箇所から造影剤注入を行う場合、この到達時間を考慮する必要がある。また、注入された造影剤が必ず上大静脈（Superior Vena Cava：SVC）を経由して右心房まで到達すると考えるのは禁物である。臨床において最大CT値到達時間が遅延している症例の多くは、これらの影響と考えられる。

　そして、注入中の造影剤はインジェクタにより注入終了まで加圧（ボーラス注入）されているため、通常は短時間で右心房まで到達しているが、注入終了直後より急速に静

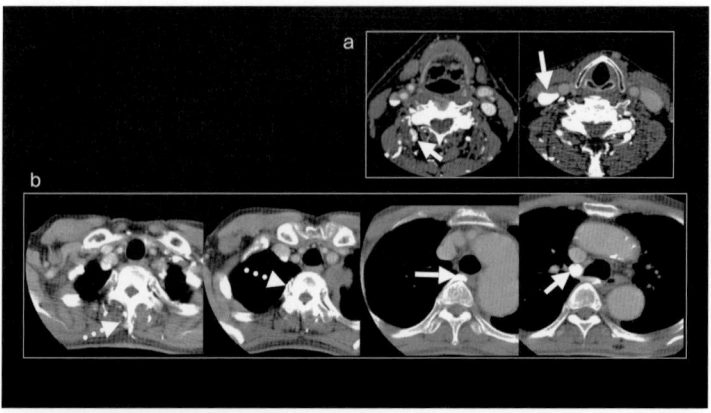

図1　静脈閉塞による造影剤流入遅延
a：上大静脈閉塞（右肘静脈より注入）。右総頸静脈および多数の側副結血行路を介し流入している（→）。
b：左鎖骨下静脈閉塞（左肘静脈より注入）。大動脈弓拡張により左鎖骨下静脈が閉塞し、奇静脈（→）および側副血行路（⋯▶）より流入している。

脈圧まで降下してしまう。このボーラス性の低下の結果、計画していた時間にヨード量が右心室に到達せず、上大静脈に停留した造影剤は静脈圧によりゆっくり右心房まで運ばれていく要因になる。また、上大静脈は急激な圧がかかった場合やなんらかの原因により循環量が増加した場合など拡張し心臓に過大な圧がかからないような機能をもっている。長野赤十字病院の検討では、鎖骨下静脈から上大静脈までの容量を計測したところ、15±5mLとの結果が出ている。これは、上肢静脈から造影を行うCT検査において、点滴注入が主流であった時期にはそれほど問題にならなかったが、ヘリカルCTやMDCTの出現により、急速注入が多用されるようになったため無視できなくなってきた結果である。つまり、注入される相対的な用量(mL)が少なくなるとそれに対する影響(割合)が大きくなるためと考えられる。**図3**においてチューブが長くなるほど最大CT値が降下する理由がそれであり、上大静脈による造影剤滞留と同様な状態が考えられる。このことは、臨床において計画した最大CT値に到達しない症例の多くの場面で起こっていると考えられる。

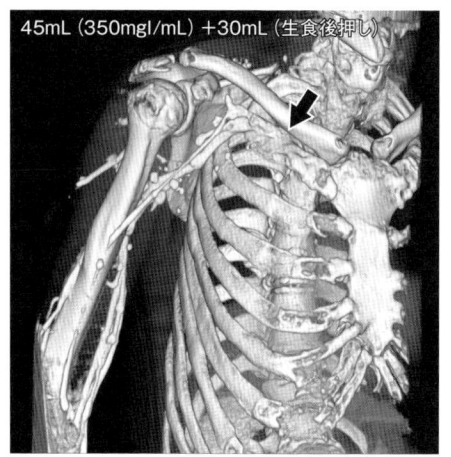

図2　通過障害の影響
　　　鎖骨と肋骨の圧迫により灌流障害が起こっている。

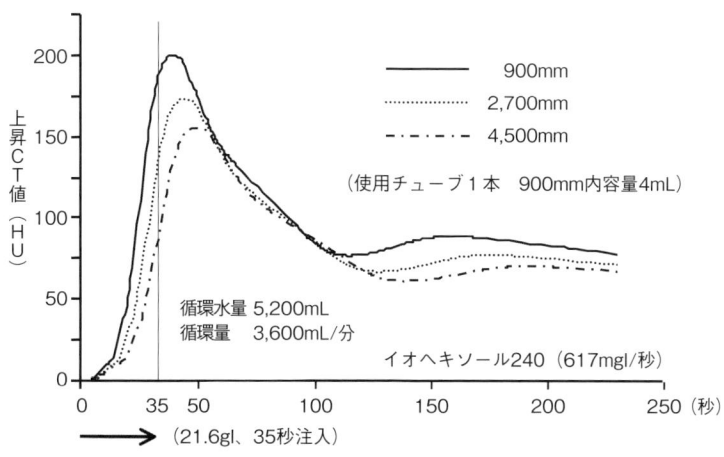

図3　注入チューブの長さの違いによるTEC

CHAPTER 1 ▶ 3 TECの補正 ▶ 1 上大静脈による影響

ボリューム効果

　ファントムでは設定した造影剤が全量間違いなく心臓部に流入するが、臨床では通常造影剤を右または左上肢静脈より注入するため、静脈に造影剤が残存する。また、上肢より投与された造影剤は、上大静脈部で造影剤が含まれていない対側の血液と混合され、右心房手前で造影剤を含まない下大静脈（Inferior Vena Cava：IVC）からの血液と混合されるが（**図4**）、このとき、投与されたヨード量（gI）ではなく注入速度（mL/秒）が造影効果安定に大きく関係している。長野赤十字病院では、すべての造影検査において体重によりヨード使用量（mgI/kg）を決定しているため、ヨード含有量（mgI/mL）が一定の場合、体重が軽いほどヨード使用量が少なくなる。**図5**は縦隔の造影検査（180mgI/kg、40秒注入で注入開始から35秒後撮像開始）であるが、造影剤注入中にもかかわらず、肺動脈（Pulmonary Artery：PA）のCT値が低下している症例がある。これは、主に体重の軽い被検者で経験する。低体重の場合、相対的に投与量が少なくなるため、上肢より注入された造影剤の量が減少する。このため、下大静脈側の造影剤を含まない血液が右心房に取り込まれるためにTECが大きく変化していると考えられる。つまり、ボーラス性の低下により、希釈割合が変化する。**図6**は、ヨード濃度（mgI/mL）以外を一定とした縦隔部造影検査画像から作成した多断面再構成像（Multi Planar Reformat：MPR）である。ヨード濃度が低いと用量が増加する。これにより、注入速度（mL/秒）が上昇し、ボーラス性が向上する。ゆえに、希釈の影響が低下する。そして、右心房の造影効果が安定しているのがわかる（**図6a**）。また、**図7**は、下大静脈（肝静脈合流上部）のCT値と肺動脈および胸部大動脈部（Aorta：Ao）での相関を見たものである。この結果より、上大静脈・下大静脈の合流部を十分造影剤で満たすことでTECを安定化させることがわかる。

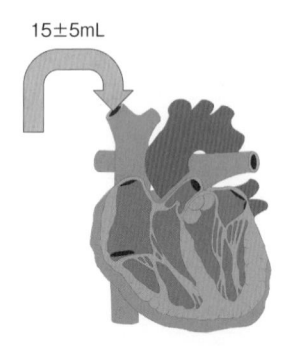

図4　右心系への流入経路

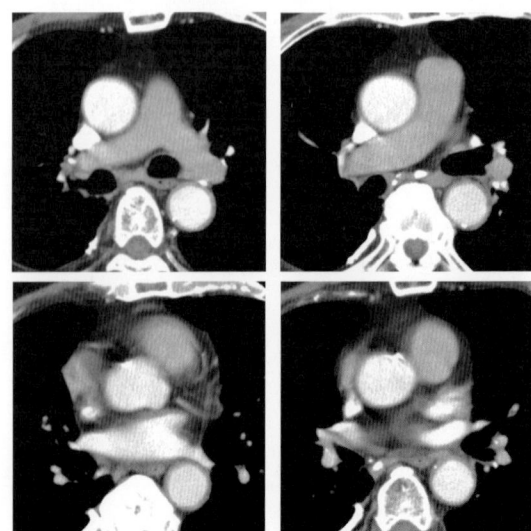

図5　肺動脈造影不良（撮像時間：1.5秒）
注入30秒後より足頭から撮像。

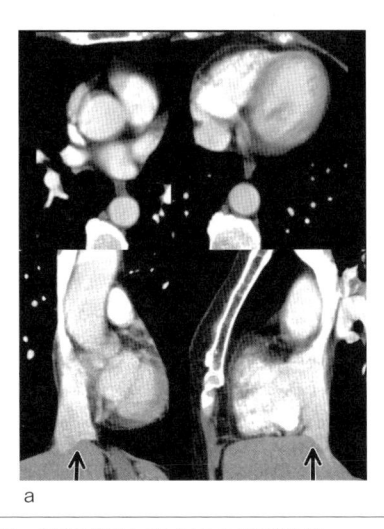

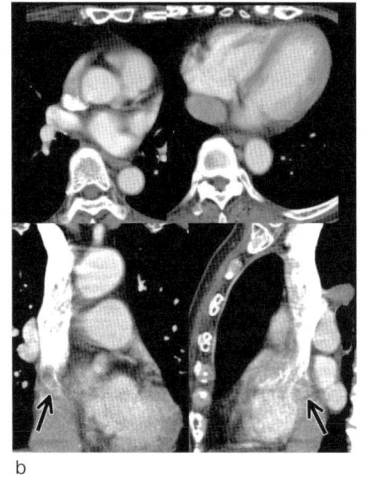

図6 造影剤量と右心房の造影効果
a：54歳、55kg、女性　175mgI/mL、62mL、1.8mL/秒。IVC＝167HU、PA＝227HU、Ao＝170HU。
b：66歳、50kg、女性　350mgI/mL、28mL、0.8mL/秒。IVC＝75HU、PA＝172HU、Ao＝155HU。
b（矢印）に比べa（矢印）はボーラス性によって下大静脈からの流入を低下させているため、右心系の造影効果が向上している。
IVC：下大静脈　PA：肺動脈　Ao：胸部大動脈部

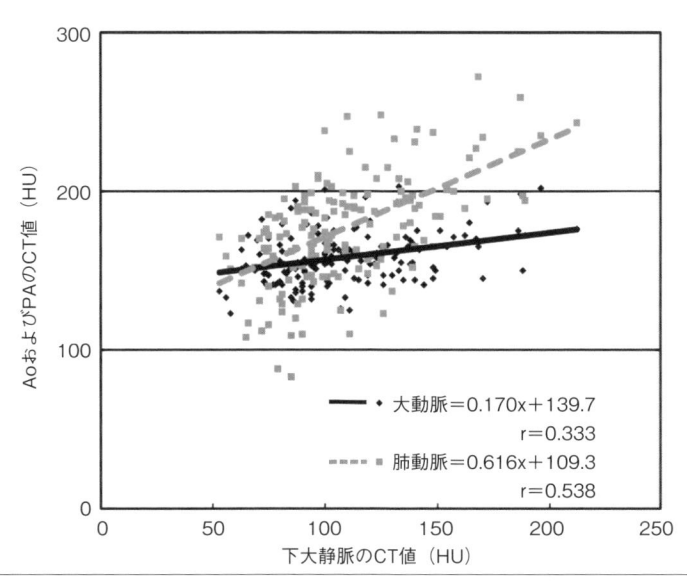

図7　IVCのCT値とAoおよびPAのCT値
下大静脈まで十分造影剤を満たすような注入をすることで肺動脈の造影効果は安定する。しかし、大動脈については相関が低く、これは心臓から送られた造影剤が肺および左心室を通過する間に、拡散・希釈により均一化されることから起こると考えられる。
IVC：下大静脈　PA：肺動脈　Ao：胸部大動脈部

大動脈＝0.170x＋139.7　r＝0.333
肺動脈＝0.616x＋109.3　r＝0.538

注入時間短縮効果

　15±5mL（長野赤十字病院における結果）の造影剤が上大静脈に残存する。ただ、実際には検査前にこの量を予測することはできない。このため、仮に残存する造影剤を最大とした場合、これを3mL/秒の注入速度で投与したとすると、20÷3＝6.6秒から6.6秒注入持続時間が短くなることになる。このとき、安定したTECを得ようと注入持続時間を25秒に設定していたとしても、実際の注入持続時間は18.4秒になる。したがって、デッドスペースによるバラツキは最大CT値到達時間および持続時間に影響を与えることになる。また、3D-CTAなど動脈系の検査では、高いCT値で安定した持続時間を得る必要があるが、25秒以上の造影剤注入時間を用いることで、持続時間（0.8Max）＝造影剤注入時間×0.29＋12（秒）となり、造影剤注入時間に依存しない時間が得られるため、被検者側因子を吸収することが可能になる。

CHAPTER 1 ▶ 3 TECの補正 ▶ 2

ヨード濃度による影響

はじめに

　TECの再現性について、ファントム実験データに基づいて考えたが、この結果を臨床に応用するには、もうひと工夫が必要となる。TECの初期変化に大きく関与する単位時間当たり注入ヨード量（mgI/秒）を一定にすることが重要になるが、ファントムを循環している水量について考慮していないからである。臨床において検査精度を上げるためには、3D画像の形状描出能を常に一定とすることが重要で、そのためには、TECを一定にする必要がある。

　図1は、臨床におけるダイナミックスキャン（ベッド固定）での腹部大動脈のTECである。同一の総ヨード使用量で投与したため、CT値（HU）が体重（kg）により変化している。動脈相において心臓（右心系）まで、なんの障害もなく全量の造影剤が到達できるものとした場合、小循環系血液量（心臓および肺）により投与された造影剤が希釈される。しかし、この量を検査前に知ることはほぼ不可能といえる。ただ、循環血液量は体重の1/13と体重に相関しており、心臓および肺に重大な疾患がなければ小循環血液量と循環血液量は一定の比になるため、体重によりヨード量を調整することで可能になる。つまり、TECの高い再現性が得られるのである[4]。この場合、最初に述べたひと工夫とは単位時間当たりヨード使用量（mgI/秒）を単位体重当たりで考えること

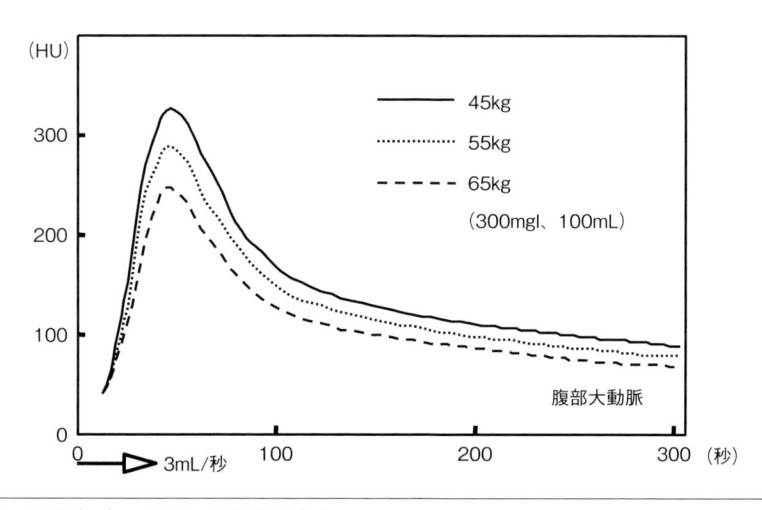

図1　体重（kg）vs 総ヨード使用量（gI）

CHAPTER 1 ▶ 3 TECの補正 ❷ ヨード濃度による影響

である。少々ややこしくなるが、単位時間当たり単位体重ごとのヨード使用量[(mgI/kg)/秒]となる。最近では、Fractional Doseと集約的因子としていわれることもある。したがって、ファントム実験の結果より、TECの再現性に必要なことは体重により使用するヨード量(mgI/kg)を決め、その総ヨード使用量を一定の時間(秒)で注入することである(図2a、b)。ところが、動脈系の検査においていくつかの生体側パラメータにより、TECが予測と違う振る舞いをする場合がある。また、各臓器造影能は、投与量だけでなく、薬理動態(血行力学・組織間分布・排泄経路など)によっても異なってくる(図3)。

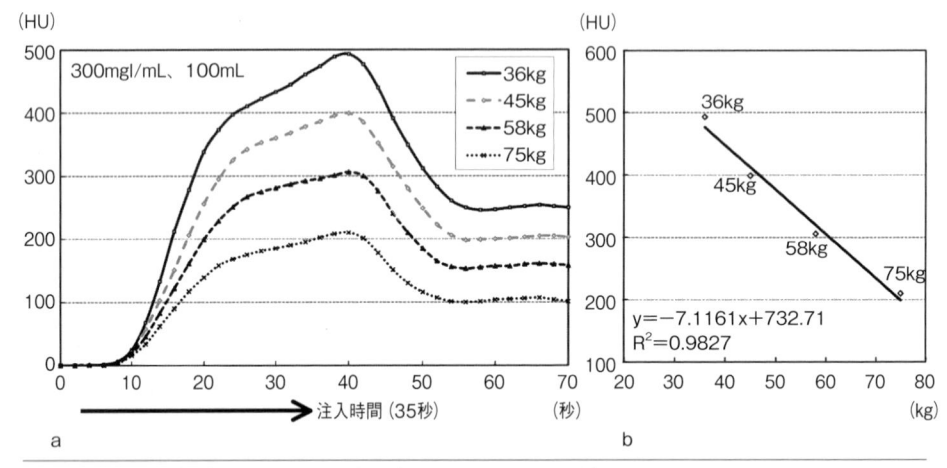

図2 体重(kg)によるTECの変化(総ヨード使用量一定)
a：体重の違いによるTEC、b：体重と最大CT値の関係。

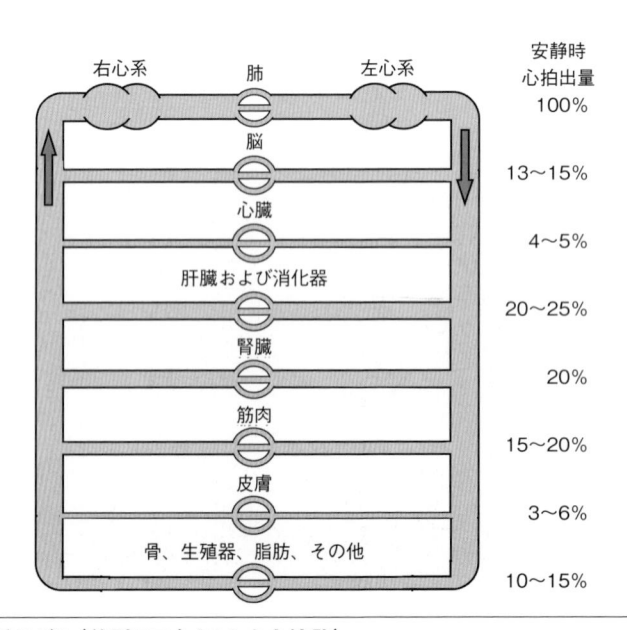

図3 循環系モデル(並列にコネクトした血流路)

ヨード含有量効果

　上大静脈に残存する造影剤はヨード含有量、いわゆるヨード濃度(mgI/mL)に依存するかを考えてみる。今、30gの総ヨード使用量で投与しようとした場合、370mgI/mL製剤では81mLとなるが、240mgI/mL製剤では125mLとなる。これを一定の時間で注入することで同一の造影効果を得ることはできるが、上大静脈に残存する造影剤(用量)は初期造影効果(動脈相)に関与しないため、この用量を15mLとした場合(図4)、370mgI/mL製剤では81-15＝66mL、240mgI/mL製剤では125-15＝110mLの使用量(用量) となる。これをヨード量に換算すると、370mgI/mL製剤では61×0.37＝24.24gとなり、240mgI/mL製剤では110×0.24＝26.4gとなる。したがって、240mgI/mL製剤のほうが動脈系のCT値を高くできることになる。つまり、生理食塩水(生食)を用いて後押しするなどボーラス性を担保しない限り、低濃度造影剤のほうが有効ということになる。

生食後押し法

　撮像時間が大幅に短縮してきたことから、造影剤注入時間および造影剤使用量が減少してきている。これにより、ボリューム効果・注入時間短縮効果などの問題が大きくTECの安定性に影響を与えるようになった。また、前述したように、ヨード含有量効果の影響を補正しなければならない。このため、造影剤注入終了後または造影剤注入と同時に生食を注入することで、ボーラス性の安定化と静脈内に残存した造影剤を押し流す効果を得ることができる。図5のTECは、それを模擬したファントムデータである。造影剤と生食のフローレート、いわゆる注入速度(mL/秒)が同一の場合、注入時間に比例した上昇を示している。ただし、造影剤注入で使用した注入速度を超えた生食後押しを行った場合、TECが一時的に上昇するため、注意しなければならない(図

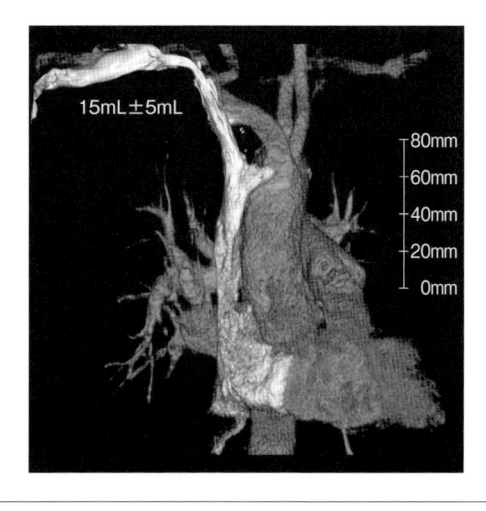

図4　ヨード含有量効果

5、6）。やはり、診断能を考慮すると急激なTECの変化は好ましくない。よって、通常は造影剤の注入速度と同じ速度が妥当と考える。また、生食後押しは、造影剤原液による上大静脈からのアーチファクトの影響を回避することも可能である。したがって、工夫次第で胸部系の検査において診断能を飛躍的に向上させるため、煩雑な手技を無視すれば有用性は非常に高い。

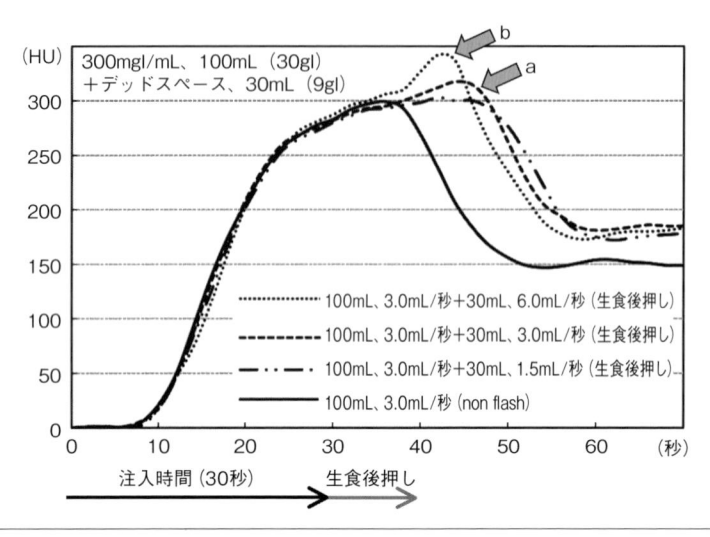

図5 生食後押しによるTECへの影響
a：生食を後押しすることで造影剤注入時間が増加する。
b：生食の注入スピードを速くすると急激なCT値上昇を起こす。

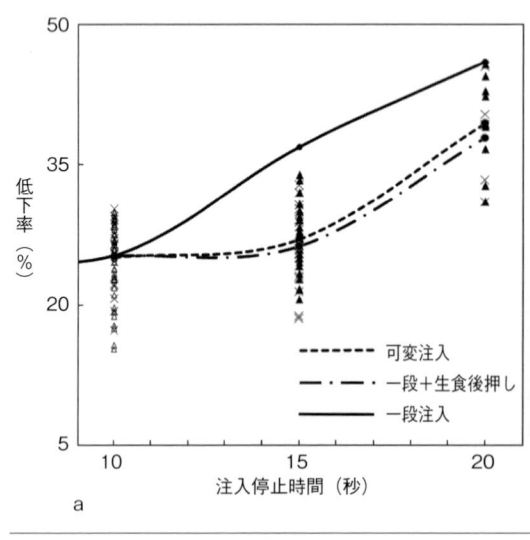

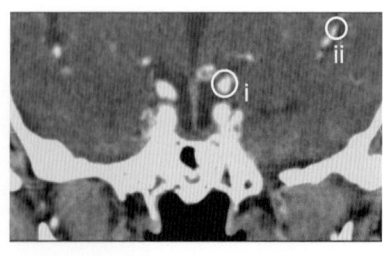

図6 生食後押しの応用
a：造影剤停止時間とM1－A2（M2）CT値低下率の関係
低下率＝（ⅰ－ⅱ）/ⅰ×100。生食後押しにより造影剤注入時間を延長させたのと同様の効果を得られる（計画したTECに近づいただけである）。頭部において、生食後押しでは15秒前に注入を停止しても造影効果に変化はない。また、生食後押しを使用しない場合においても、検査終了10秒前に造影剤注入を停止が可能である。なお、体幹部、特に胸部大動脈付近ではもっと短い時間となる。
b：CT値測定位置
ⅰ：中大脳動脈M1領域（MCA）、ⅱ：最終スライスの前大脳動脈（ACA）。

また、デッドスペースの応用としてヨード使用量の低減を目的とした場合、規定した注入時間の一部を生食注入に置き換えなければならない。単に、ピークの延長を得るのではなく、生食後押しの時間も規定した注入時間に含むものとして同等の造影効果が得られれば、生食後押し法によってヨード使用量の低減は可能になったといえる(**図6a、b**)。ただ、これにはCT値持続時間が同等になるような生食を注入する時間を探索する必要がある[5]。またこの手法は、平衡相を要する実質臓器への適応は慎重に考えなければならない。それは、臓器濃染には十分な総ヨード使用量が必要になるからである。

CHAPTER 1 > 3 TECの補正 > 3

心機能による影響

はじめに

　心機能が造影効果に与える影響に関しては、いくつかの報告はあるものの、心機能に関連する具体的な指標と造影効果との関係は、あまり明らかになっていない。また、一般的な造影理論では、造影剤の注入から検査対象となる臓器に到達するまでの間ボーラス性が保たれていることが条件となるが、上肢静脈の注入部位から肺循環（小循環）系を通過するまでにおいてもボーラス性を崩すさまざまな要因が考えられる。しかし、これらを検証するのは難しく、日常の検査で遭遇する造影不良に関しての原因の理解を困難にしている。

　ここでは、簡単な心臓生理も含めて心機能の指標とされるパラメータを紹介し、ファントム実験などにおいて理解できる各種心機能の指標との関係をもとに、実際の臨床例で起こりうるさまざまな事象に関して解説する。

心機能と生理

　心臓の最も重要な機能は、全身への血液灌流を確保するポンプ作用である。これには、心臓の刺激伝導系による調律や不整脈、各心房および心室の拡張と収縮、各種の弁機能、心臓形態自体の適応変化などが影響する。

　心臓の機能を表す指標としては、左室駆出率（Left Ventricular Ejection Fraction：LVEF）や心拍出量（Cardiac Output：CO）、一回拍出量（Stroke Volume：SV）などが主に用いられ、後者2つを体表面積で除すと、心係数（Cardiac Index：CI）、一回拍出係数（Stroke Volume Index：SI）となる。一般的に、LVEFは左室拡張末期容積（Left Ventricular End-Diastolic Volume：LVEDV）と左室収縮末期容積（Left Ventricular End-Systolic Volume：LVESV）から計算され、SVはLVEDVとLVESVの差、COはSVに心拍数（Heart Rate：HR）を乗じて算出される。これらの指標を計測する画像診断モダリティの多くは、形態的な容積計算がもとになっているため、弁の逆流やシャントなどがある場合においては、心臓から駆出されるSVやCOの値は不正確となるので注意が必要である。

　心臓は、運動などでより多くのCOが必要となった場合、副交感神経の抑制および交感神経刺激によるHRの増加と、拡張末期圧と容積を増加させることにより収縮力を増大させて、

より多くの血液を駆出し、COを担保するようにはたらく(Frank-Starlingの法則)[6, 7]。しかし、安静時での緊張などによる軽度のCOの調節には、主にHRで対応する。一般的なCT検査時は、後者の状態にあると考えられるが、COはSVとHRの積であるため、同じ体格であってもFrank-Starlingの法則が破綻していない状況下においては、SVに影響する左心室の大きさや弁膜症の程度によってHRはさまざまであると考えることができる。

心機能と造影効果

　CT撮影室において、造影CT検査時に得られるリアルタイムな心機能のパラメータはほとんどなく、これを生かすことは現時点では困難であるものの、基本的な関係を知っておくことは重要である。ここでは、自作による肺循環（小循環）系を模擬したファントム[8]から得られたデータを紹介し、その変化について解説する。

1. ファントムの概要

　図1に、自作ファントムの概要を示す。補助人工心臓を直列に繋ぎ、その間に肺を模擬したリザーバーを配置した構造となっている。ペースメーカーの信号によって2つの補助人工心臓は同期して駆動し、左心室（Left Ventricle：LV）側の出口には電磁血流計が接続

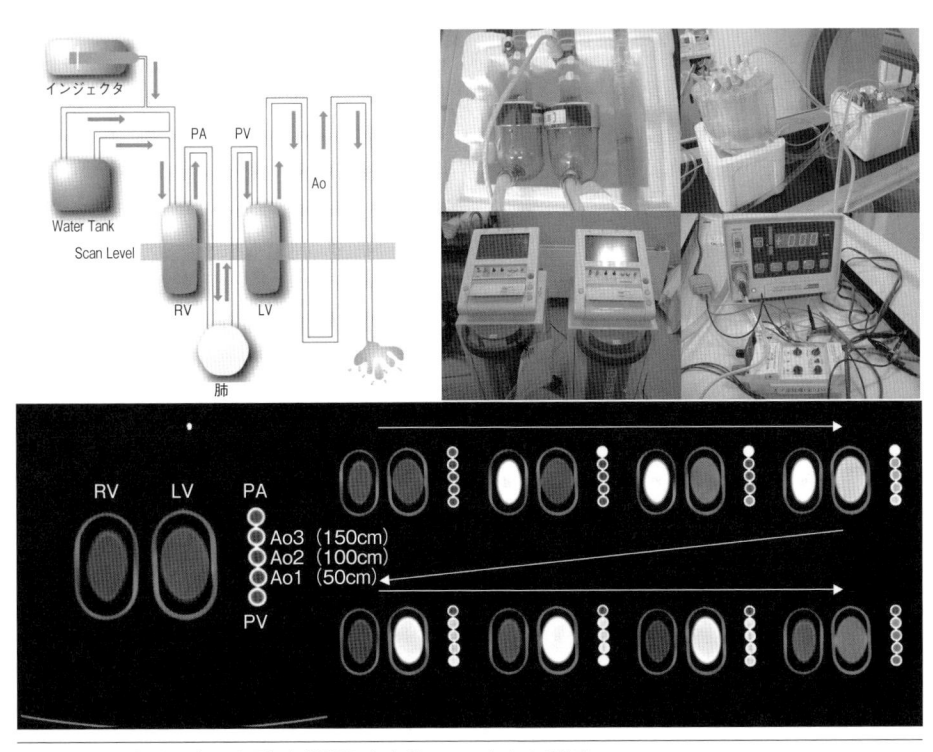

図1　肺循環（小循環）を模擬した自作ファントムの概要
　心室部分には拍動ポンプ型の補助人工心臓を、肺の部分にはクローズドリザーバーを配置し、ペースメーカーや電磁血流計測器を組み込んで、心拍出量や心拍数の制御も可能とした。scan断面にはRV、PA、PV、LV、Aoがあり、すべてのTECが一度に取得できる。
　RV：右心室、PA：肺動脈、PV：肺静脈、LV：左心室、Ao：大動脈

されているため、HRやCO、肺容積（小循環の容積）の調節が可能である。scan断面には右心室(Right Ventricle：RV)、肺動脈(Pulmonary Artery：PA)、肺静脈(Pulmonary Vein：PV)、左心室、大動脈(Aorta：Ao)に見立てた部位があり、すべてのTECが一度に取得できる。なお、このファントムは造影剤の初回循環のみを対象としているため、閉鎖回路とはなっていない。

2. 肺循環（小循環）系通過によるTECの変化

静脈系から投与された造影剤は、まず、RVおよびPAを通過するが、その時点でのTECは矩形を呈しており、肺を通過したあとにTECのピークが後方に現れる右肩上がりの形状に変化する（**図2**）。したがって、動脈系での特徴的なTEC形状は、肺の通過によって造影剤が一度拡散することで形成されると考えられる。

3. HRとCOによるTECの変化

前述したとおり、HRとCOは密接な関係にあるため、ある個体での変化としては想定されにくいが、仮にCOが一定である場合は、HRを変化させてもTEC形状は変化しない（**図3左**）。しかし、COが変化した場合には、TEC形状は変化する（**図3右**）。造影剤量（ヨード量）と注入時間が一定である場合、COが高くなると造影剤の到達時間が早くなって最大CT値は低下し、逆に、COが低くなると造影剤の到達時間が遅くなっ

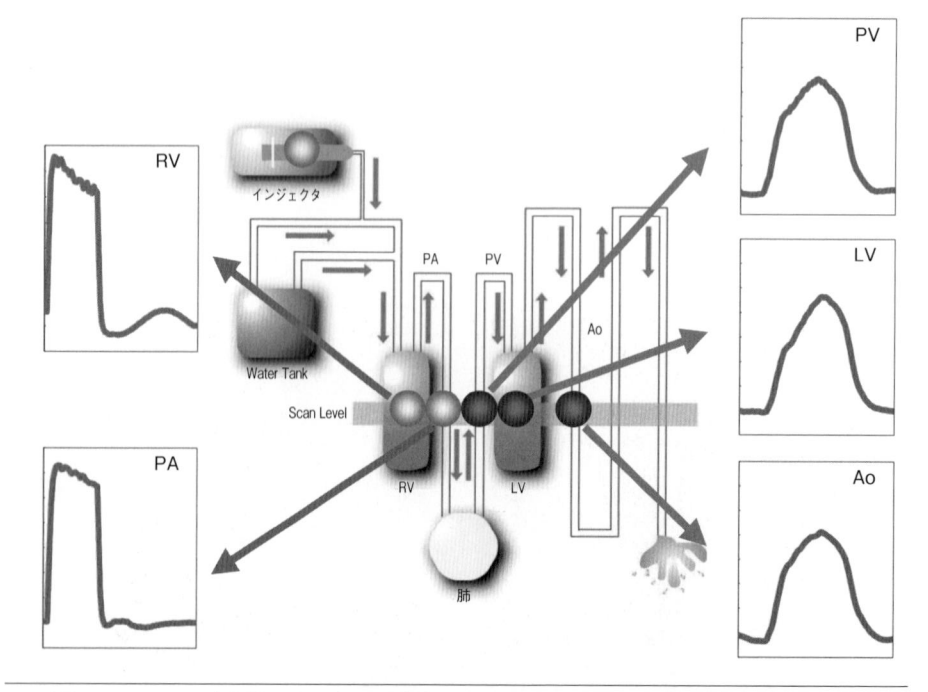

図2　ファントム各部位におけるTEC形状
右心系で矩形であったTECは、肺を通過したあと左心系で特徴ある右肩上がりのTEC形状に変化している。したがって、動脈系におけるTEC形状は、肺を経由することで形成されることがわかる。
RV：右心室、PA：肺動脈、PV：肺静脈、LV：左心室、Ao：大動脈

て最大CT値は上昇する。これは、循環血液量と造影剤の注入量との関係から理解することができる。例えば、COが5.0L/分とした場合、単位秒当たりの循環血液量に換算すると83.3mL/秒となる。この状態で造影剤を3.0mL/秒で注入すると、循環血液量に対する造影剤の割合は約3.5％と計算される。一方、COを3.0L/分とした場合には、同じ3.0mL/秒の注入で約5.7％と計算されるため、COの低いほうが造影効果は高くなると考えられる（**図4**）。また、造影剤の到達から最大CT値となるまでの時間は、COの変化による影響はなく、造影剤の注入時間に一致する（**図3右**）。

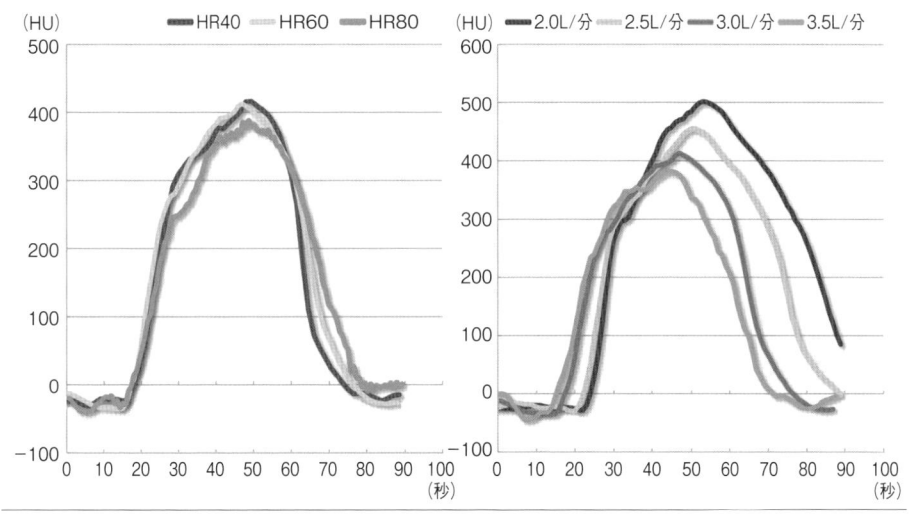

図3　心拍数（左）および心拍出量（右）の変化とTEC形状との関係
心拍数が変化しても、心拍出量が一定であればTECは変化しない（心拍出量3.0L/分、造影剤注入条件3.0mL/秒×30秒〈300mgI/mL〉固定）。一方、造影剤注入条件が一定であっても、心拍出量が高くなると造影効果が低くなり、造影剤の到達と最大CT値となるまでの時間が早くなる。これは、心拍出量が高い場合、造影剤が注入されている間の血液灌流量が多いため希釈される割合が大きくなること、また灌流速度が速くなるためと考えられる。しかし、造影剤の到達から最大CT値までの時間は変化しない。

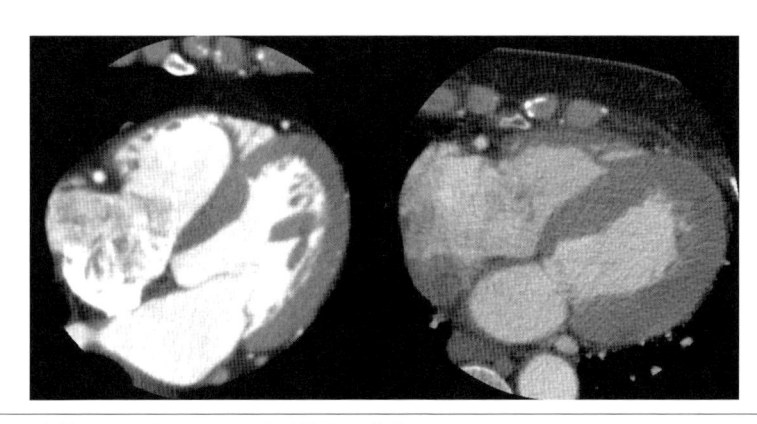

図4　心拍出量の違いによる造影効果の変化
体重と造影剤使用量がほぼ同じにもかかわらず、造影効果が大きく異なっている（WW600、WL160固定、左：体重58kg、心拍出量4.0L/分、平均CT値479HU。右：体重59kg、心拍出量10.2L/分、平均CT値253HU）。

その他の要因

　ファントムデータを含めた一般的な造影理論では、測定対象部位までの血流は、想定されるルートを順行性に通過することが前提となっており、ボーラス性が担保されていれば、造影理論を応用した検査手法を用いることが可能である。しかし実際の検査では、程度の違いはあるものの、迂回や逆行などといったボーラス性を阻害する複数の事象が考えられる。ここでは、上肢静脈の注入部位から肺循環（小循環）系を通過するまでに考えられる、ボーラス性の阻害要因について紹介する。

1．上肢静脈

　通常の造影検査では、造影剤の注入部位として主に上肢静脈が用いられる。解剖学的に、上腕部では尺側皮静脈と橈側皮静脈が走行しており、前腕部の静脈は網目上に分布している。したがって、ボーラス性を担保するには、肘正中付近の尺側皮静脈もしくは橈側皮静脈を注入部位として用いるほうがよいとされる。また、鎖骨下静脈から腕頭静脈付近では、生理的な狭窄などによって側副血行路を介した灌流環境となっている可能性がある。これは、多くの迂回路を通ることによって造影剤が拡散してしまうため、ボーラス性を大きく阻害する要因となっている。特に左側で多いとされているので、造影剤注入部位の第一選択は、右正中部とすることが望ましい。

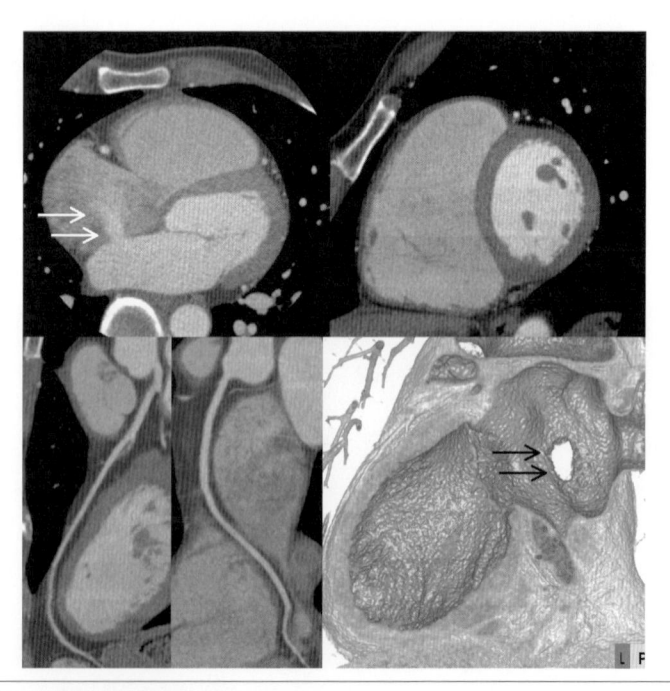

図5　心房中隔欠損症の臨床例
心房中隔に欠損孔を認め、左心房から右心房への血流ジェットと右心系の著明な拡大を認める（→）。左心系のみの造影を目的とした生理食塩水後押しによる造影方法にもかかわらず、シャント血流によって右心房および右心室が造影されており、冠動脈の造影効果も低かった。

2. 心臓疾患

心臓の疾患で、ボーラス性を阻害する因子の1つとして弁不全がある。ここで問題となるのは逆流性の弁疾患である。弁の逆流は、先天性もしくは感染などによって弁自体に問題を生じている場合や、心筋梗塞や心不全による心拡大に伴って発生している場合もある。さらに、心房細動を伴っていることもあり、病期による弁逆流の程度によってもその影響は異なると考えられる。

その他、心房中隔欠損症などのシャント疾患もボーラス性を阻害する。これも病期によるが、偶然に遭遇する場合には、左心側から右心側への血流が優位であることが多く、シャント量によってその影響は異なる（**図5**）。

これらの心疾患の影響によって、TECは時間軸上で延長し、それに伴って最大CT値は低下すると考えられる。軽度の弁逆流があっても、前述したFrank-Starlingの法則が破綻していない状況では心拍出量は維持されるため、これによる影響は少ないと予想される。しかし、心房細動は心拍出量を低下させるため、造影剤の到達時間を遅くする傾向にある（**図6**）。

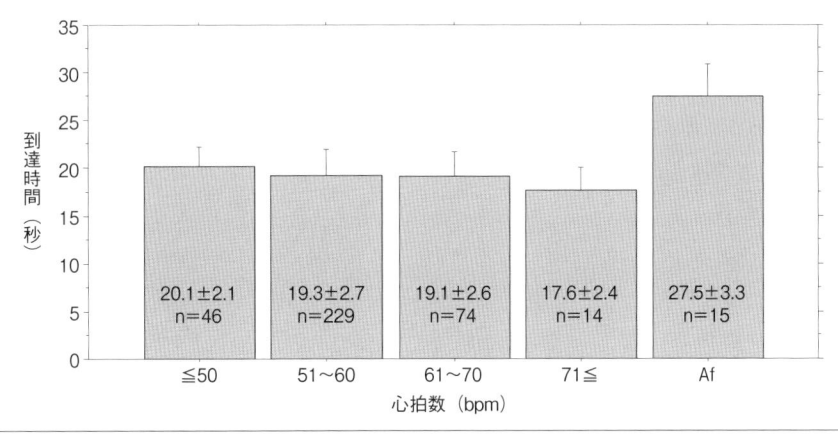

図6 冠動脈CTAにおける造影剤の注入開始から大動脈への造影剤到達時間と各心拍数との関係
右肘正中尺側静脈から注入された例において、TBT法（「CHAPTER 2-1-6：TBT法」の項参照）におけるRTTBピークまでの時間を計測したところ、整脈では大きな変化はなかったが、心房細動では著明に到達時間が延長していた。

管電圧による影響

はじめに

　管電圧はX線エネルギーに影響を与える因子であり、管電圧が低いほど実効エネルギーが低下する。また、CT検査に使用する造影剤のヨードは、実効エネルギーによりX線吸収が変化する。そのため、TECは管電圧により影響を受ける。まず初めに、体内の組織に分布したヨードがX線の実効エネルギーの違いによりどのように変化を与えるのか知ることが必要である。ヨードは、実効エネルギーの違いにより質量減弱係数が反比例の関係にある（**図1**）。また、CT値は、CT値（HU）=｛（μt-μw）/μw｝×1,000（目的組織の線減弱係数μt、水の線減弱係数μw）の式から求められ、目的組織の線減弱係数が大きいほどCT値が高くなる。したがって、ヨードは実効エネルギーが低くなるほど、質量減弱係数が大きくなるためにCT値が高くなる。また、K吸収端といわれる入射するX線エネルギーの上昇に伴い急激に質量減弱係数の大きくなる部分がある。これは、原子の周りのK殻に存在する電子と入射X線との相互作用により、K殻に存在する電子が跳ね飛ばされると同時に入射X線はすべてのエネルギーを消費するために起こる光電効果による影響であり、ヨードのK吸収端は33keVである。そのため、K吸収端でのX線エネルギーを使用すると質量減弱係数が大きく

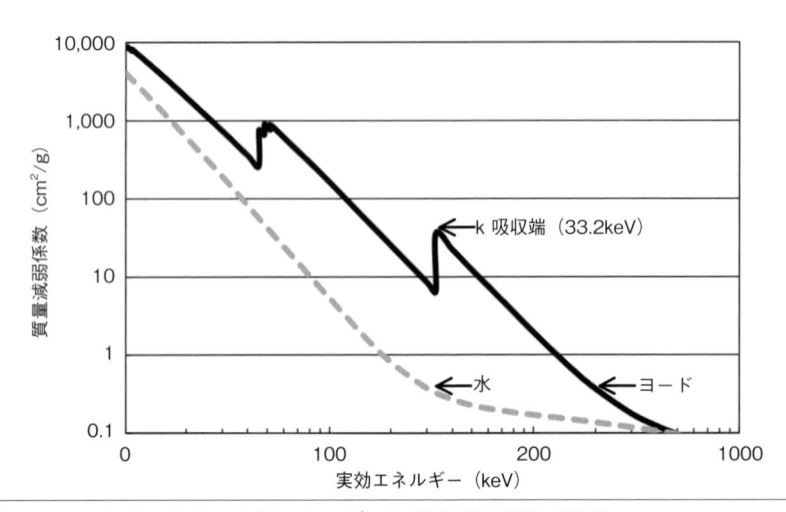

図1　ヨードと水における実効エネルギーと質量減弱係数の関係
実効エネルギーが低くなるほど、ヨードと水の質量減弱係数が小さくなる。

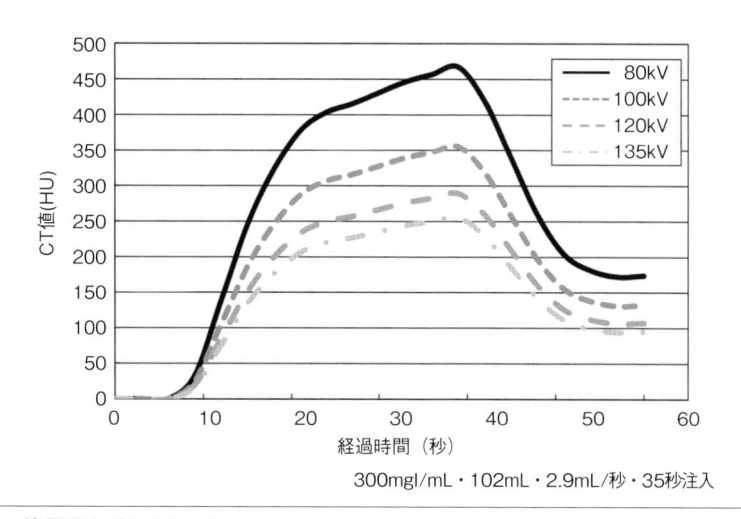

図2 管電圧の違いによるTEC
管電圧によりTECに違いを認める。管電圧が低いほど、縦軸のCT値が高くなる。

なるため、CT値が高くなる。また、K吸収端よりX線エネルギーが高くなるほど、質量減弱係数が小さくなる。これは、光電効果の割合が減少し、光電効果と同様に入射X線と電子が相互作用を起こして電子を跳ね飛ばすが、それでもX線エネルギーが残り、散乱線としてある方向に飛んでいくコンプトン効果の割合が多くなる。そのため、実効エネルギーが高くなるほど、ヨードの質量減弱係数が小さくなるためにCT値は低下する。

　CT検査において、一般的に管電圧は120kVが使用される。120kVの実効エネルギーは、50keV前後であるため、ヨードのK吸収端33keVより約20keV高い実効エネルギーで撮影している。使用できる管電圧はCT装置により異なるが、80〜140kVまで数種類あり、実効エネルギーは約40〜60keVとなる。**図2**はTEC測定ファントムを使用して、造影剤注入条件および被検者条件に相当するファントム条件が一定の場合において、80、100、120、135kVと管電圧を変化させた大動脈を模擬したTECである。管電圧は、TECにおける造影剤が到達する時間や最大CT値に到達する時間が変化せず、横軸の時間には影響を与えない。しかし、管電圧が低くなるほどTECにおいて縦軸のCT値が高くシフトし、CT値が高くなるほど管電圧によるCT値の差が大きくなる。そのため、造影剤注入条件および被検者条件が一定の場合でも、TECは管電圧による実効エネルギーの違いから縦軸のCT値が変化して管電圧が低いほどCT値が高くなり、造影効果が向上する。また、CT値が高くなるほど管電圧による造影効果の違いが大きくなる。実際に胸部縦隔造影検査および腹部ダイナミックCT検査において、管電圧100kVと120kVで撮影した臨床例を示す（**図3、4**）。管電圧120kVに比べて100kVのほうが、大動脈および肝実質における上昇CT値が高く、造影効果が向上している。

CHAPTER 1 ▶ 3 TECの補正 ▶ 4 管電圧による影響

図3 管電圧の違いによる臨床例（胸部縦隔造影検査）
管電圧120kVに比べて、100kVのほうが大動脈のCT値が高い。

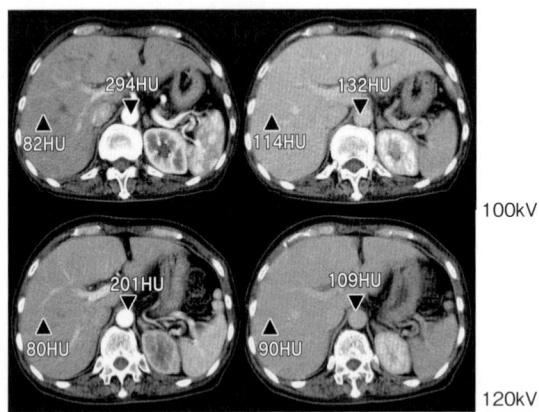

図4 管電圧の違いによる臨床例（腹部ダイナミック造影検査）
管電圧120kVに比べて、100kVの方が大動脈と肝臓のCT値が高い。

管電圧による影響

　管電圧は、TECにおける縦軸のCT値に影響を与えるため、実効エネルギーによる質量減弱係数の違いにおいて、ヨード量に対するCT値の変化について把握することが必要である。異なるヨード量に対してCT値を測定できるヨード量CT値評価ファントムを使用することで、管電圧の違いによるヨード量とCT値の関係を評価することができる（**図5**）。管電圧が低いほど実効エネルギーが低いために同一ヨード量に対するCT値が高く、ヨード量が大きくCT値が高いほど管電圧の違いによるCT値の差が大きくなる。また、ヨード量とCT値の関係において、回帰直線の傾きがヨード量当たりの上昇CT値となり、ヨード量をCT値に変換する定数となる（**表1**）。一般的に使用される管電圧120kVを基準とし、それぞれの管電圧のヨード量当たりのCT値の相対値を求めると80kVが1.61、100kVが1.23、135kVが0.88となる。また、管電圧120kVと同じTECを得るための造影剤使用量は、80kVが62％、100kVが84％と減少し、135kVでは

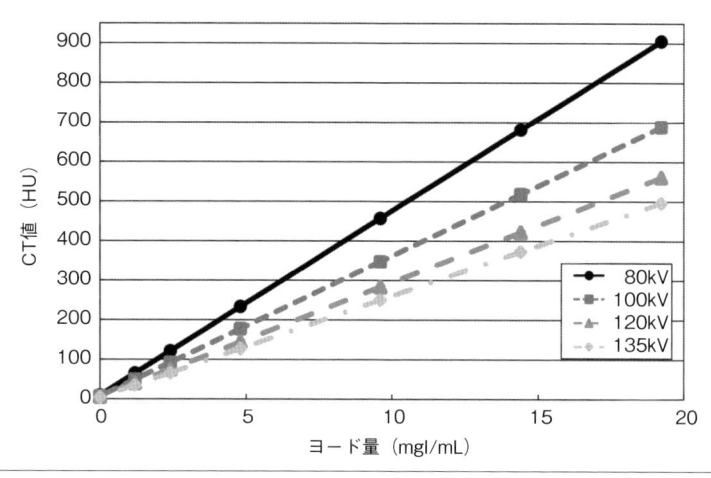

図5 管電圧の違いによるヨード量とCT値の関係
管電圧によりヨード量とCT値の関係に違いを認める。管電圧が低いほど、同一ヨード量に対するCT値は高くなる。

表1 管電圧の違いによるヨード量CT値評価ファントムの測定結果
管電圧によりヨード量とCT値の関係に違いを認める。また、ヨード量当たりの上昇CT値は、ヨード量をCT値に変換する定数となる。

ヨード量 (mgI/mL)	80kV	100kV	120kV	135kV
19.2	895	680	554	489
14.4	696	530	432	382
9.6	450	342	279	246
4.8	247	188	152	134
2.4	124	94	76	67
1.2	62	46	37	32
0	0	0	0	0
ヨード量当たりの上昇CT値 HU/ (mgI/mL)	46.7	35.5	29.0	25.6
120kVを基準とした相対値	1.61	1.23	1.00	0.88

113%と増加する。このことから、管電圧120kVと同等な造影効果を得るためには、100kVでは84%の造影剤使用量であるとシミュレーションできる。実際に管電圧120kVの82%の造影剤使用量において、100kVで撮影を行った胸部縦隔造影検査、腹部ダイナミックCT検査、腹部3D-CTAの臨床例を示す（**図6〜8**）。管電圧120kVに比べて100kVは、大動脈および肝実質における上昇CT値はほぼ同一であり、同等の造影効果を確保できている。このように、管電圧の違いによるヨード量とCT値の関係は、管電圧の違いによる造影効果や造影剤使用量の相違を把握することができ、また管電圧における造影剤使用量の適正化を図ることができる。

CT装置で使用できる管電圧80〜140kVにおける実効エネルギーが40〜60keVの範囲において、水と比較するとヨードの質量減弱係数の変化が大きいため、ヨードは他の物質より実効エネルギーの影響を大きく受ける。そのため、ヨード造影剤を使用した造影検査において、造影効果の向上や造影剤使用量の低減を図るために、一般的に使用している管電圧120kVより低い管電圧が使用されている。しかし、管電圧が低くな

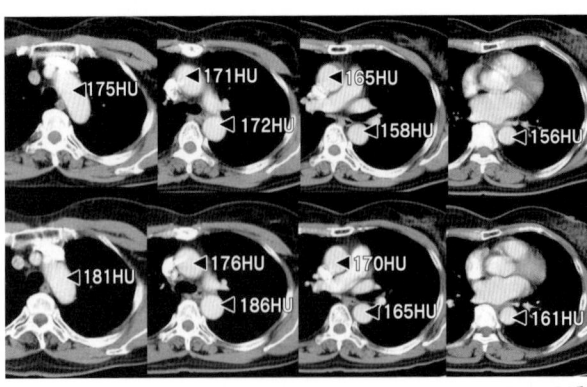

CHAPTER **1** ▶ **3** ▶ TECの補正 ▶ **4** 管電圧による影響

100kV：240mgI/mL、42mL、1.1mL/秒、40秒注入
120kV：240mgI/mL、50mL、1.3mL/秒、40秒注入

図6 管電圧の違いにおいて造影剤使用量を補正した臨床例（胸部縦隔造影検査）
管電圧100kVは、120kVの84%の造影剤使用量において大動脈が同等な造影効果を確保でき、造影剤使用量を16%低減できた。

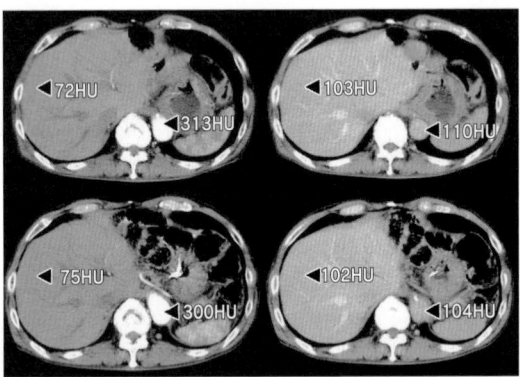

Delay30秒　　　　　Delay120秒
100kV：300mgI/mL、72mL、2.1mL/秒、35秒注入
120kV：300mgI/mL、86mL、2.5mL/秒、35秒注入

図7 管電圧の違いにおいて造影剤使用量を補正した臨床例（腹部ダイナミック造影検査）
管電圧100kVは、120kVの84%の造影剤使用量において大動脈と肝臓が同等な造影効果を確保でき、造影剤使用量を16%低減できた。

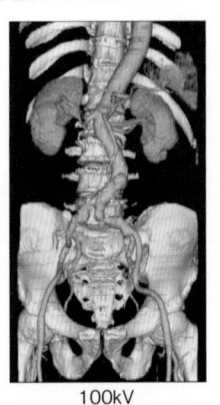

100kV
300mgI/mL、80mL、1.6mL/秒
大動脈CT値＝238±10.7HU

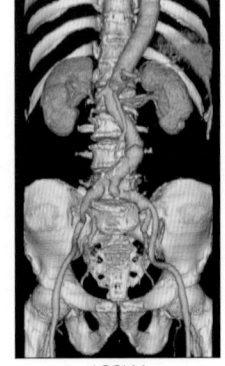

120kV
300mgI/mL、95mL、1.9mL/秒
大動脈CT値＝240±9.9HU

図8 管電圧の違い（腹部 3D-CTA）
管電圧100kVは、120kVの84%の造影剤使用量において大動脈が同等な造影効果を確保でき、造影剤使用量を16%低減できた。

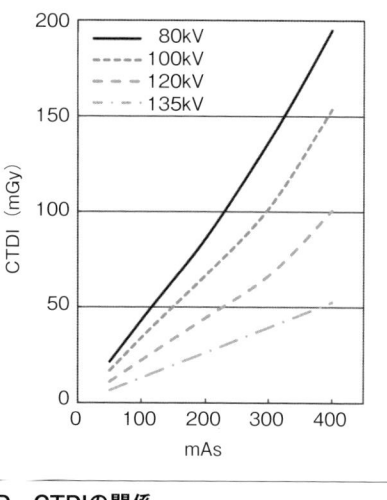

図9 管電圧の違いにおけるmAs値と画像SD、CTDIの関係
管電圧が低くなるほど、同一mAs値において画像SDが高く、CTDIが高くなる。

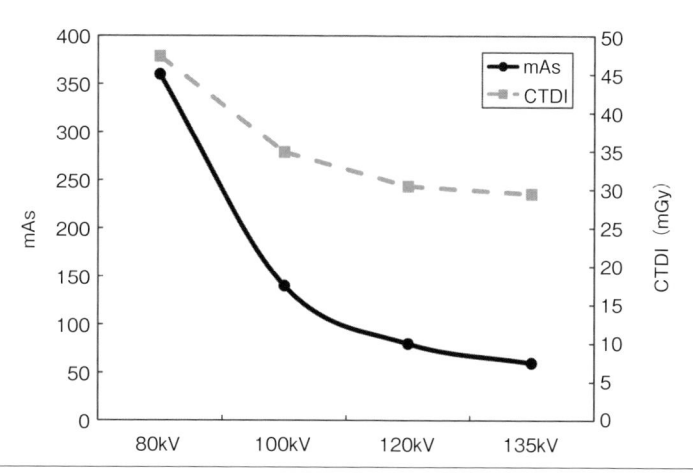

図10 同一画像SDを確保するための管電圧の違いによるmAs値とCTDIの関係
同一画像SDを確保するためには、管電圧が低くなるほどmAsとCTDIが高くなる。

るほど実効エネルギーが低く、検出器に入射するX線量が低下する。**図9**は管電圧の違いによるmAs値と画像SDの関係、およびmAs値とComputed tomography dose index（CTDI）の関係である。管電圧が低くなるほど、同一mAs値において画像SDが高く、CTDIが高くなる。そのため、同じ画像SDを確保するためには、管電圧が低いほどmAs値を高くする必要があり、被ばく線量が増加する（**図10**）。このことから、低管電圧の使用による造影効果の向上や造影剤使用量の低減を行う上で、画質の担保と被ばく線量に十分に考慮する必要がある。また、管電圧が低いほどビームハードニング現象の影響が大きくなるため、アーチファクトについても考慮する必要がある。

CHAPTER 1 文献

1) 市川智章(編)：CT造影理論. 医学書院, 東京, 2004
2) 八町　淳ほか：螺旋走査型CTにおける最適造影検査方法の検討.日獨医報 40 (2), 109-124, 1995
3) Awai K et al: Simulation of aortic peak enhancement on MDCT using a contrast material flow phantom: Feasibility study. AJR Am J Roentgenol 186(2): 379-385, 2006
4) 八町　淳：CT造影理論—ヨード造影剤の濃度、容量および注入速度がTDCに与える影響—. 映像情報medical 39(6); 604-609, 2007
5) 寺沢和晶ほか：頭部および頭頸部3DCTAにおける造影検査法の検討. 日放技学誌60 (3)：423-428, 2004
6) 國分眞一朗（訳）：心臓と循環. Pocock Gほか, 植村慶一（監訳）；オックスフォード生理学. 271-319, 丸善, 東京, 2005
7) 柳沼淑夫ほか：正常循環 (1). 村田和彦ほか；循環器病学第2版. 1-16, 医学書院, 東京, 1986
8) 山口隆義：造影CTにおける基礎知識. アールティ 33：3-11, 2006

CHAPTER 2

注入技術

2-1：造影剤注入方法 ……… 56

2-2：タイミングの補正 …… 74

造影検査のポイント

造影剤の加温

　造影CT検査では、現在、高い造影効果を得るために高濃度・急速注入を行うことが多い。造影剤には粘度があり、これを粘稠度という。粘稠度（mPa・秒）が高いほど、自動注入器（インジェクタ）の注入圧力が高くなる。この影響として、血管外漏出との認識が曖昧になること、リミッターの作動により計画した時間−エンハンスメント曲線（Time-Enhancement Curve：TEC）で注入できないことの原因になる。これは、加温することで粘稠度が下がるため、ある程度解消することが可能である。そして、注入圧を下げることにより、細い注射針で造影CT検査を行うことができるため、被検者の負担軽減、血管確保が有利になるなどその影響は大きい。また、血管痛・冷感および血管外漏出など被検者の副作用の低減が図れる。図1は、温度による粘稠度の変化である。

注入針・延長チューブ

　造影CT検査では、確実な血管確保が重要である。血管確保が造影CT検査の質に最も関与するといっても過言ではない。しかし、これは侵襲的な行為であり、注入速度

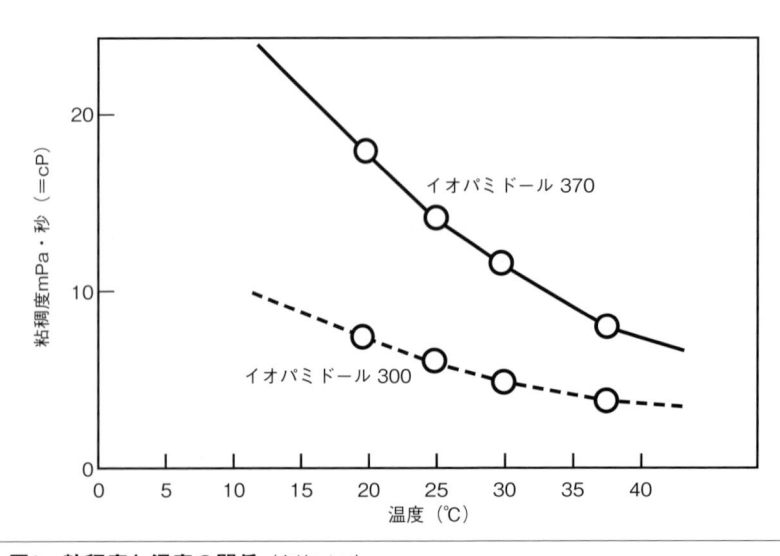

図1　粘稠度と温度の関係（文献1より）

（mL/秒）・粘稠度などを考慮し、必要最低限の注入針を選択する必要がある。また、血管確保が十分でないと血管外漏出が発生する。急速静注による造影剤の血管外漏出は、約0.2〜0.9％の確率で発生しているといわれるように、まれに発生するアクシデントである[2]。観察者による注意深い対応によって防止することが最も重要である。ただ、漏出が認められた場合は、冷罨法（冷やす）にて炎症反応を抑える処置をしなければならない。50mL以上漏れるとコンパートメント症候群[2]をきたす可能性があるので、専門医の指示などが必要である。なお、急速静脈におけるルート確保には、翼状針ではなく留置針（プラスティック針）の使用が望まれるとされている。このため、造影CT検査では一般医療水準を担保することからも留置針の使用を推奨する。

　なお、現在、マルチディテクターCT（multi-detector row computed tomography：MDCT）により広範囲撮像が可能になっている。実際に800mm程度の範囲を検査するが、造影剤延長チューブもそれに伴って長くする必要がある。このため、CHAPTER1に述べたように、チューブ内容量が増加することによる造影効果の低下を考慮する必要性もある。また、この造影効果低下を補完するうえで生理食塩水（生食）後押しが有効になる。

注入部位

　注入した造影剤が、計画どおり右心房まで到達するとは限らない。右心系までの到達に関してCHAPTER1でも述べたが、通常、造影CT検査は静脈からの投与により動脈のCT値を検査目的に合わせる。また、検査時両手を挙上させることにより、鎖骨下静脈は狭窄を起こす可能性がある。さらに、左鎖骨下静脈は右に比べ発生学的にも走行周囲の血管関係的にも注入時間遅延を引き起こしやすい。このため、右上肢において血管確保をすることで被検者側の因子を小さくすることができる。

単相性注入（一段注入）

　造影CT検査を検査目的から考えると2種類に分けることができる。ここでは、1つ目の肝臓など実質臓器の質的診断を目的とした検査方法について述べる。この場合、注入した造影剤が経時的に変化していくことをうまく利用し、実質臓器内の血流分布を画像化することで異常・正常を目に見える状態にする必要がある（**図1**）。そのため、ピークがいくつもできてしまうTECでは血流分布を正確に求めることが不可能になるため、一般的に単相性注入（一段注入）が原則になる（**図2a**）。この検査目的での理想的TECは面積をもたないパルス波形になる。しかし、この波形では検査時間が"0"になることから、実際にはここに検査時間というパラメータが存在する時点では不可能になる（**図3**）。検査時間は使用するCT装置の性能に依存するが、注入された造影剤は生理学的に体内を循環しているため、どの時間（時相）の血流分布の情報を得たいのかによって撮像タイミングが決定される。このため、質的診断検査を目的にした場合、撮像開始時間は装置の性能に依存しない普遍的な面もある。ただし、どの相を撮像するかは装置の性能に依存するが、どう注入するかではなくどのタイミングで撮像するのかが重要になる。したがって、検査時間固定法を選択する方法が合理的であり、注入時間一定での検査方法が有効になる。そして、TECにおける最大CT値の半値幅程度で造影効果が得られるため、動脈相における検査時間は注入時間の1/2を目安にする。また、一段注入では注入終了後5秒程度で最大CT値到達時間に達することから、撮像時間を20秒程度とした場合、注入終了5秒前から注入終了直後の間で検査開始とすればある程度検査を満足できる（**図4**）。このことは、肝臓の質的診断において、それまで使用していた一断面での造影剤経時的変化（ダイナミックス

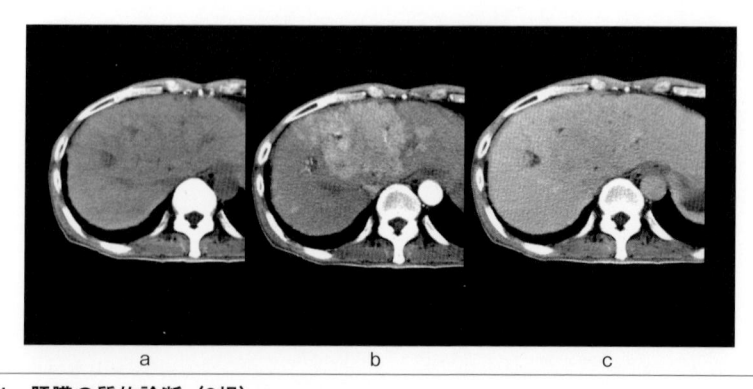

図1　肝臓の質的診断（2相）
浸潤型肝細胞癌(体重50kg、22.7gI、35秒注入、スライス厚：5mm、ピッチファクター 1.5：SDCT)。
a：単純、b：動脈相30秒、c：平衡相180秒。

キャン）検査法を、シングルディテクターCT（SDCT）によるヘリカルスキャンの登場により全肝領域に適用可能になったことから応用した方法であった。それによる撮像時間が20秒程度であったため、多くの施設において取り入れられた注入時間が30〜40秒程度（100mLの造影剤で2.5〜3.0mL/秒）になっているのを見ても納得がいく。ただ現在、高性能装置ほど同一範囲を検査する場合に撮像時間が短くなってくる。このことから、同一の総ヨード使用量であっても注入時間を短くすることで造影効果を高めることができるはずなのに、この3mL/秒から離脱できないでいる場面が多々ある。しかし、注入時間を短くするほど持続時間も短くなり、最良な検査タイミングに合わせにくくなる。また、質的診断では平衡相でのCT値を確保する必要があるため総ヨード使用量を考慮しなければならない。

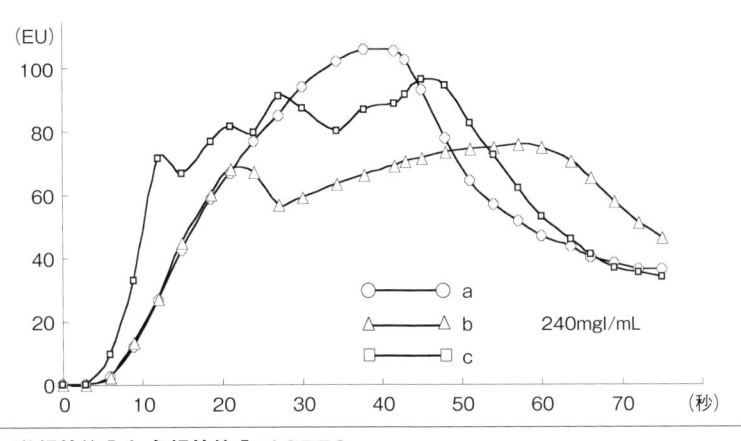

図2　単相性注入と多相性注入でのTEC
a：一段注入、48mL、40秒（288mgI/秒）、
b：二段注入、24mL、20秒（288mgI/秒）＋24mL、40秒（72mgI/秒）、
c：四段注入、12mL、6.7秒（432mgI/秒）＋12mL、8秒（360mgI/秒）＋12mL、10秒（288mgI/秒）＋12mL、13.3秒（216mgI/秒）

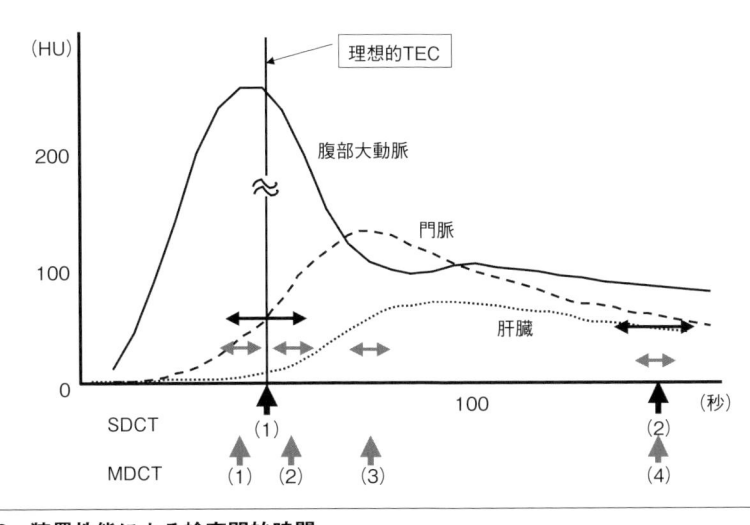

図3　装置性能による検査開始時間
装置性能が違っても、注入時間が一定の場合、最良撮像タイミングに変化はない。

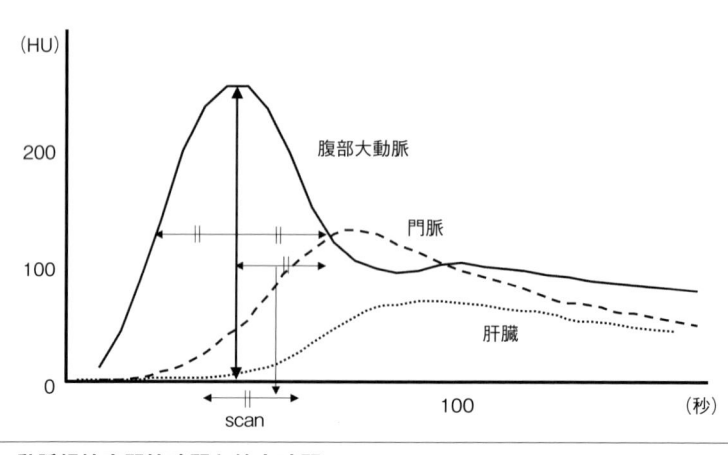

図4　動脈相検査開始時間と検査時間

多相性注入（多段注入）

　検査目的から考えた造影CT検査の2つ目は、三次元画像(3D-CTA)などの形状診断および血管系の検査または平衡相のみで終了する存在診断である。3D-CTAや血管系の検査では、いかにCT値を一定に持続させられるかが重要になる。**図1**は、CT値と3Dにおける形状を検証したものである。3D-CTAにおいて同一径でもCT値が変化した場合、形状が変化してしまう。したがって、体軸方向のどの断面のCT値も極力一定にする必要性が出てくるが、一段注入のTECではそのピーク特性からすべての範囲をカバーできない。このため、段階的に注入する多相性注入(多段注入)を使用し、できるだけ長い時間均一に持続するTECを作成する必要がある（**CHAPTER 2-1-2：図2参照**）。なお、この方法では、CT装置の性能(撮像時間)が造影効果に大きく関与する。しかし、考え方は一段注入と同様で、注入時間イコール検査時間となる。したがって、描出する対象・範囲を一定にした場合、平衡相を要しない3D-CTAなど動脈系の検査では総ヨード使用量の低減が図れる。

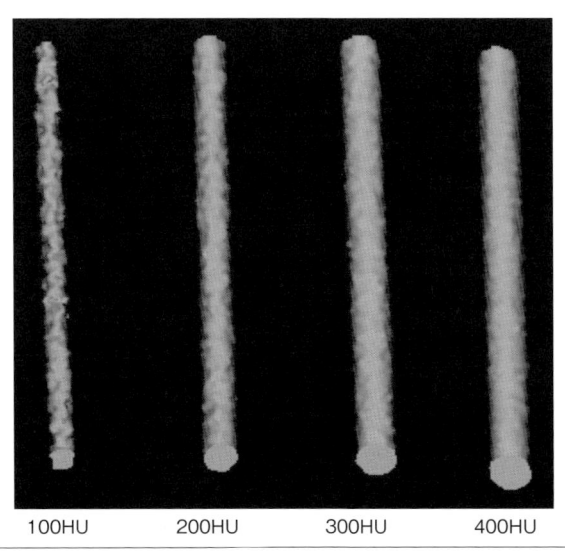

図1　CT値と形状
2mmのストローに希釈した造影剤を満たし、水ファントム内に固定。撮像後、ワークステーション(WS)(X-tension)にて3D画像(二値化)を作成。

一方、症例によっては平衡相のみを撮像する検査がある。この場合、3D-CTAを作成するような高いCT値を保持するTECで検査を行う必要性がないこと、多時相撮像をする必要性がないことから、**図2**に示すような二段注入による方法が効果的になる。

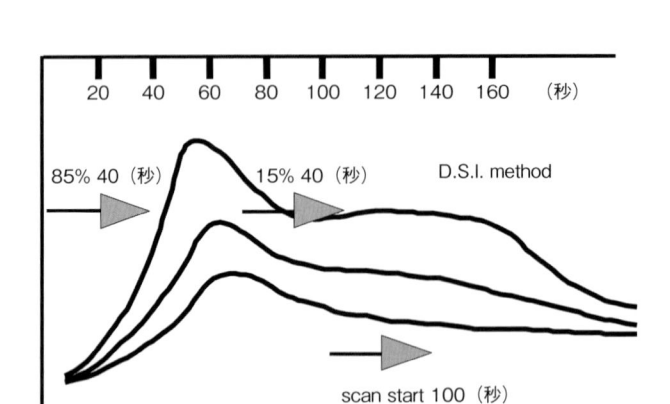

図2　遅延第二注入法（Delayed Secondary Injection：DSI）
　1994年に長野赤十字病院で提案した注入方法である。広範囲の造影検査をボリュームスキャンで対応するために、第一注入後、造影剤注入を一定時間停止し平衡相になるのを待ち、一定時間経過後、第二注入として少量の造影剤を再度注入し動脈のCT値を上昇させたところで検査を行う。これにより、造影効果の高い平衡相が撮像可能になる。

CHAPTER 2 ▶ 1 造影剤注入方法 ▶ 4

可変注入法

　造影剤注入方法により描出能を上げようとする場合、注入時間を一定にすると、総ヨード使用量(gI)を多くすればするほど描出能は高くなり、結局、投与する総ヨード使用量は多いほどよいとの堂々巡りになる。しかし、造影検査法において、特に造影剤注入方法による造影効果比を検討する場合、使用する総ヨード使用量(gI)を一定にしていなくては評価ができない。すなわち、いかにして造影剤を有効利用し、描出能を高めるかである。これまでTECについて述べてきたが、行き着くところ総ヨード使用量と注入時間(秒)の2つが、パラメータとして最も重要な因子になる。また、この2種類のパラメータを一定にし、造影効果を検証することができれば、本当の意味でいう造影剤注入方法の検討になると考えられたがこれまでは困難であった。しかし、可変注入法を使用することにより、総ヨード使用量と注入時間を一定にした造影効果の検討ができるようになった。

　可変注入法は、前段階として多段注入法の検討があった。この多段注入法により、効果的なTECの作成が可能になることが示された。そのため、長野赤十字病院において無段階に注入速度を制御できるインジェクタの開発に取り組み、臨床評価を経て製造販売されたという経緯がある(**図1**)。

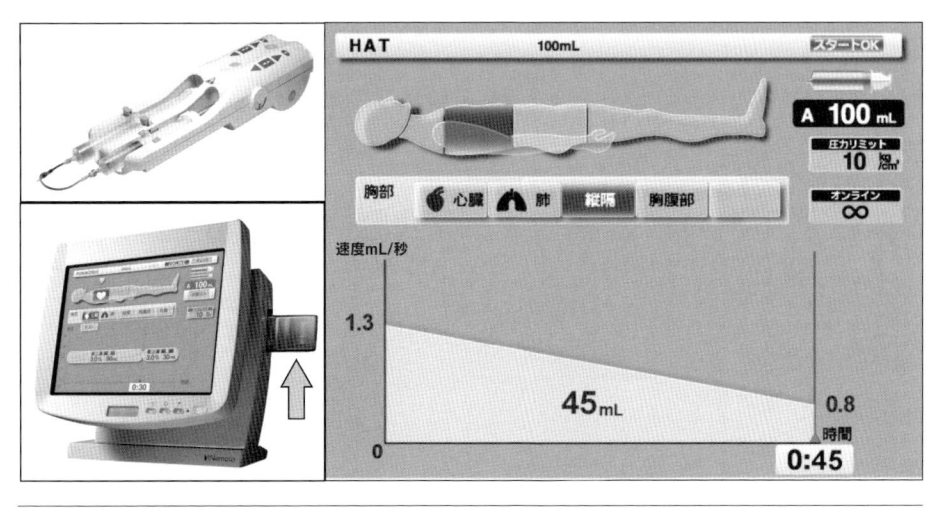

図1　可変注入プロトコール画面とインジェクタシステム
　プログラムカードにプロトコールを記録する(⇨)。

図2は、可変注入の考え方を模式化したものである。注入終了速度を注入開始速度で割ったものが可変係数となる。図3に、初期注入速度の計算式を示す。一段注入法では、注入終了後に最大CT値到達時間を迎えるが、再循環の影響を極力抑えて検査時間内に動脈相における造影効果を十分とらえる必要性から、注入終了前より撮像を開始する。このとき体内循環による時間差のため、検査終了時にまだ検査部位まで達していない造影剤がある。つまり、造影効果に関与しない部分が存在するのである［**図2(A)**］。この到達していない造影剤を注入初期段階に使用することで［**図2(B)**］、造影剤使用量を増加させることなく造影効果を上げることができる。これにより、時間当たりヨード量(mgI/秒)を増加させることができるのである。

また、総ヨード使用量および注入時間を一定にした状態で可変係数を操作することにより、TECを任意に変化させることが可能になる。このことから、ヨード使用量の

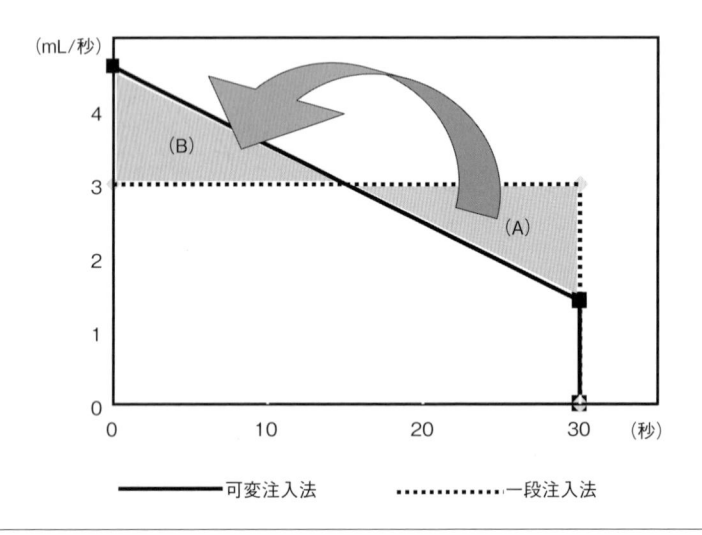

図2 可変注入による造影剤注入理論
終了時注入速度/開始時注入速度＝可変係数
後半の造影剤を前半に使用する割合を変化させることで使用ヨード量・注入時間を一定としてもTECを変化できる。

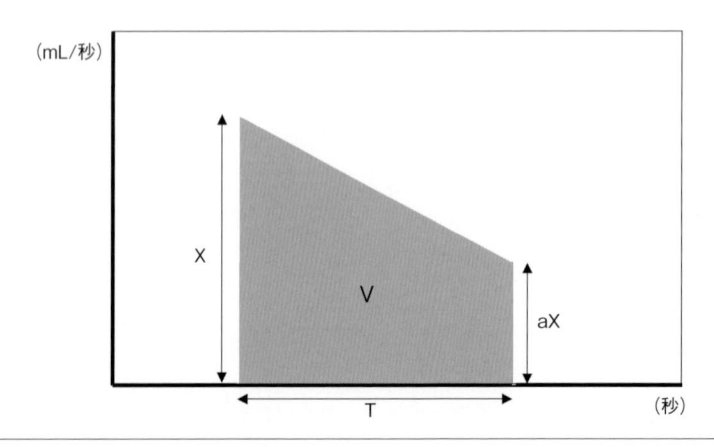

図3 可変注入法（初期注入速度）
X：初期注入速度、V：注入総量、T：注入時間、a：可変係数とすると、$X=2V/(1+a)T$

適正化を考慮したうえで、任意のTECから検査目的に見合ったプロトコールを検討することができる。**図4**は、ファントム実験による可変係数を変化させたTECである[3]。可変係数0.3を使用すると一段注入より高い最大CT値やコントラストが得られること、可変係数0.5を使用すると持続時間の長い安定したTECが得られることが理解できる。

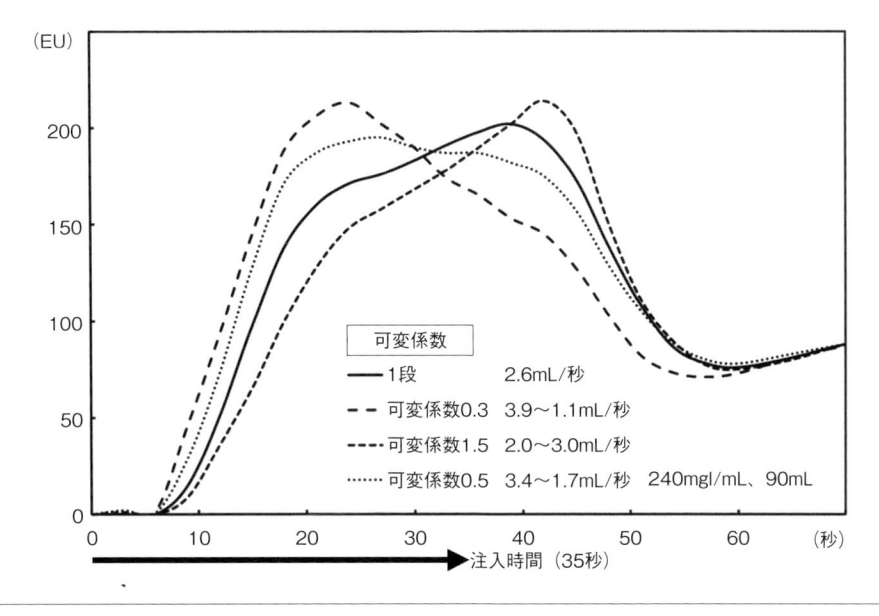

図4 可変係数を変化させたTEC

CHAPTER 2 ▶ 1 造影剤注入方法 ▶ 5

クロス注入法

　胸部の造影CT検査において静脈から投与される造影剤原液が高いCT値をもつことから、上腕静脈に残存する造影剤がアーチファクトの原因になるとして常に議論されてきた。このため、生食後押しをする方法などさまざまな検討がなされてきた。しかし、生食後押しは造影剤との粘度の違いから、静脈内の造影剤を生食で押し切ることができず、一部は追い越してしまう（図1）。つまり、血管内壁に造影剤が残存するのである。

　このことから、段階的に生食と造影剤を同時注入する方法が出てきた（図2a）。これは、ボーラス性を維持しながら、注入している最中に希釈させることにより、静脈内のCT値を制御している。造影効果は、多段注入とほぼ同様であるが、造影剤原液によるアーチファクトは解消できるため、心臓の3D-CTAで広く用いられた。ただ、この手法も、タイミングによって極端な濃度変化をまねくため[4]、可変注入を応用した同時注入法が必要とされた。そこで、クロス注入法が考案された（図2b、c）。なお、この詳細については「CHAPTER 3-3：心臓」で述べる。基本的に、造影剤と生食の同時注入は、双方の割合のみが変化するので、注入速度は一定になる（一段注入に類似）。そして、上腕静脈内の造影剤を限りなく有効に使用することができることからその応用範囲は広い。

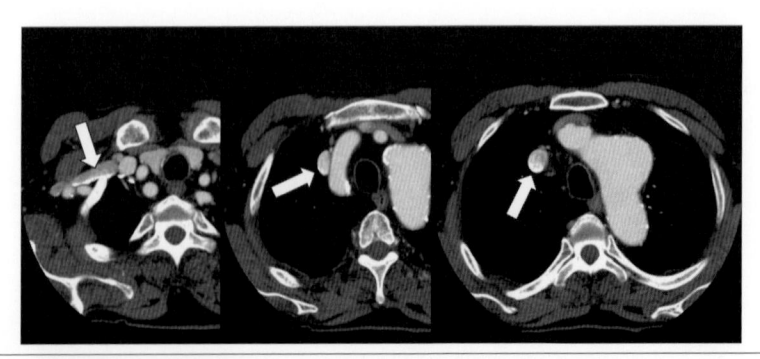

図1　生食後押し法の実際
静脈内壁に造影剤が残っている（⇨）。

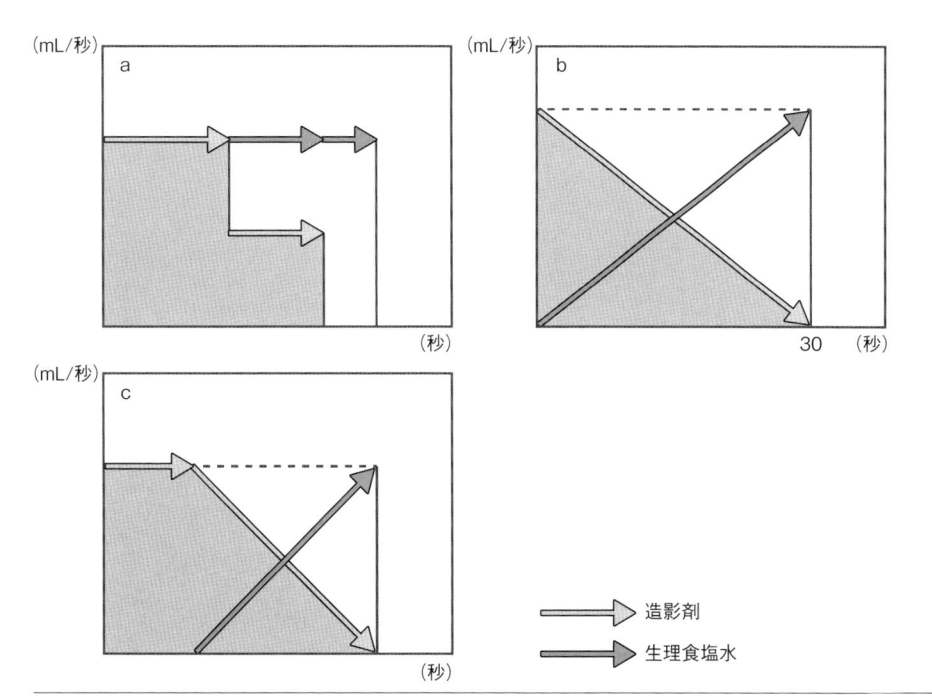

図2 造影剤と生食の同時注入法（模式図）
a：多段注入法、b：クロス注入法、c：台形クロス注入法。

CHAPTER 2 ▶ 1 造影剤注入方法 ▶ 6

TBT法

はじめに

　CT装置の多列化に伴い、カテーテルによる血管造影検査の多くは、CTA検査に移行した。したがって、CTA検査ではより質の高い画像が求められるようになり、治療支援画像への応用もなされている。動脈系のCTA検査では、造影剤の初回循環をとらえるために、撮像タイミングの取得精度が重要なポイントとなる。これまでの撮像タイミング取得方法には、Bolus Tracking法（BT法）やTest Injection法（TI法）（またはTiming Bolus法）があり、そのどちらかが用いられてきた[5]。しかし、それぞれに一長一短があり、撮像時間の短縮に伴って、それらが実際の検査においてもlimitationとして影響するようになってきた。

　Test Bolus Tracking法（TBT法）は、新しいコンセプトの造影技術である[6]。この方法は、TECの時間軸を正確に予測することができるため、より正確な撮像タイミングの取得のみならず、TEC形状を意識したさまざまな撮像技術の構築も可能であるというところが最大の特徴である。ここでは、TBT法の概要を示し、検査プログラムの構築方法について解説する。さらに、臨床的に有用性の高いと考えられる領域での使用例も紹介する。

TBT法の概要

　TBT法とは、TI法で行われるtest bolusと本scan用の注入を、時間軸を固定した一度の造影プログラムで連続的に行い、最初のtest bolusをBT法と同様の手法でリアルタイムにモニタリングし、そのTECのピークをtriggerとして、一定時間後に本scanを開始する方法である（図1）。

　造影理論の基本として、造影剤の注入時間は目的部位における造影剤の到達から最大CT値までの時間と一致することが知られている。TBT法における一連の注入も、時間軸が固定された連続注入と見立てることができるため、最初のtest bolusの造影剤到達から本scan用の造影剤の到達もしくはピークとなるまでの時間も既知となる。しかし、実際の人体内における造影剤の動態はさまざまな要因によって変化し、その結果、ボーラス性は徐々に失われていく。したがって、より正確に本scanのTECピークをとらえるには、その個人ごともしくは検査ごとの灌流環境の違いを加味した撮像タイミングの補正が必要である。TBT法では、最初に投与されるtest bolusのTECピークをtriggerとすることで、それらの要因を補正することができる。これを、TBT法ではReal Time Test Bolus

(RTTB)としており、造影剤の到達時間の違いと、灌流環境によるTECピークのズレの双方を、リアルタイムに補正する重要な役割をもっている。このように、TBT法は、BT法と同じ簡便さでありながら、TI法以上の精度でTECピークをとらえられる方法であり、これまでの両方法の利点を有しているとともに、それぞれの欠点も克服している。

検査プログラムの構築方法

　TBT法による造影プログラムを構築するには、まず目的とする部位での撮像時間に見合った造影持続時間を維持するための本scan用の造影剤注入（main bolus）時間を決定する。これに、RTTBを造影プログラムの前方に追加するだけで、TBT法のインジェクタ側の設定は完了である。

　ここでは、生食後押し機能つきの一般的なインジェクタによる具体的な設定方法を考える。RTTBは、造影剤の2秒注入のあとに生食の5秒注入を連続的に行う設定とし、その後のmain bolus開始までの間に5秒の遅延時間を設定する。これは、RTTBとmain bolusのTECが融合しないために設けている時間であり、test bolusにおける造影剤到達から最大CT値までの時間が7.9±1.9秒であったことに基づいている。この後にmain bolusおよび生食の後押しを組み合わせるが、CT装置側では、RTTBのピークをtriggerとしてから撮像を開始するまでの遅延時間を設定する必要がある。我々が使用している64列CT装置における冠動脈CTAのプロトコルでは、main bolusは12秒注入となっており、CT装置の遅延時間を15秒とすることで、上行大動脈でのモニタリング位置において、main bolusのピークの2秒手前から撮像が開始される設定となっている（「CHAPTER 3-3-3：心臓造影TBT」を参照）。このように、注入時間一定の造影プロトコルの場合には、この遅延時間の設定は不変とし、main bolusのピークに対する撮像タイミングを安定させることができる（**図2**）。また、各撮影部位のプロトコルごとにmain bolusの注入時間が異なる場合には、それに応じた遅延時間を設定する必要があるが、RTTBのモニタリング位置におけるmain bolusのピークに対して、どのタイミング

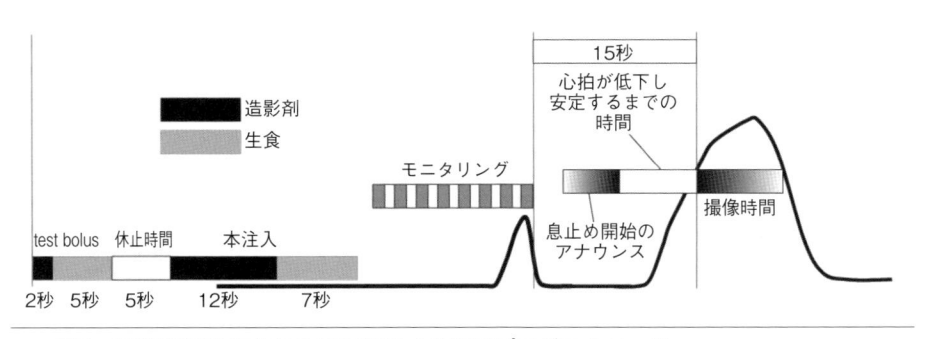

図1　冠動脈CTAにおけるTBT法による造影プログラムの一例
　TI法におけるtest bolusと本scan用の注入を連続的に行う。先行するtest bolusのTECピークをモニタリングして、これを撮像タイミングとする。そこから一定時間後に本scan用の造影剤が到達しTECが上昇してくるので、それに合わせた撮像開始遅延時間を設定しておく。

から撮像を開始するかは、撮像時間に対する各臓器の血流速度なども考慮し、それぞれの施設で熟慮し決定する必要がある。

各部位における臨床応用

通常のCTA撮影で、TBT法が有用と考えられる撮像部位としては、比較的血液灌流の速い心臓や脳血管、肺動静脈などがある。

心臓では、息止めのアナウンスをする時間や、息止めによる心拍変動が安定するまでの時間を、撮像直前に設けることが可能である（**図3**）。また、冠動脈バイパスグラフト術後などで、撮像範囲が広く、RTTBのモニタリング位置と撮像開始位置が異なる場合であっても、遅延時間の間に寝台移動ができるため、適切な部位でのモニタリングが可能である（「**CHAPTER 3-3-3：心臓造影TBT**」を参照）。

脳血管領域では、通常のCTAでの有用性に加えて、単純CTとのサブトラクションの精度を高める目的で、遅延時間を調整しmain bolusの到達直前に単純CTの撮像を組み込むことも可能である[7]。

肺動静脈分離撮像における肺動脈優位相の撮像は、BT法では困難な領域であったが、TBT法ではBT法と同様の簡便さで、容易に肺動脈優位画像の取得が可能である。

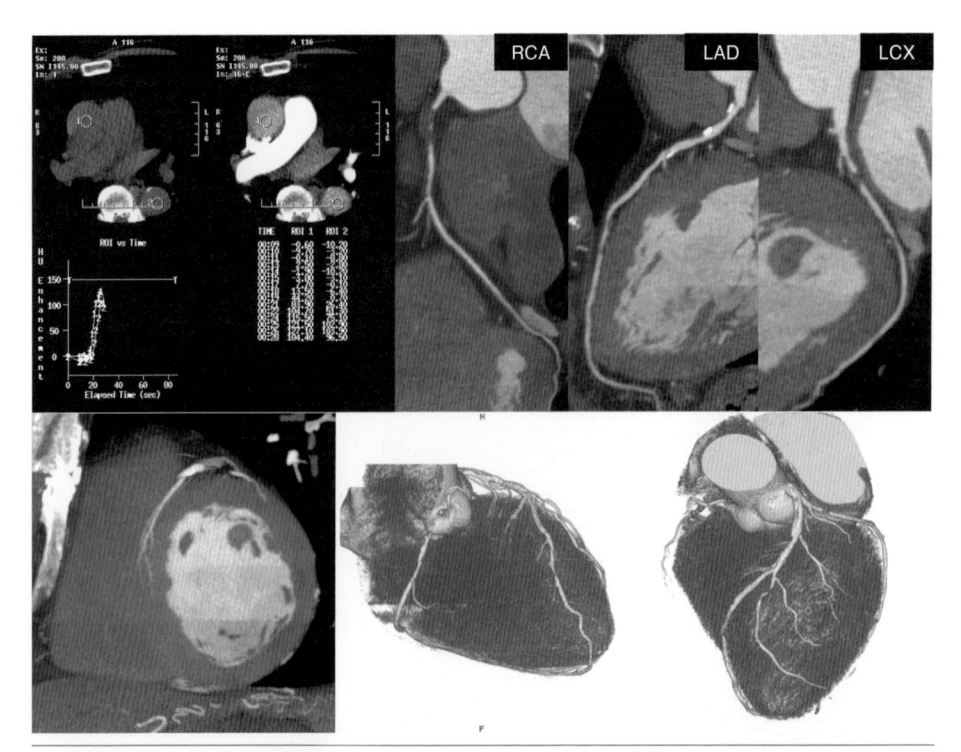

図2　TBT法による冠動脈CTAの臨床例
モニタリングは上行大動脈（ROI 1）に加えて、下行大動脈（ROI 2）にも設定し、RTTBのピークを確認した。ともに造影剤注入開始から26秒後にピークを迎え、その直後から15秒後に撮像が開始され、良好な造影タイミングが得られた。LADには複数の中等度狭窄に加えて、RCAおよびLCXには慢性完全閉塞病変があり、重症3枝病変の存在が認められた。

モニタリング位置は肺動脈幹とし、短い注入時間を用いることで、肺動脈優位相撮影の後に肺静脈優位画像の取得も可能である（**図4上**）。我々は、64列CTによる往復連続ヘリカル撮像法を用いた3回の撮像から、全肺野における肺動静脈分離画像を取得している（**図5**）。

造影剤の流入から流出までを捉える4次元撮像でも、TBT法は有用である（**図4下**）。これまでは、経験的に造影剤注入開始から一定の遅延時間を設定して撮像を開始したり、test bolusによって造影剤の到達を確認し、その到達時間から予測されるTECピークの前後を連続的に撮像するプロトコルが組まれていたが、タイミングのズレなども考慮し、必要以上の撮像が行われる傾向にあった。しかし、TBT法ではTECの時間軸が明確となるため、造影剤の到達直前から流出までを最小の撮像回数（撮像時間）で計画的にとらえることができる。したがって、撮像プロトコルの適性化に加えて、被ばく低減にも寄与できる最も有効な方法であると考えられる（**図6**）。

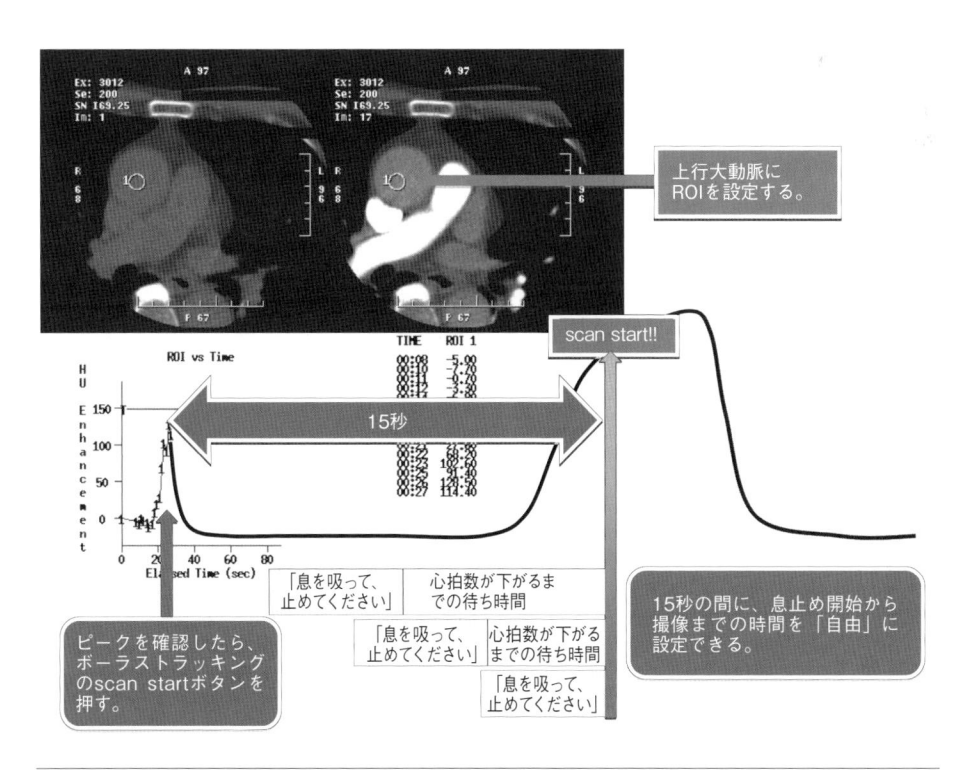

図3　TBT法を心臓CTAに用いた場合の遅延時間の活用
遅延時間は15秒間あるため、その間に息止めのアナウンスをする時間に加えて、息止めによって心拍変動が安定するまでの時間を、その個人差に合わせて撮像直前に設けることが可能である。

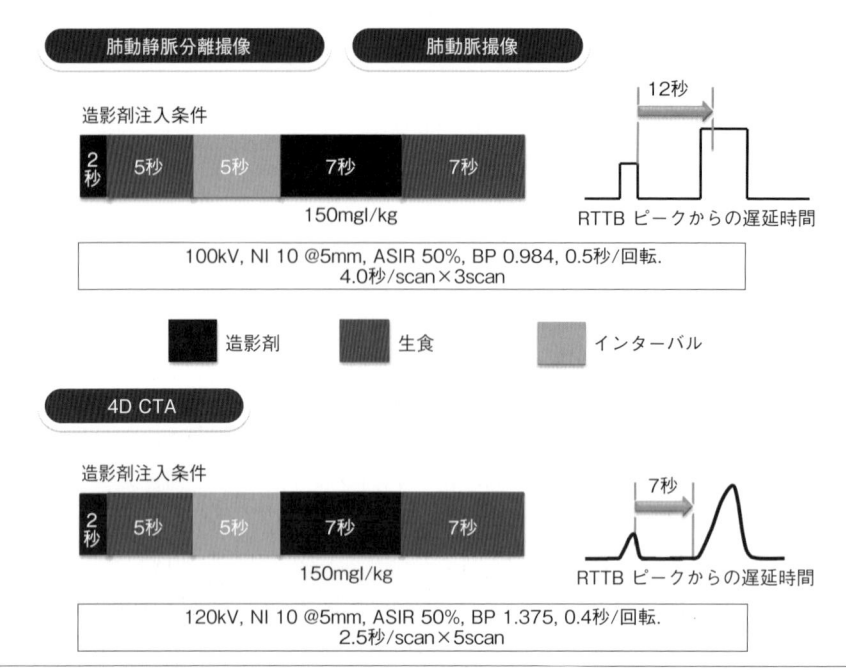

CHAPTER 2 ▶ 1 造影剤注入方法 ▶ 6 TBT法

図4 肺動静脈分離および選択的肺動脈撮像（上）と、4DCTA撮像（下）のTBTプロトコールと図5、6の臨床例における撮像条件
ともにmain bolusは7秒間の造影剤注入時間としており、撮像開始タイミングとなるRTTBピークからの遅延時間が異なる。

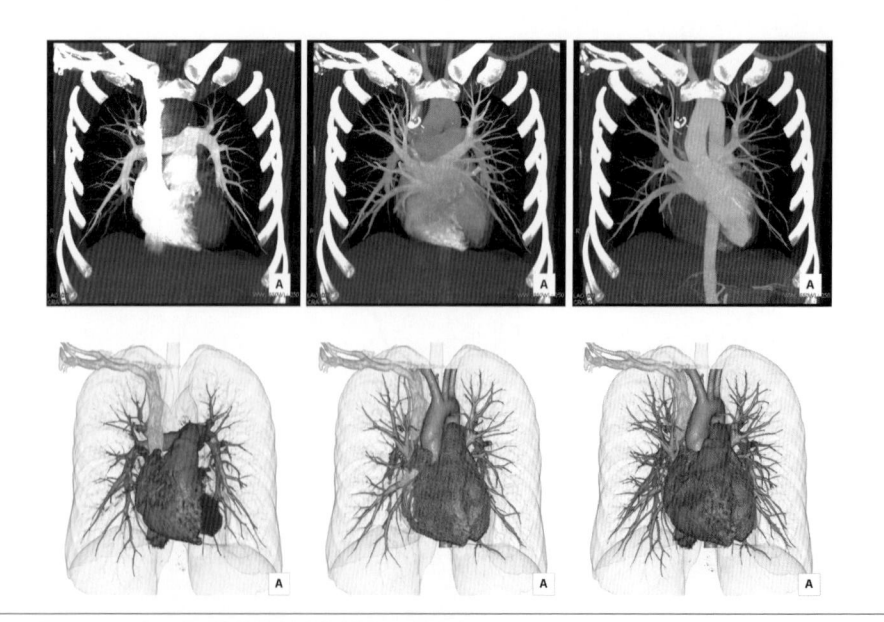

図5 TBT法による肺動静脈分離撮像の臨床例
64列CTによる往復連続ヘリカル撮影法を用いた3回の撮像で、1相目では肺動脈優位、3相目では肺静脈優位の画像が全肺野で得られた。

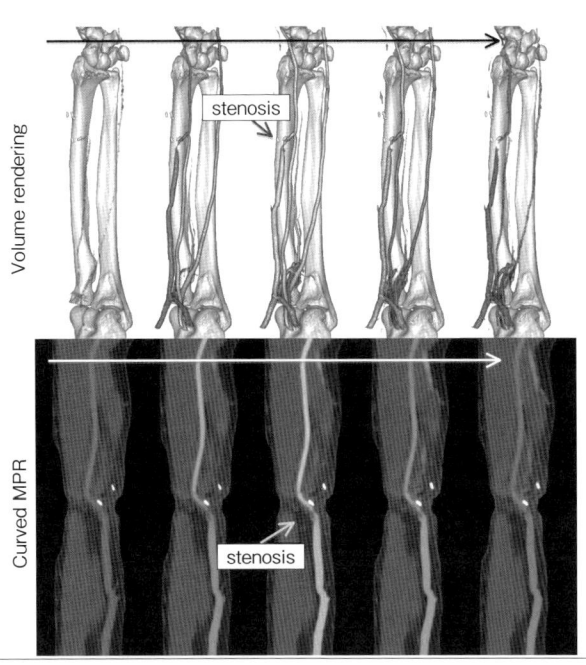

図6 TBT法による前腕透析シャント狭窄の臨床例
64列CTによる往復連続ヘリカル撮影法で5回の撮像を行い、造影剤の到達直前から流出までを計画的にとらえることができた。

CHAPTER 2 ▶ 2 タイミングの補正 ▶ 1

TI法

はじめに

　CT造影検査において、造影効果の再現性はとても重要である。なぜなら、CT造影検査で再現性を向上させることは、描出能を安定させることに繋がるからである。これは、異なる体格においても、CT装置に搭載されているCT-auto exposure control（AEC）を用いて画像ノイズを一定にすることで、描出能を安定させて、検査の最適化に繋げているのと同様である。

　造影剤の使用方法も同じように、被検者ごとの造影効果のバラツキの低減が描出能を安定させ、検査の再現性の向上および造影剤使用方法の最適化へと繋がることになる。被検者ごとの造影効果のバラツキを低減させるということは、どのようなことを意味しているかというと、被検者間のTECをそろえることを意味する。被検者間のTECをそろえるためには、TECのX軸とY軸に分けて考える必要がある。まず、被検者間のTECのX軸をそろえるには、造影剤注入条件の注入時間を固定することである。注入速度や容量の異なる造影剤注入条件においても、注入時間を一定にすることで、TECはY軸方向に平行移動し、X軸の時間軸は一定である。次に、TECのY軸をそろえるためには、体重当たりのヨード量を規定することが必要になる。もう少し詳しくいうと、単位時間当たりのヨード量が一定の場合は、理論上TECのY軸がそろうことになる。以上のように、体重当たりのヨード量と注入時間を固定した注入方法を用いることで、理論上、被検者間のTECがそろうことになる。

　しかし、臨床においては、この注入方法を用いても、被検者因子と呼ばれる被検者ごとの心機能の違いなどにより、TECにバラツキが生じてしまう。代表的な被検者因子には、心拍出量が挙げられる。CHAPTER 1で述べたように、体重当たりヨード量と注入時間を固定した注入方法を用いた場合においても、心拍出量の影響により、造影剤到達時間、最大CT値到達時間、最大CT値が変化してしまう。そのため、最適な撮像タイミングを"TECの最大CT値近辺における撮像"と定義すると、被検者ごとに撮像タイミングを補正する必要がある。心拍出量などの被検者因子は、CT造影検査前に確認することが困難であるため、被検者因子を補正するような造影剤注入条件を被検者ごとに設定することは難しい。そこで、本番撮像前に少量の造影剤を注入して被検者の体内循環を確認したり、本番のscan中に、設定した関心領域の造影剤の到達を確認したりする必要がある。この撮像タイミングの補正方法には、TI法とBT法がある。次に、それぞれの補正方法について述べる。

撮像タイミングを補正する方法の1つに、TI法がある。TI法は、本番scan前に行い、被検者の造影剤体内循環動態の事前把握に用いられる。実際の手技としては、主に少量の造影剤を本番scan前に注入し（以下、test injection）、目的部位の造影剤によるCT値変化を経時的にモニタリングする。そして、これにより取得したTECを数学的に解析することで、本番scan時の造影剤注入条件における注入（以下、actual injection）のTECを推定し、撮像タイミングの補正を行う方法である（**図1**）。TI法は、次項で述べるBT法とは異なり、本番scanとtest injectionのための撮影の2回に行程が分かれている。そのため、手技が煩雑になる可能性はあるが、本番scan時には機械的遅延時間がなく、呼吸管理が必要な検査にも、柔軟に撮像タイミングの設定を行うことが可能である。TI法に用いる造影剤注入方法は、通常、少量の造影剤を用いる方法が一般的だが、現在では希釈造影剤を用いる方法[8]も存在する。

少量の造影剤を用いるTI法

　少量の造影剤を用いるTI法は、理論的にはtest injectionから得られたTECを数学的に解析して、actual injectionのTECを推定するのだが、実際にはtest injectionから得られたTECの造影剤到達時間か最大CT値到達時間の検出を目的として使用されていることが多い。なぜなら、造影剤到達時間か最大CT値到達時間の情報が本番scan前に得ることができれば、actual injectionにおける最大CT値到達時間を推測することが可能だからである。actual injectionにおける最大CT値到達時間の推定方法は、目的部位への造影剤到達時間とactual injectionの注入時間の関係により異なるとされている[9]。造影剤到達時間より注入時間が長い場合は、test injectionから得られた造影剤到達時間にactual injectionの注入時間を加算した時間が、actual injectionの最大CT値到達時間になるとされている（**図2**）。一方、造影剤到達時間より注入時間が短い場合は、test injectionから得られたTECの最大CT値到達時間の少し後に、actual injectionの最大CT値到達時間が出現するとされている（**図3**）。臨床では、検査時間な

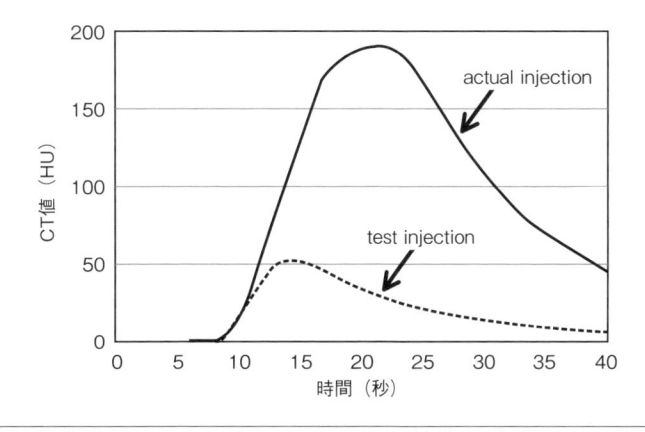

図1　TI法を用いたactual injectionのTEC推定

CHAPTER 2 ▶ 2 タイミングの補正 ▶ 1 TI法

どの制約もあるため、被検者ごとにtest injectionのTECを解析するのではなく、上記のような方法で最大CT値到達時間を推測して撮像タイミングの補正を行っていることがほとんどである。しかし、TI法を用いて撮像タイミングの補正を行う3D-CTAでは、血管内CT値によって血管形状再現性が異なるとされているため[10]、検査の再現性を向上させるならば、撮像タイミングの補正を時間(TECの横軸の補正)に対してのみ行うのではなく、CT値(TECの縦軸の補正)に対しても行うことが重要である。CT値(TECの縦軸の補正)に対して補正をTI法により行うのであれば、test injectionから得られたTECを数学的に解析し、actual injectionのTECを推定しなければならない。

しかし、次項で述べるBT法では、現在の機能ではCT値を補正することはできないため、TI法が撮像タイミングの補正のみならず、理論上CT値に対しても補正ができることは有用である。また、test injectionとactual injectionの関係を理論的に理解することは、TI法の注入技術を理解するためにも必要である。そこで、ここでは数学的解析方法の単純線形加算モデルを適用させた解析方法[11]と、伝達関数を用いた解析方法[12]を説明する。このどちらもtest injectionのTECとactual injectionのTECの間に単純な線形関係が成立することを前提としている。

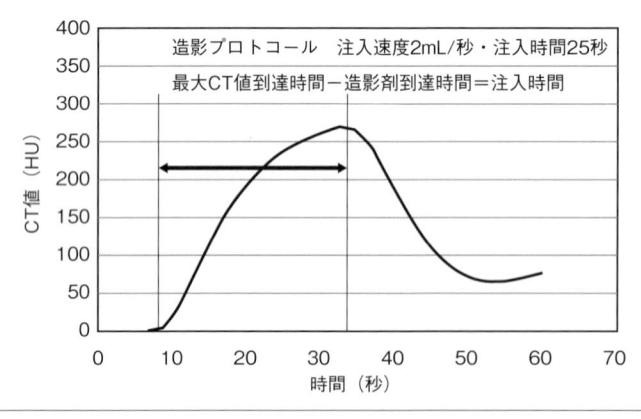

図2 造影剤到達時間よりも注入時間が長い場合における撮像タイミングの補正

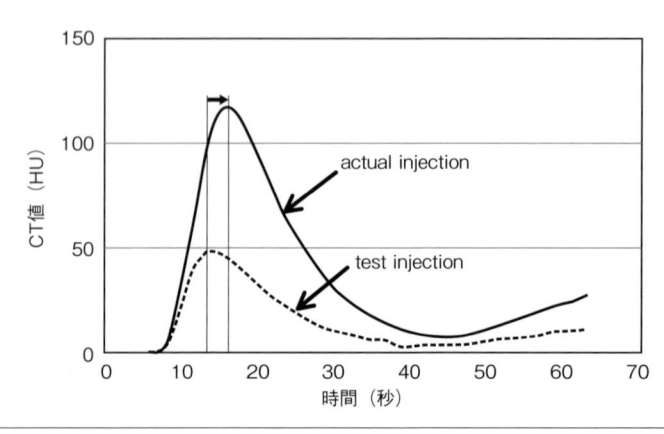

図3 造影剤到達時間よりも注入時間が短い場合における撮像タイミングの補正

1. 単純線形加算モデルによる解析方法

この解析方法は、TECの成り立ちが少量の造影剤の注入によって形成されるTECの積算であること前提としている[13]。これを数式で表現すると以下のようになる。

$$D(t) = \sum_{i=0}^{N-1} d(t - i\Delta t) \quad (1)$$

$D(t)$：時間tにおけるactual injectionのCT値の推定値（HU）

$d(t)$：時間tにおけるtest injectionの実測CT値（HU）

T：推定するactual injectionの注入時間（秒）

Δt：test injectionの注入時間（秒）

$N = T/\Delta t$：加算回数

上記式(1)は、test injectionのTECの実測値$d(t)$を用いて、actual injectionのTECの$D(t)$を推定する。しかし、式(1)をTECの解析に用いるには、test injectionの注入時間がactual injectionの注入時間の約数でなければならないという制約がある。そのため、test injectionの注入時間がactual injectionの注入時間の約数でない場合は、test injectionの注入時間をactual injectionの注入時間の約数にするために、test injectionのTECを分割する必要がある。TECを分割する際も、test injectionのTECとactual injectionのTECが単純な線形加算の関係であることを用いて行う必要がある。TECを分割する式(2)を以下に示す。$i=0 \sim N-1$までの加算から$i=0$の$d(t)$を分離して、(2)の式に変換した。

$$d(t) = D(t) - \sum_{i=1}^{N-1} d(t - i\Delta t) \quad (2)$$

初期値はTECの造影剤到達時間前の時間t_0に対して$d(t_0) = D(t_0)$とした。

$D(t)$：時間tにおけるtest injectionのCT値の実測値（HU）

$d(t)$：時間tにおける分割したtest injectionのCT値の推定値（HU）

Δt：分割したtest injectionの注入時間（秒）

ΔT：test injectionの注入時間（秒）

$N = \Delta T/\Delta t$：分割回数

数式だけではわかりにくいと思うので、式(1)、(2)の解析方法について、図を交えて説明を追加したい。まず、ここでY軸を注入速度、X軸を注入時間として表した図を造影プロファイルと定義する。**図4a**は、例として注入速度3mL/秒・注入時間2秒のtest injectionにおける造影プロファイルを表している。そして、**図4b**は、注入速度3mL/秒・注入時間10秒のactual injectionにおける造影プロファイルを表している。ここでは、test injectionの注入時間を2秒、actual injectionの注入時間を10秒と設定したため、test injectionの造影プロファイルを時間間隔0秒で時間軸に対して2秒ずつずらして、

5回積算すると、actual injectionと同じ造影プロファイルになる。これと同じ演算をtest injectionにより得られたTECの解析に応用すると、actual injectionのTECが推定できることになる。それでは、実例を示す。**図5**は、例に挙げたtest injectionの造影剤注入条件において得られたTECである。このTECを時間間隔0秒で、注入時間の2秒ずつずらして5回積算させると、注入時間10秒におけるactual injectionのTECが推定できることを示している。

　以上、TI法を用いて取得したTECに単純線形加算モデルを適用させた解析方法について説明した。これまでのことを踏まえると、単純線形加算モデルを用いたactual injectionのTEC推定には、制限がある。それは、test injectionとactual injectionの注入速度が同じでなければならないということである。また、この単純線形加算モデルを用いて、高い精度でactual injectionを推定するためには、前提条件が存在することになる。それは、test injectionおよびactual injectionの造影プロファイルが矩形でなければならないということである。**図6**は、造影プロファイルが矩形ではなく山型の場合において、test injectionの造影プロファイルに単純線形加算モデルを適用させたactual

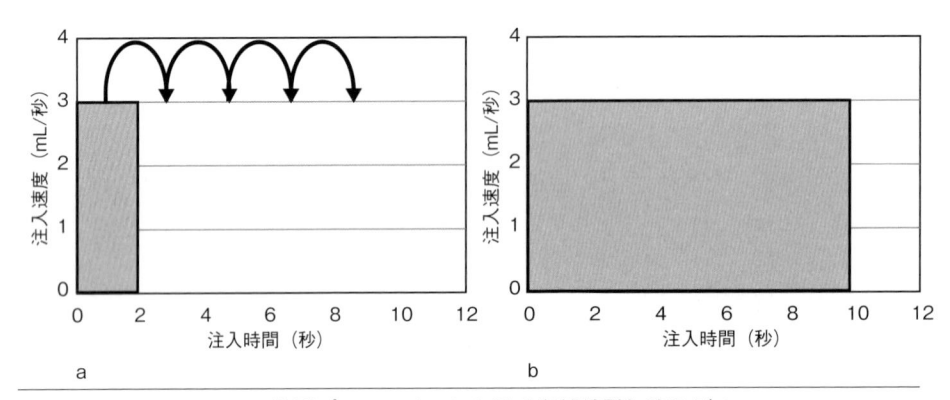

図4　test injectionの造影プロファイルにおける単純線形加算モデル
a：test injectionからactual injection、b：actual injection。

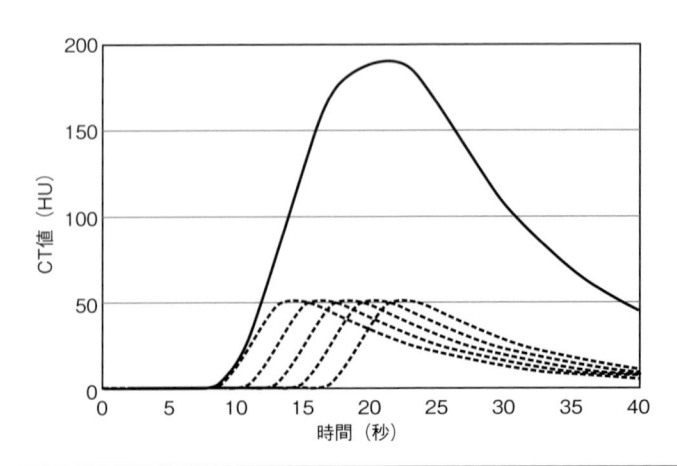

図5　test injectionのTECに単純線形加算モデルを適用したactual injectionのTEC

injectionの造影プロファイルを示している。**図6**より、test injectionの造影プロファイルに単純線形加算モデルを適用させたactual injectionの造影プロファイルと実際のactual injectionの造影プロファイルは、形状が異なる。両者の造影プロファイルの形状が異なるということは、TECの推定結果に誤差が生じる可能性がある。臨床においては、インジェクタの性能などにより矩形の造影プロファイルによる造影剤の注入が困難となる場合があるため、この解析方法には注意が必要になることもある。

2. 伝達関数による解析方法

伝達関数による解析方法は、test injectionから伝達関数を算出し、actual injectionの造影プロファイルと演算することで、actual injectionのTECを推定する方法である。伝達関数として定義した解析方法を、以下に示す(**図7**)。

その実際の推定方法は、まずtest injectionの造影プロファイルとTECをフーリエ変換し、伝達関数を算出する。そして、actual injectionの造影プロファイルをフーリエ変換した関数に、先ほど算出した伝達関数を乗算し、得られた関数を逆フーリエ変換することで、actual injectionのTECを算出するといった方法である。この解析方法には、正確なtest injectionの造影プロファイルの取得が必要である。そして、この造影プロファイルの取得精度が、解析精度に影響を与える可能性が高い。しかし、正確な造影プロファイルを取得する環境は整備されていないため、この解析方法を実際に用いるには、インジェクタメーカの協力が必要になる可能性がある。理論上、test injectionの造影プロファイルとTECから算出した伝達関数は、造影プロファイルに依存することはなく、インジェクタの性能と被検者因子を加味した固有の値を示す。そのため、単純線形加算モデルでは不可能であった、test injectionとactual injectionの注入速度が異なる場合や、actual injectionが可変注入法であった場合に対しても、TEC推定の可能性がある。

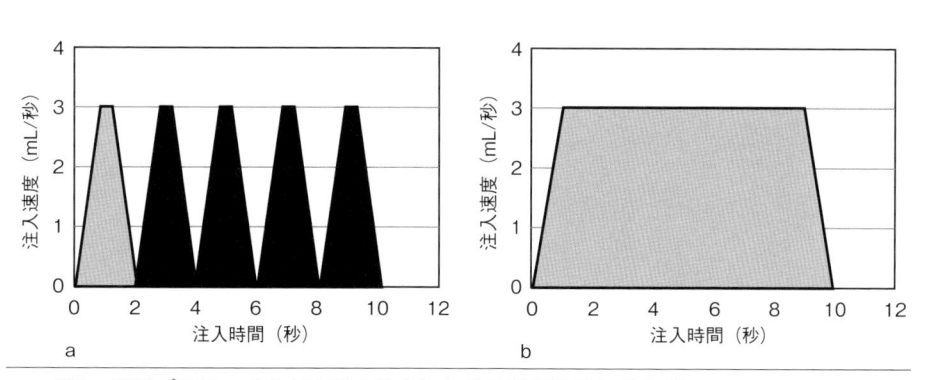

図6 造影プロファイルが山型の場合における単純線形加算モデル
a：test injectionからactual injection、b：actual injection。

伝達関数を $G(f)$ と定義する。

$$G(f) = \frac{DT(f)}{PT(f)} \tag{3}$$

$pt(t)$：test injectionの造影プロファイル
$dt(t)$：test injectionのTEC
$PT(f)$：$pt(t)$のフーリエ変換
$DT(f)$：$dt(t)$のフーリエ変換

次に、$pa(t)$：actual injection の造影プロファイル、$PA(f)$：$pa(t)$ のフーリエ変換とすると、actual injectionの推定TECのフーリエ変換：$DA(f)$ は、

$$DA(f) = G(f) \times PA(f) \tag{4}$$

で求められる。

$DA(f)$ を逆フーリエ変換すると、actual injection のTEC、$pa(t)$ が求められるということになる。

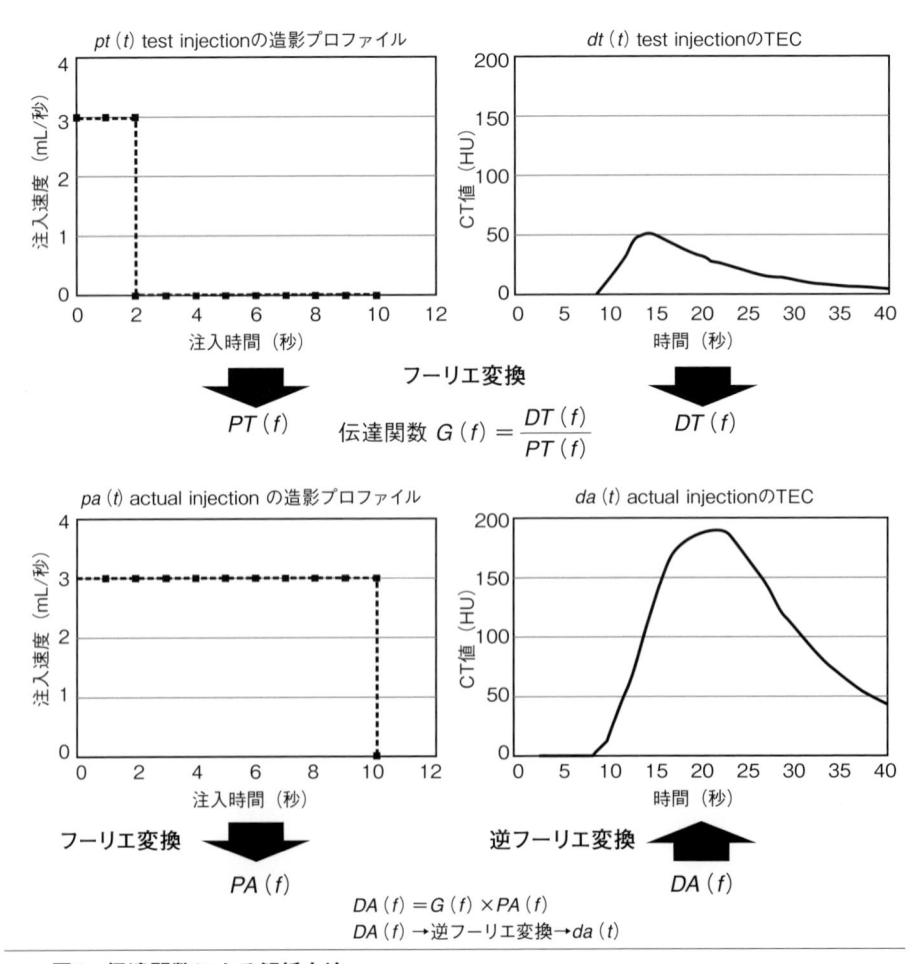

図7　伝達関数による解析方法

希釈造影剤を用いるTI法

希釈造影剤を用いるTI法は、通常2筒式のインジェクタを使用することで可能となる。2筒式のインジェクタを用い、造影剤と生食を同時に注入し、チューブ内で、この2つが混ざり合うことで希釈造影剤が作製される。そして、この希釈造影剤を用いてtest injectionを行う方法(以下、希釈test injection)である。希釈test injectionを用いたactual injectionの推定を数式で表現すると下記の式(5)のようになる。

希釈倍率は、造影剤と生食の注入速度の比率を調整することで、任意の希釈倍率の造影剤を作成することが理論上可能である。希釈test injectionは、actual injectionの造影剤注入条件である注入速度、注入時間、容量をそろえることで、actual injectionと同じ体内循環情報が本番scan前に取得可能となる。よって、希釈test injectionで得られる最大CT値到達時間と、actual injectionの最大CT値到達時間は理論上同じ時間となり、撮像タイミングの補正が演算不要で把握することが可能となる。また、造影剤濃度とCT値の間には、線形関係が成り立っており、希釈test injectionにより取得したTECに希釈倍率を乗算させることで、actual injectionのTEC推定も可能となる(**図8、9**)。希釈test injectionは、少量の造影剤を用いるtest injectionと比較すると、簡単な演算でactual injectionのTECを推定することが可能となる。しかし、あえてデメリットを挙げるとすれば、少量の造影剤を用いるtest injectionと比べると、希釈test injectionは注入時間が長いことから、目的部位の体内循環をモニタリングする時間が長くなり、議論する範疇ではないかもしれないが、被ばくが増加する可能性がある。

$$D(t) = a \times d(t) \tag{5}$$

$D(t)$：actual injectionのある時間tにおけるCT値
$d(t)$：test injectionのある時間tにおけるCT値
a：希釈倍率

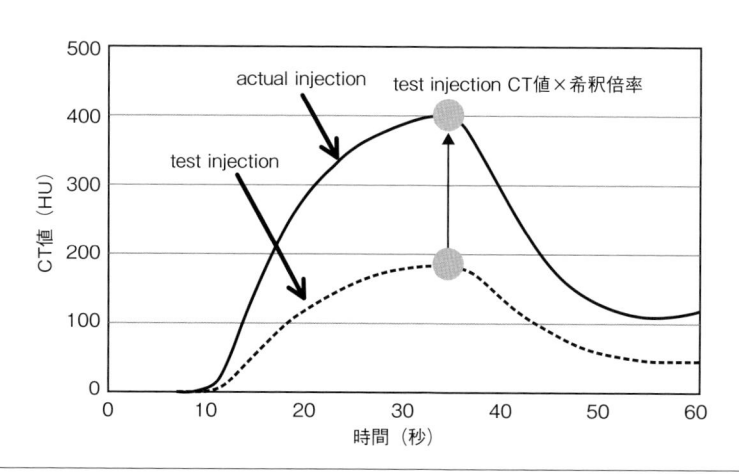

図8 希釈test injectionのTECからactual injectionのTEC推定方法

CHAPTER 2 ▶ 2 タイミングの補正 ▶ 1 TI法

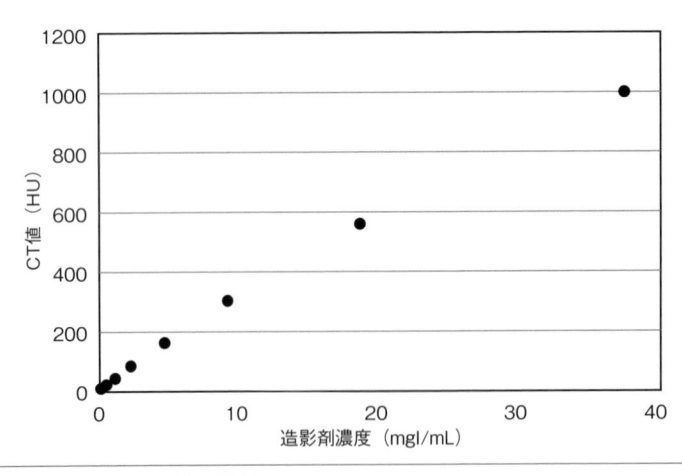

図9 造影剤濃度とCT値の関係

CHAPTER 2 ▶ 2 タイミングの補正 2

BT法

はじめに

　撮像タイミングを補正する方法の1つに、BT法がある。BT法とは、本番scan時にactual injectionを行いながら、目的とする任意の断面を数秒間隔で連続撮像し、設定したCT値の閾値に達すると撮影が始まる、撮像タイミング補正方法の1つである（**図1**）。BT法において撮像タイミングの補正に使用できるパラメータは2つあり、閾値のCT値と閾値に到達してからの遅延時間である。ただし、現在では、閾値に到達すると、本番scanが自動に始まる装置とそうでない装置があるため、使用しているCT装置がどちらに当てはまるか確認が必要である。BT法は、前項で述べたTI法と異なり、1回の造影剤注入で検査が終了することから、手技が簡単であるというメリットがある。しかし、BT法では、撮像開始位置とBT法にてモニタリングを行う位置とは異なることが多く、設定した閾値に到達してから、寝台が撮像開始位置に移動するまでの絶対的な遅延時間が存在してしまう。また、呼吸管理が必要な検査の場合は、閾値に達してから呼吸の合図を出さなければならず、撮像開始時間の決定に制限がある。このBT法における呼吸管理における遅延時間については、呼吸管理のためのCT値の閾値を撮像開始の閾値より前に設定することで、遅延時間を短くできるCT装置も開発されている。

　前述のように、BT法は、閾値のCT値と遅延時間の設定を調整することにより撮像

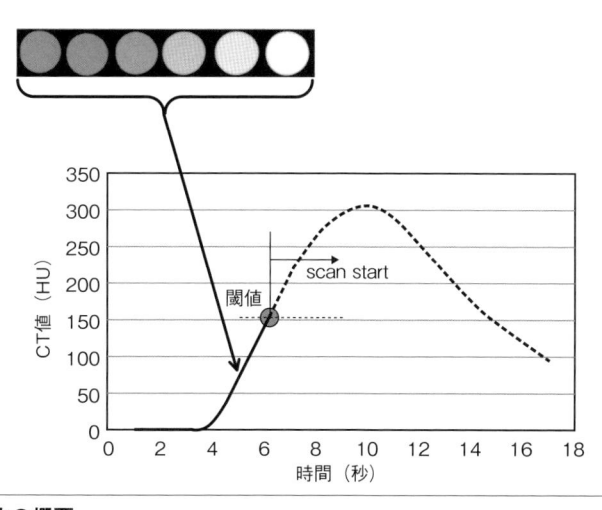

図1　BT法の概要

タイミングの補正を行う。最大CT値付近において撮像を行うために、閾値と遅延時間を設定したとしても、被検者間のTECがそろっていなければ、BT法を用いたのにもかかわらず、被検者間で撮像タイミングにずれが生じてしまう。これは、あくまでも循環動態ファントムを用いた一例ではあるが、ファントムの循環量や拍出量などを調整することで、同じ最大CT値にもかかわらず、傾きの違うTECを作り出すことができる。このように、TECがそろっていない状態においてBT法を用いると、閾値から最大CT値到達時間までが一定にならないため、最適な撮像タイミングで撮像できなくなってしまい、BT法による恩恵が受けられない症例も出てきてしまう可能性がある(**図2**)。閾値到達後の遅延時間は、本番scan前に設定しなければならないため、個別に設定することは今のCT装置では不可能である。そのため、BT法を用いる場合は、被検者ごとに再現性の高いTECを得ることが重要であり、体重当たりヨード量と注入時間を固定した注入技術は必須となる。

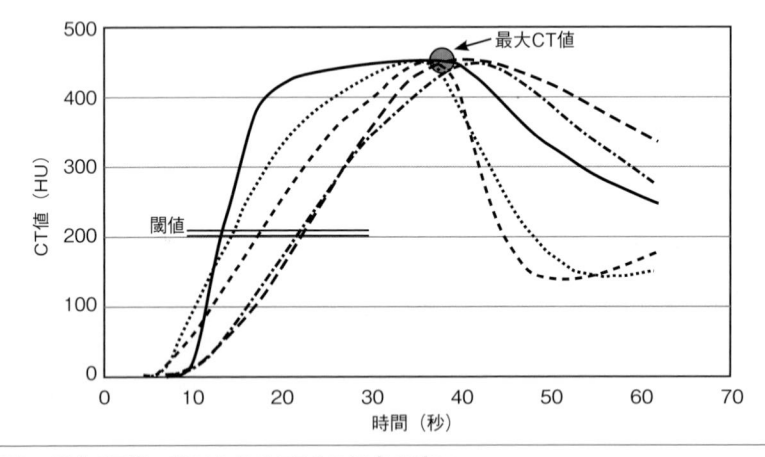

図2 最大CT値一定におけるTECの傾きの違い

生食後押し法

はじめに

　生食後押し法とは、インジェクタを用いて造影剤を注入したあとに続けて生食の注入を行い、造影剤の後押し効果を期待する注入技術である。これは、2筒式のインジェクタの開発に伴って可能となった注入技術である。また、MDCTの多列化に伴う撮像時間の短縮により、造影剤使用量が少なくなったという時代背景も重なり、現在、生食後押し法は一般的な注入技術となっている。この生食後押し法の効果は、TECにおける最大CT値の上昇[14〜16]および最大CT値到達時間の遅延[17]と上肢静脈路におけるアーチファクト低減[18]とされている。

TECに与える影響

　臨床では、通常上肢静脈から造影剤の注入が行われる。上肢静脈の正常な血流速度は、3D-CTAなどで使用する注入速度と比較すると、かなり遅い流速である。また、体幹部の造影CT検査時は通常両手を挙上した状態で撮像を行うため、上肢静脈の血流速度は正常時に比べるとさらに低下する可能性も十分考えられる。そのため、インジェクタに設定した造影剤注入条件で造影剤の注入が終了した途端、肘静脈から上大静脈までの静脈路に残存する造影剤は、インジェクタに設定した注入速度で心臓には到達せずに静脈の流速で心臓へと運ばれることになる。

　この肘静脈から上大静脈までの静脈路は、デッドスペースといわれており、容量は約20〜30mLとされている[19,20]。デッドスペースが存在することにより、臨床では生食後押し法を用いない場合、インジェクタに設定した造影剤注入条件の容量よりもデッドスペースの容量分少ない容量で注入されたことになってしまい、設定した造影剤注入条件よりも注入時間が短くなってしまう。注入時間により最大CT値到達時間が推測できるため、注入時間が短くなってしまうことにより、推定した撮像タイミングとずれが生じてしまう原因となる。造影剤注入条件によって、被検者個々のデッドスペースの容量は変化しない。したがって、インジェクタに設定した造影剤注入条件の容量が少なくなるほど、また高濃度造影剤を使用するほど、デッドスペース内に占める造影剤（ヨード量）の割合が多くなるため、撮像タイミングに影響を与える要因となる。デッドスペースの容量を20mL、流速を0mL/秒と設定し、デッドスペースを増設した循環動態ファントムを用いた実験

結果では、生食後押し法がTECに与える影響は、造影剤注入条件の注入時間によって異なる結果であった(**図1**)。造影剤注入条件の注入時間が短い場合、生食後押し法は、TECの最大CT値の上昇効果を示す。一方、造影剤注入条件の注入時間が長い場合、生食後押し法は、TECの最大CT値の上昇と最大CT値到達時間の遅延効果を示す(**図2**)。これは、生食後押し法により、デッドスペース内の造影剤が心臓部へ押し出されたため、生食後押し法を用いない場合に比べて、見かけ上、造影剤の容量が多くなったようなTECの成り立ちと同じ効果を示すことになる(**図3**)。

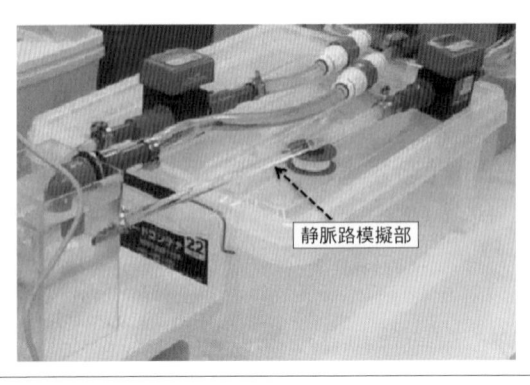

図1 デッドスペースを増設したTECファントム

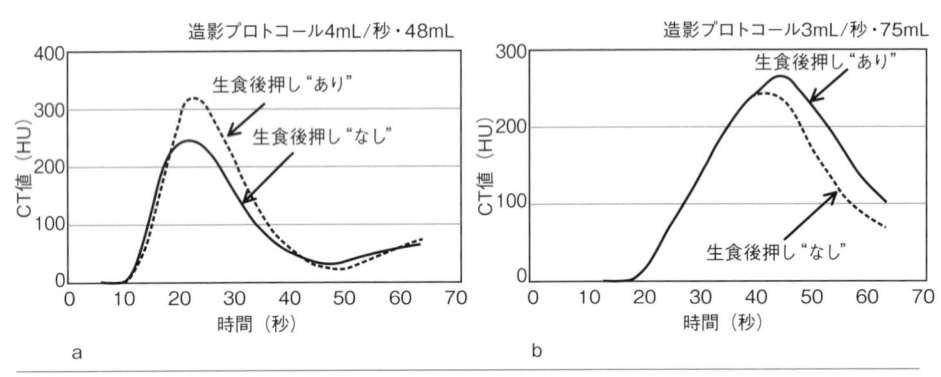

図2 注入時間の違いがTECに与える効果の違い
a：注入時間が短い場合、b：注入時間が長い場合。

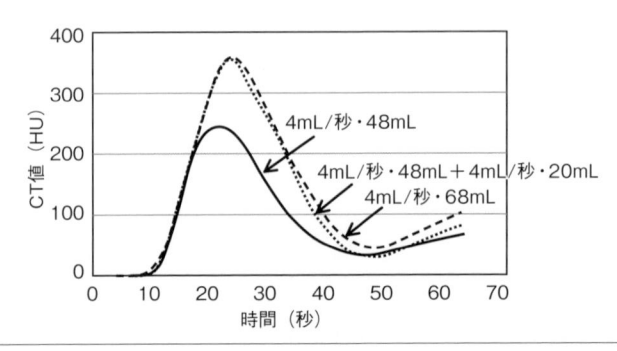

図3 生食後押し法と造影剤単独注入のTEC比較

しかし、生食後押し法を行うことで、デッドスペース内の造影剤がすべて有効に使われているわけではない。**図1**で示した上肢静脈路模擬部の管内を、生食後押し法の前後で比較したCT画像を**図4**に示す。生食後押し前の造影剤を注入しているときは、上肢静脈路模擬部管内の画像が均一に白くなっており、すべてに造影剤が行きわたっている様子が確認できる。しかし、造影剤注入後に生食の後押しを行った場合、上肢静脈路模擬部管内の画像が、上方が黒、下側が白となり、2層に分かれていることが確認できる。言い換えると、下方に造影剤が残存していることが確認できる。これは、造影剤が生食に比べると比重が重いために、生食が造影剤の上方を流れてしまうためである。そのため、生食後押しの注入方法によって、この注入技術が示す効果が変化する。まずは、生食後押しの容量である。生食で後押しする容量が多いほど、TECの最大CT値の上昇が認められる。しかし、デッドスペースの容量以上の容量で生食後押しを行っても、容量に比例した最大CT値の上昇は期待できない（**図5**）。次に、生食後押しの注入速度である。生食で後押しする容量が同じ場合、造影剤注入条件と生食後押しの注入速度が同じ場合のほうが、TECの最大CT値の上昇に寄与する。また、造影剤注入条件に比べて、生食後押しの注入速度が低い場合では、TECの形状が変化してしまう。これは、造影剤注入条件の注入速度と生食後押しの注入速度が異なるために、造影剤単独注入時と生食後押し時で造影剤の注入速度が変化していることになり、可変注入法によって得られるTECと同じような結果を示すことになる。これにより、生食後押し法は、造影剤注

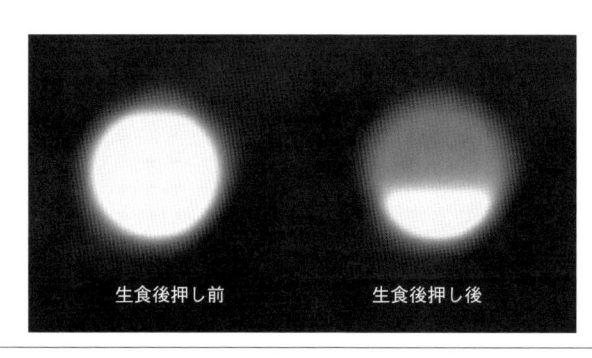

図4 生食後押し前後における管内のCT画像

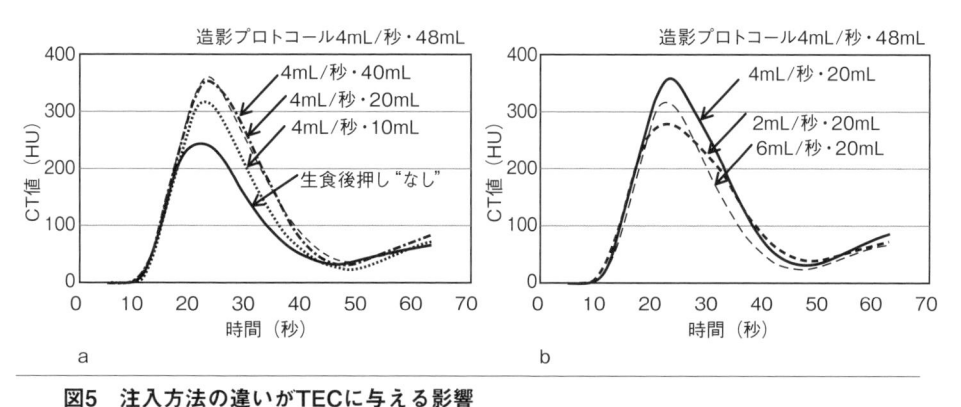

図5 注入方法の違いがTECに与える影響
a：速度一定・容量を変化させた場合、b：容量一定・速度を変化させた場合。

入条件の注入速度と同じ注入速度に設定することで、造影剤注入条件から推定される撮像タイミングの補正ができることになり、理想のTEC取得が可能となる。

しかし、仮にデッドスペースが単純な1経路で、正常な上肢静脈の平均流速であった場合、TECの最大CT値の上昇効果が低減する（**図6**）。これは、**図4**で示した上肢静脈路模擬部管内のCT画像の結果と異なり、デッドスペース管内のCT画像を見てわかるとおり、生食後押し法を用いない場合でも、管内の下方に造影剤の残存が少ないため、生食後押し法による効果がTECに現れないためである（**図7**）。人体の上肢静脈は、ここで示したファントムのように単純な構造ではない。そのため、生食後押し法がTECに与える影響は一定の効果を示さず、被検者によって効果が変化する可能性も考慮しなければならない。

アーチファクト低減効果

前述したとおり、生食後押し法は、造影剤注入後に続けて生食を後押し注入する技術である。そのため、デッドスペースに残存する造影剤が起因となるアーチファクトの低減に寄与するといわれている。アーチファクト低減効果は、生食後押し法の注入条件によって変化する。まずは、生食後押しの容量である。前述した上肢静脈路を増設したTECファントムによる実験結果では、生食後押しの容量が多いほど、上肢静脈路管内のCT値が低下する。臨床においても、生食後押しの容量が多いほど、デッドスペースに残存する造

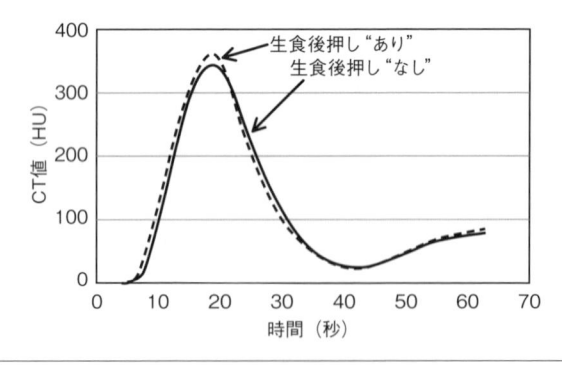

図6　平均流速0.1m/秒とした場合の生食後押し法がTECに与える効果

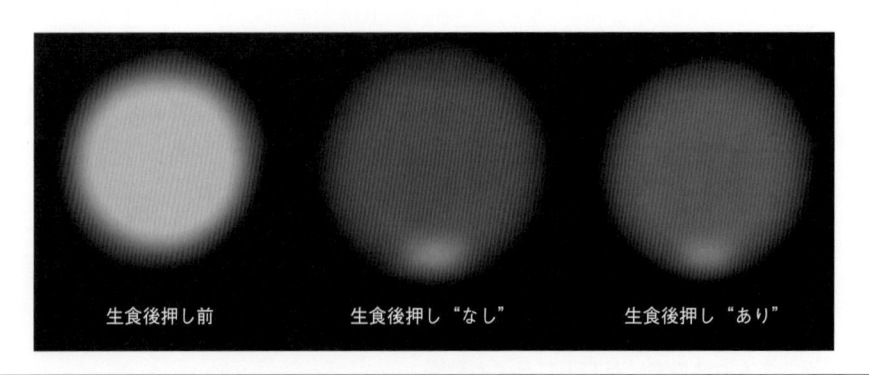

図7　平均流速0.1m/秒とした場合の管内CT画像

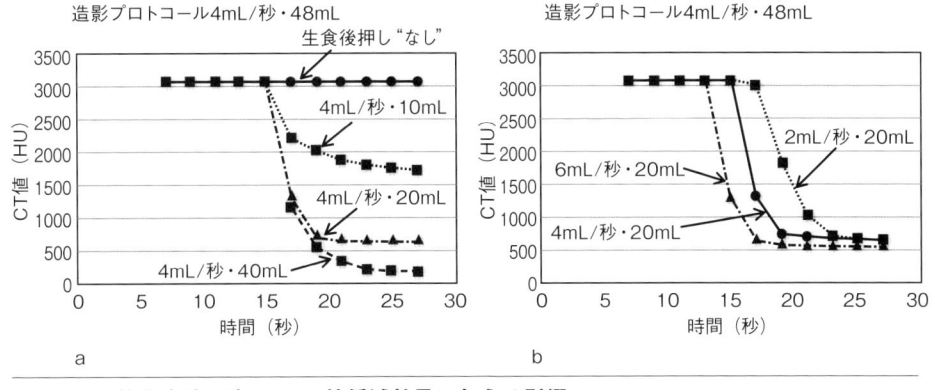

図8 注入方法の違いがCT値低減効果に与える影響
a：速度一定・容量を変化させた場合、b：容量一定・速度を変化させた場合。

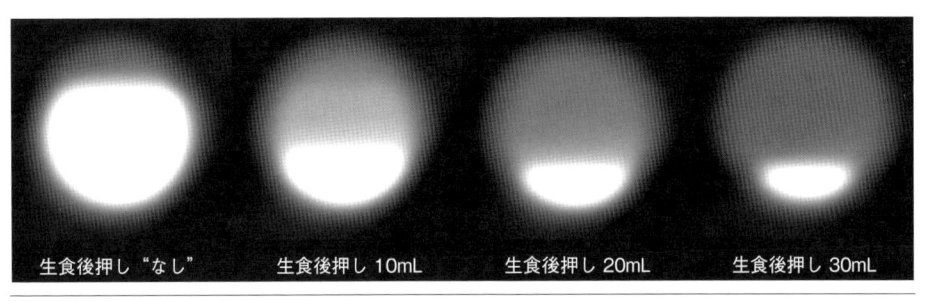

図9 生食後押し法における容量を変化させた場合の管内CT画像

影剤が起因となるアーチファクトが低減するとの結果が報告されている[18]。しかし、デッドスペースの容量以上で生食後押しを行った場合、その容量に比例した効果は認めらない。また、生食後押しの容量が同じ場合、注入速度が速いほど上肢静脈路管内のCT値は低下するが、注入速度に比例したCT値の低下は見られない（**図8、9**）。造影剤の注入部位に関しては、臨床において解剖学的な原因を推察し、右上肢で造影剤の注入を行ったほうが、左上肢から造影剤の注入を行うよりもデッドスペースに残存する造影剤が起因となるアーチファクトが低減したとの報告[21]もあるため、生食の注入方法だけでなく、造影剤の注入部位も考慮したほうが、生食後押し法によるアーチファクトの低減効果が向上する可能性がある。

　以上、生食後押し法が、TECおよびアーチファクト低減効果に与える影響を述べた。生食後押し法は、デッドスペースが存在することにより、設定した造影剤注入条件よりもデッドスペースの容量分、少ない容量で注入されたTECとなることを避けるための注入技術である。そのため、生食後押しにより、設定した造影剤注入条件で得られるTECに近づけることが重要である。これをまとめると、生食後押し法の注入方法は、造影剤注入条件と同じ速度で、デッドスペースの容量分の容量を使用して注入することが、TECの最大CT値の上昇やアーチファクトの低減に効率よく繋がると考えられる。

CHAPTER 2 文献

1) Braeutigam M et al: X-ray Contrast Media X線造影剤 基礎と臨床の概要. バイエル薬品, 大阪, 2012
2) 中村仁信：造影剤の血管外漏出. 日独医報 46(3, 4)：306-309, 2001
3) 寺沢和晶ほか：頭部3D-CTAにおける可変注入による造影法の検討. 日放技学誌 61(1)：126-134, 2005
4) 寺沢和晶ほか：64列MSCTによる心臓造影方法の基礎的検討. 日放技学誌 63(6)：628-637, 2007
5) 安野泰史：心臓CT撮影法, 似鳥俊明(編)；心臓のMRIとCT. 南江堂, 東京, 2005
6) 山口隆義ほか：新しい造影方法であるtest bolus tracking法の開発と、冠状動脈CT造影検査における有用性について. 日放技学誌 65(8)：1032-1040, 2009
7) 市川幸宏ほか：TBT法を用いた頭部軌道同期動静脈分離撮影法およびdouble subtraction法の試み. アールティ 52：25-30, 2011
8) 城戸倫之ほか：希釈造影法による冠動脈造影効果の均一化—Brilliance iCTによる心臓検査の実際. 映像情報medical 42(8)：688-693, 2010
9) Bae KT: Peak contrast enhancement in CT and MR angiography: when does it occur and why? Pharmacokinetic study in a porcine model. Radiology 227(3): 809-816, 2003
10) 小寺秀一ほか：頭部3D-CTAにおける形状再現性の基礎的検討. 日放技学誌 53(1)：13-18, 1997
11) Fleischmann D: High-concentration contrast media in MDCT angiography : principles and rationale. Eur Radiol 13 (suppl 3)：N39-43, 2003
12) Fleischmann D et al: Mathematical analysis of arterial enhancement and optimization of bolus geometry for CT angiography using the discrete fourier transform. J Comput Assist Tomogr 23(3)：474-484, 1999
13) 山口　功ほか：Time-density Curveの形成過程分析から考察する撮影タイミングの決定方法. 日放技学誌 61(2)：260-267, 2005
14) Dorio PJ et al: Using a saline chaser to decrease contrast media in abdominal CT. AJR Am J Roentgenol 180(4)：929-934, 2003
15) Irie T et al: Contrast-enhanced CT with saline flush technique using two automated injectors: how much contrast medium does it save? J Comput Assist Tomogr 26(2)：287-291, 2002
16) Tatsugami F et al: Usefulness of saline pushing in reduction of contrast material dose in abdominal CT : evaluation of time-density curve for the aorta, portal vein and liver. Br J Radiol 80(952)：231-234, 2007
17) Marin D et al: 64-section multidetector CT of the upper abdomen: optimization of a saline chaser injection protocol for improved vascular and parenchymal contrast enhancement. Eur Radiol 21(9)：1938-1947, 2011
18) Takeyama N et al: Comparison of different volumes of saline flush in the assessment of perivenous artefacts in the subclavian vein during cervical CT angiography. Br J Radiol 84 (1001)：427-434, 2011
19) Awai K et al: Moderate versus high concentration of contrast material for aortic and hepatic enhancement and tumor-to-liver contrast at multi-detector row CT. Radiology 233(3)：682-688, 2004
20) Yamaguchi I et al: Evaluation of required saline volume in dynamic contrast-enhanced computed tomography using saline flush technique. Comput Med Imaging Graph 33(1)：23-28, 2009
21) You SY et al: Effects of right- versus left-arm injections of contrast material on computed tomography of the head and neck. J Comput Assist Tomogr 31(5)：677-681, 2007

CHAPTER 3

理論・技術の臨床応用

3-1：頭頸部 …………… 92

3-2：体幹部 …………… 113

3-3：心臓 …………… 170

3-4：その他 …………… 216

CHAPTER 3 ▶ 1 頭頸部 1

MDCTによる頭部および頭頸部3D-CTAにおける造影検査の適正化
―リアルプレップとインジェクタ同期システムの応用

はじめに

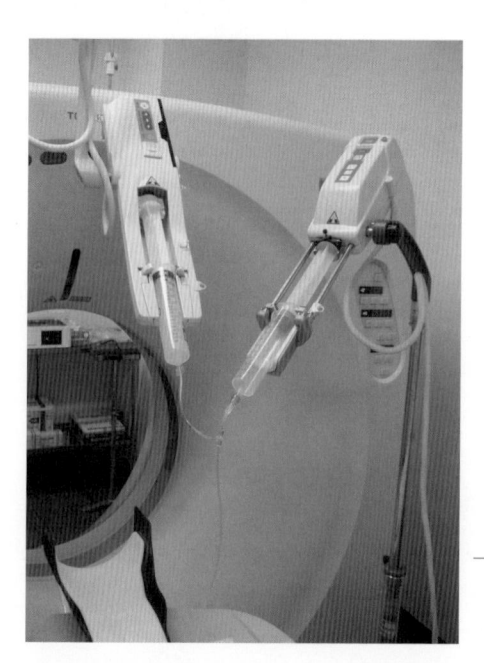

　マルチディテクターCT(multi-detector row computed tomography：MDCT)は、シングルディテクターCT(single-detector row computed tomography：SDCT) に比べ短時間で薄いスライスを広範囲に撮像することが可能であるが、ひとたび造影タイミングを間違えれば結果に重大な影響を及ぼす。三次元画像(three-dimensional CT angiography)検査において、時間–エンハンスメント曲線(Time-Enhancement Curve：TEC)[1]のピークをとらえて最適な造影タイミングを透視画像でリアルタイムに観察するCT値モニタリングシステム(リアルプレップ)を使用するBolus Tracking法(BT法)は簡便である。しかし、リアルプレップは初期造影タイミングをとらえられる反面個体差によりいつ撮像が開始されるかが不明なため、撮像が終了してもまだ造影剤注入を行っている可能性がある。そこで、造影剤のカットオフを機械的に行う自動注入器(インジェクタ)同期に注目した。インジェクタ同期は、双方向通信により造影剤注入、撮像開始などの制御動作を同期させることができる。これにより、撮像開始の信号を受け設定時間後に自動で注入停止することが可能になった。

図1　インジェクタ接続方法
造影剤シリンジ・A-250と生理食塩水50mL・A-50をデュアル用延長チューブで接続。

昨今、三次元画像（three-dimentional CT angiography：3D-CTA）検査は、血管造影検査（angiography）に比べ患者の身体的負担が小さく臨床的応用範囲も広くなり、CT装置の高速、多列化に伴って検査時間も短縮されてきた。しかし造影剤を有効に使用するためには、撮像時間に合わせた注入停止が必要である。そこで、リアルプレップとインジェクタ同期を使用した検査における造影剤使用量の適正化の検討を行った。また、生理食塩水（生食）後押し注入をすることによる造影剤使用量の低減についても検討を行った。CT装置は東芝メディカルシステムズ製Asteion multi（4DAS：インジェクタ同期）で、インジェクタは、根本杏林堂製オートエンハンスA-250、A-50である（デュアルヘッドのインジェクタを想定）。そこに、造影剤シリンジと根本杏林堂製ディスポシリンジに生食50mLを吸引セットし、根本杏林堂製デュアル用延長チューブ100cmを接続した（**図1**）。また、ファントムは、自作血中濃度測定ファントムを使用した（**図2a、b**）。ちなみに、本検討におけるCT装置の適応範囲は4〜16列MDCT程度となる。

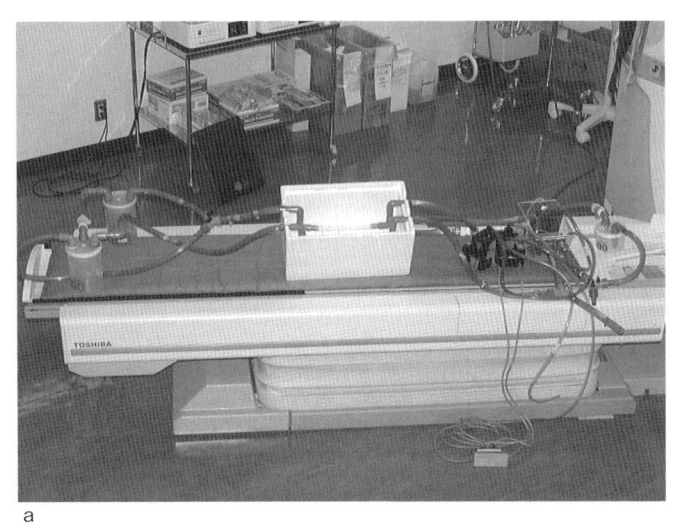

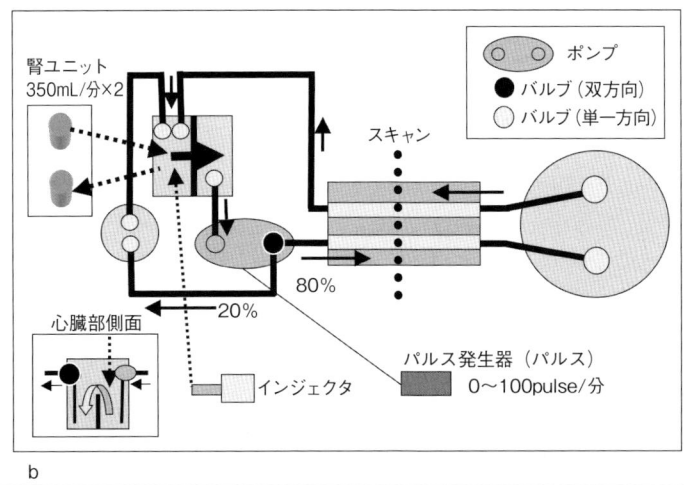

図2　循環ファントム　a：自作血中濃度測定ファントム、b：回路図。

CHAPTER 3 ▶ 1 頭頸部 ▶ 1 MDCTによる頭部および頭頸部3D-CTAにおける造影検査の適正化
―リアルプレップとインジェクタ同期システムの応用

造影剤使用量の適正化

　撮像時間を30～35秒程度として、単位体重当たりのヨード使用量を450mgI、50秒注入によるプロトコールを使用して造影剤注入を行っている。これは、中大脳動脈（Middle Cerebral Artery：MCA）M1領域におけるCT値300HUを目標としている。このプロトコールから、造影効果が持続する時間を認知するために、注入停止なしのデータと、インジェクタ同期により、撮像が終了する時間から逆算して5、10、15、20秒前と変化させ注入停止をした場合のデータを取得した。評価部位はMCAにおける最大CT値と最終スライスの前大脳動脈（Anterior Cerebral：ACA）とした（**図3a**）。ピッチファクターは、頭部で0.75、頭頸部は1.375とし、撮像範囲は**図3b**に示すとおりである。

　次に、注入停止の影響を観察するために、撮像方向で末梢になるACAのCT変動をCT値低下率として数値化した。CT値低下率は、それぞれの注入停止時間群を比較するに当たり、MCAとACAのCT値比の平均値から上昇した群を境界に、血中濃度の低下が起こったとする値である。これらより最良注入停止時間を評価した。なお、ここで注意しなければならないことは、注入停止によりMCAのCT値に有意な差があってはならないことである。

$$CT値低下率（\%）=（MCA-ACA）/MCA×100$$

　さらに、**図4**より、造影剤注入終了直後における生食後押しが造影効果に与える影響を観察した結果、このTECより造影剤注入終了直後から造影剤注入速度（mL/秒）と同速で生食注入をした場合、造影効果の向上が期待できると考えられた。そこで、インジェクタ同期により、造影剤の注入が停止した時点から生食後押しをした。これも、撮像終了10、15、20秒前と変化させて造影剤注入停止を行い、造影剤注入終了直後から生食注入をした場合におけるMCAとACAのCT値変化をCT値の低下率より比較し、生食後押し注入による最良注入停止時間を評価した。これにより、生食後押し注入をしなかった場合との注入停止時間を比較することで造影剤使用量低減の可能性が見込まれる。対象161名で、そのグループごとの人数、撮像データおよびCT値低下率の平均値とSDを**表1**、**2**に示す。

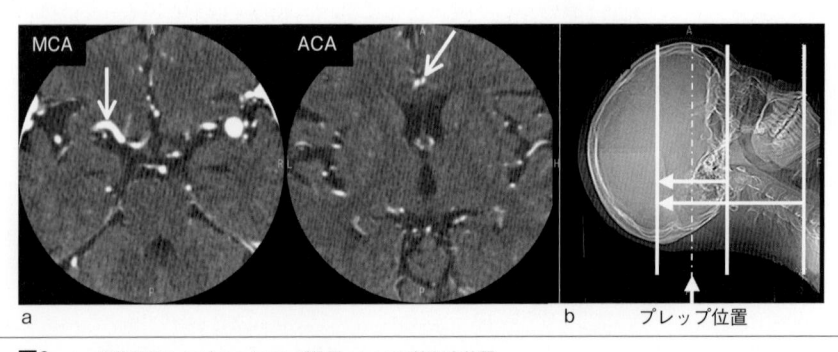

図3　a：撮像範囲およびモニタリング位置、b：CT値測定位置
　　　MCA：中大脳動脈、ACA：前大脳動脈

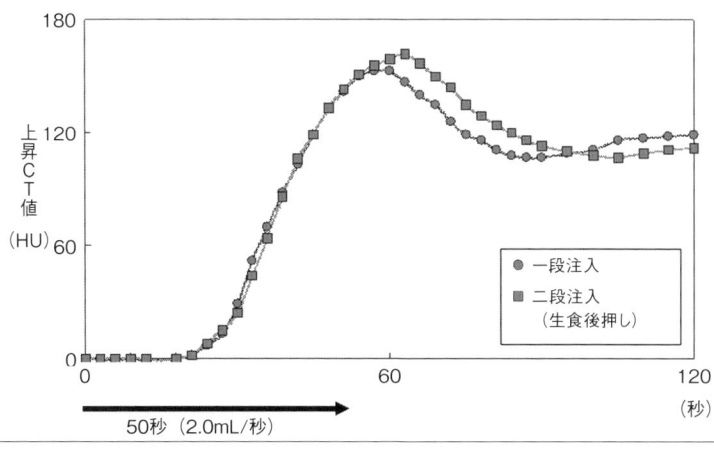

図4　生食後押しによるTECの変化

表1　造影剤注入停止時間 による全データの平均値とSD

頭部

造影剤注入時間(秒)	n	体重(kg)	撮像タイミング(秒)	撮像開始時間(秒)	撮像時間(秒)	MCAのCT値(HU)	CT値低下率(%)
0	5	60.3±3.2	19.8±2.8	28.2±2.9	25.4±1.9	265±21.2	25.4±3.1
5	11	59.1±9.5	19.4±2.1	27.4±2.1	24.9±1.8	257.5±35.2	24.6±4.8
10	9	61.1±10.5	19.6±2.6	27.2±2.6	25.8±2	261.1±33.9	25.3±5.3
15	10	59.5±9.4	21.1±2.2	28.8±2.1	25.9±1.9	266.5±37.5	36.9±6.5
20	7	57.4±8.5	19.5±2.4	27.7±2.7	25.1±2.1	260±16.8	46±8.3

頭頸部

造影剤注入時間(秒)	n	体重(kg)	撮像タイミング(秒)	撮像開始時間(秒)	撮像時間(秒)	MCAのCT値(HU)	CT値低下率(%)
0	5	57.4±4.5	20.2±2.4	29.5±2.6	33±2.5	300±45.3	25.1±3
5	5	58.5±6.6	20.3±2.4	29.7±2.2	32.4±2.4	305±43.8	25.1±4.1
10	10	58.8±9.4	20.5±3	29.4±2.8	32.7±2.6	299.5±42.3	25±4.9
15	11	57.3±9.2	20.8±2.6	30.7±3.2	32.2±2.8	289.2±40.8	39.4±6.6
20	3	61.3±3.9	23±2.7	32.6±2.3	32.7±1.5	295±65	41.2±5.6

表2　造影剤注入停止時間＋生食注入による全データの平均値とSD

頭部

造影剤注入時間(秒)	n	体重(kg)	撮像タイミング(秒)	撮像開始時間(秒)	撮像時間(秒)	MCAのCT値(HU)	CT値低下率(%)
10	18	59.9±9.1	20.4±2.5	27.6±2.4	25.9±1.9	296.9±18.2	25.7±3.6
15	21	57.3±10.8	20.5±2.6	28.5±2.7	25.1±1.8	295.5±29.8	25.9±3.7
20	5	57.4±4.8	20.4±3.3	28.6±3.4	26.8±1.9	259±25.6	37.9±5.8

頭頸部

造影剤注入時間(秒)	n	体重(kg)	撮像タイミング(秒)	撮像開始時間(秒)	撮像時間(秒)	MCAのCT値(HU)	CT値低下率(%)
10	18	61.3±9.1	20.8±2.8	30.1±2.8	33.7±2.4	302±21.6	26±4.1
15	21	57.2±9.4	20.3±2.6	29.7±2.7	32.5±2.4	301±28.1	26.4±4.3
20	5	56.6±6.1	22.2±4.7	32±4.9	32.8±2.8	269±30.1	36.8±7.1

MCA：中大脳動脈

造影剤注入停止時間の比較と生食後押しの効果

　注入停止なしと各時間で注入停止をした場合のMCAにおけるCT値を頭部と頭頸部それぞれで比較したが、注入停止による影響はなかった（図5）。また、それぞれの注入停止をした時間のCT値低下率を比較すると、造影剤注入停止時間は撮像終了10秒前であることがわかった（図6）。さらに、生食後押し注入をしたそれぞれの注入停止時間におけるMCAのCT値を頭部と頭頸部それぞれで比較したが、10、15秒前でMCAは生食後押し注入による影響を受けていないことがわかった（図7）。しかし、20秒前に、MCAおよびACAにおいて生食後押し注入による影響（CT値低下）が起こっていた。このことから、図8に示すように、それぞれの注入停止時間における生食後押し注入した場合のCT値低下率を比較すると、生食後押し注入は撮像終了15秒前であることがわかった。

　ただし、頭部と頭頸部において最大CT値に違いが生じた。これは、図9に示すように、ファントム実験において注入時間の違いに伴うTECの変化より、注入時間に比例してピークが高くなることから考えることができる。リアルプレップを用いることで開始時間が可変する方法になることから、モニタリング位置から撮像開始位置までのテーブル移動時間と検査範囲の違いによってMCAまでの造影剤注入量に差が出るためと考える。

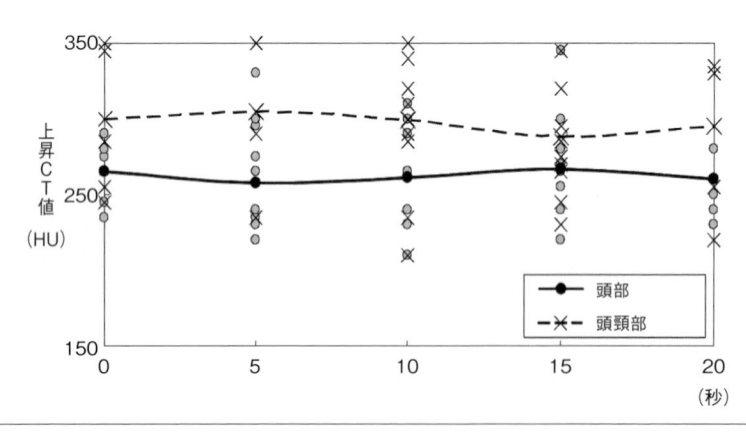

図5　造影剤注入停止時間とMCAにおける最大CT値

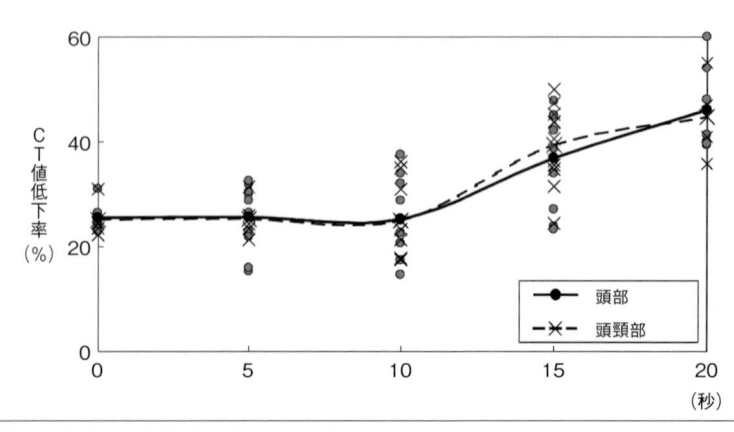

図6　造影剤注入停止時間とCT値低下率

言い換えると、撮像までのdelay timeの違いにより、注入時間に差異が生じるのである。また、最大CT値のバラツキは、リアルプレップでのCT透視において、ウインドウ幅（WW）、レベル（WL）を固定しCT値上昇を認識した時点で、トリガータイミング（撮像開始好期）をとらえていたが、わずかに診療放射線技師間の個人差があったと考えられる。このことから、頭部において同一の注入プロトコールでは目標CT値に達しないため、造影剤注

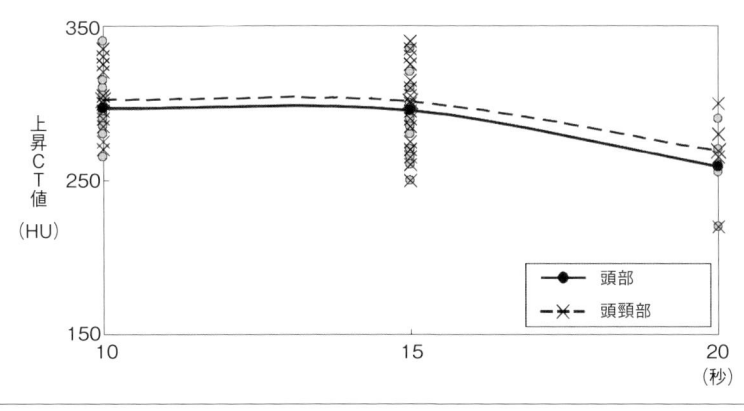

図7　造影剤注入停止時間＋生食注入とMCAにおける最大CT値

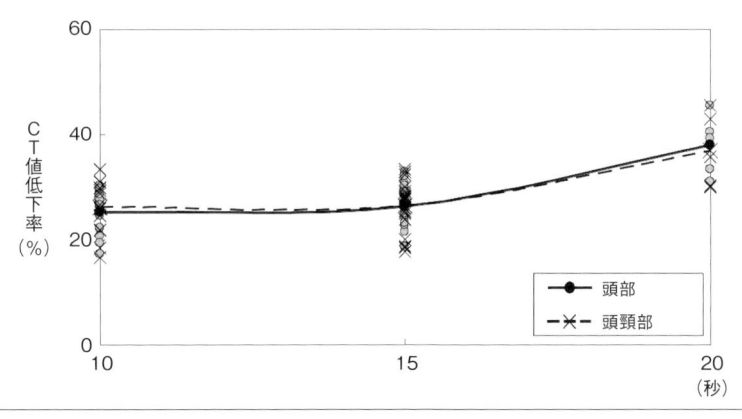

図8　造影剤注入停止時間＋生食注入とCT値低下率

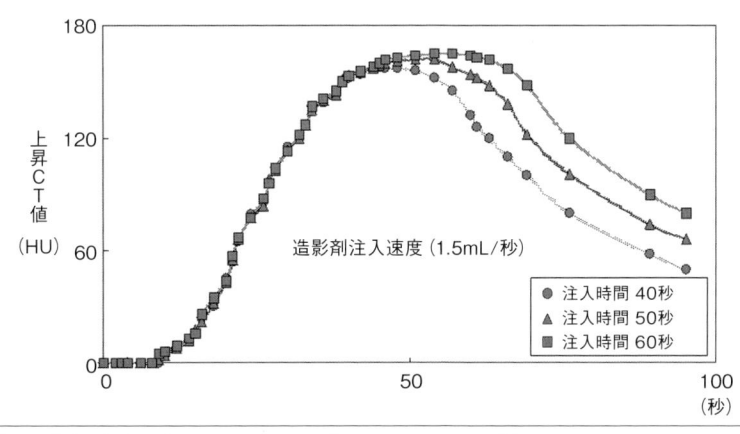

図9　注入時間の違いによるTEC（フローレート一定）

入方法として単位体重当たりのヨード量を450mgIとし、使用総量を45秒で注入する注入速度とした。これにより、単位時間当たりヨード使用量（mgI/秒）を増加させることでMCAにおいて300HU（平均値）を得ることが可能になった（**図10**）。そして、生食の効果については、生食後押し注入しなかった場合は、5、10、15、20秒前の各時間で注入停止しても、MCAは注入停止による影響は受けず、ACAのCT値低下が15秒前より起こった。しかし、それぞれの時間で注入停止して生食後押し注入した場合は、20秒前にMCAとACAの造影剤の血中濃度低下が同時に起こることにより、生食がデッドスペースともいえる上腕静脈、鎖骨下静脈などに停滞する造影剤を確実に押し込んで5秒間の造影効果の延長が起こっていると考えられた。つまり、生食によるボーラス性の向上が造影剤使用量の低減を可能にするのである。

このように、リアルプレップでの撮像開始から撮像終了10秒前にインジェクタ同期により造影剤注入停止をすること、撮像終了15秒前に造影剤注入を停止して生食後押し注入をすることで、個体差を考慮しても、ほぼすべての症例で同様の造影効果が得られ、再現性、描出能を確保することが可能である。また、これにより、造影剤使用量の低減も可能になった。したがって、リアルプレップとインジェクタ同期を使用した頭部および頭頸部3D-CTA検査における生食後押し注入法は、造影剤使用量の適正化を行ううえで有用な方法と考えられる。

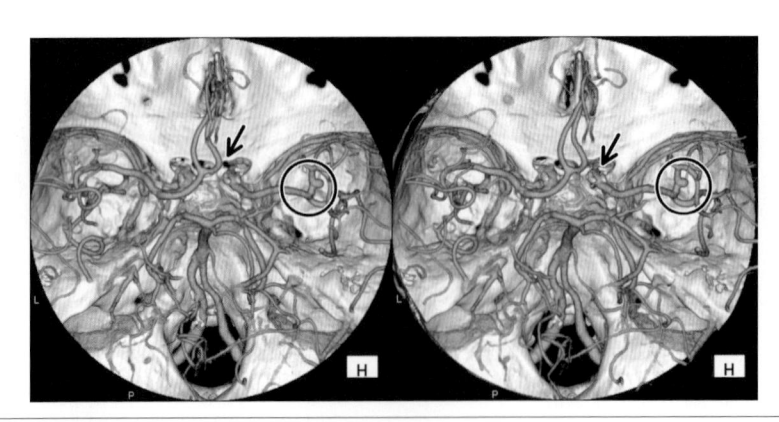

図10 動脈瘤（MCA、stereo graphic view）
左中大脳動脈（M2）動脈瘤、左前大脳動脈（A1）閉塞

CHAPTER 3 ▶ 1 頭頸部 ▶ 2

頭部3D-CTAにおける可変注入による造影法

はじめに

　3D-CTAは、MDCTとワークステーション(WS)の急速な進歩とともに、撮像時間の短縮、広範囲化および画質の向上により、形態診断としての重要性が高くなってきた。反面、血液循環動態は個体差として普遍であるため、撮像時間の短縮は頭部3D-CTAなど血管系検査において適正な撮像タイミングを誤る大きなリスクになってきた。このことから、BT法やTest Injection法(TI法)を用いるなどの工夫が必要になり、撮像タイミングは重要なポイントとなった。また、検査終了時までの造影剤注入は、検査に関与しない造影剤注入であり、検査終了以前に注入停止を行う必要がある。注入停止を行うには、検査時間の把握が必須となる。3D-CTAにおいて撮像タイミングを得る方法として、リアルタイムにCT値をモニタリングするBT法がある。BT法を使用する場合、リアルタイムに撮像タイミングを観察するため、TI法のように撮像開始時間および注入停止の設定を検査前に把握し設定することができない。このため、個体差によるタイミングの違いから造影剤の注入停止を手動で行うことにおいて熟練を要した。したがって、変動する撮像開始時間に同期させて造影剤注入を自動制御するインジェクタ同期が、造影剤のカットオフを簡便に行うシステムとして有効となった。長野赤十字病院では、BT法とインジェクタ同期により、撮像時間が30秒程度の頭部および頭頸部3D-CTA検査において、検査終了10秒前までの造影剤単相性注入(以下、一段注入)または15秒前までの一段注入+生食後押し注入することで検査に必要なCT値を得ることができ、造影剤使用量の適正化および低減を可能にした[2]。

　図1aは、2筒式自動注入器(デュアルインジェクタ)であり、生食によるボーラス性の効果でデッドスペースとなる静脈内の造影剤を有効利用する方法として性能向上が図られ活用されるようになってきた。しかしこの方法は、性能が十分に確保されても生食をセットするといった検査手技が煩雑である。**図1b**は、注入速度を無段階に制御することが可能なインジェクタである。可変する注入速度により多様なTECが作成可能となる。この連続可変注入(可変注入)は、造影剤の血中濃度を高く一定に保つために行っていた連続多段注入法[3](多段注入)が、機械的に注入速度を無段階に変化させる性能が確保できたことにより可能になった方法である。また、可変注入は可変係数の設定により同量の総ヨード使用にてTECをさまざまに変化させることが可能になる。可変係数は、**図2**の計算式より求めることができる。**図3**は、同一容量における可変注入(可

CHAPTER 3 ▶ 1 頭頸部 ▶ 2 頭部3D-CTAにおける可変注入による造影法

変係数0.5）と多段注入および一段注入の注入速度と注入時間の関係を模式した図である。この手法を用いて、一定速度で注入するテクニック（一段注入＋生食後押し）と同様の造影効果を可変注入により得られれば、生食後押しによる煩雑な検査手技を行わずに簡便化することが可能になる。また、汚染のリスクも避けられる。そこで、BT法とインジェクタ同期による検査において、可変注入による造影効果の検討および一段注入＋生食後押しとの比較を行った。CT装置は、東芝メディカルシステムズ製Asteion multi（4DAS：インジェクタ同期）を使用した。インジェクタは、根本杏林堂製オートエンハンスA-250（プロトタイプ）である（図1b）。これに、非イオン性造影剤でヨード含有量24gI、30gI、37gIのシリンジ製剤をセットし、トップ製インジェクタ用エクステンションチューブ（耐圧性能：1.47MPa）100cmを接続して使用した。シリンジ製剤は、粘稠度を低減させるため加温（36℃程度）し、被検者の体重により選択した。なお、可変注入法が造影効果に与える影響について自作時間濃度測定ファントムを使用し、可変係数を0.3、0.5、1.0、1.5と変化させTECを作成し検討した（図4）。このTECより、可変係数0.5における注入が、同一の造影剤使用量で最もCT値持続時間があることから、血中濃度持続効果が高いこ

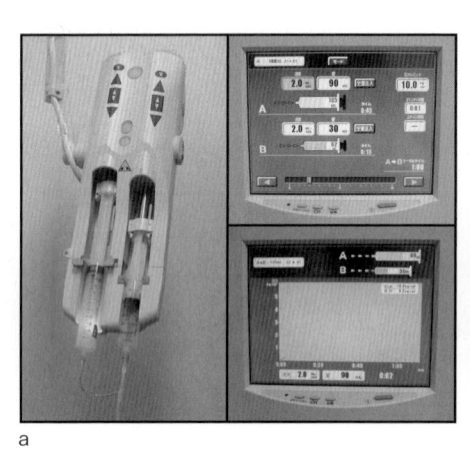

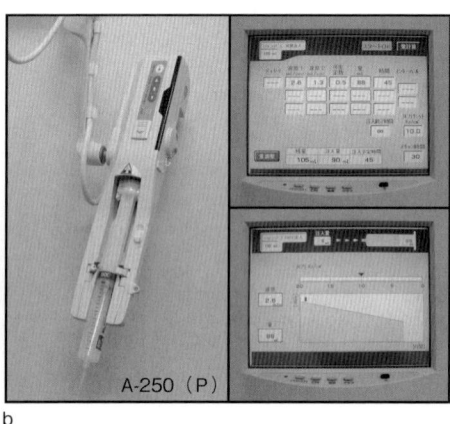

図1　インジェクタ
　　a：DUAL SHOT、b：A-250プロトタイプ。

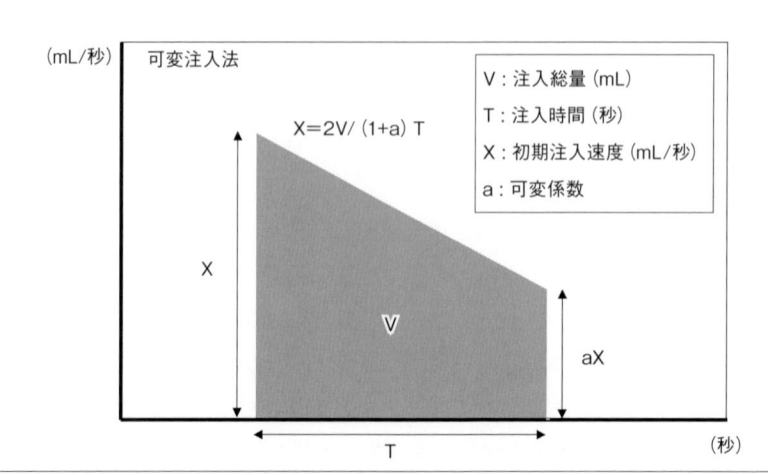

図2　可変注入と可変係数の関係（計算式）

$X = 2V/(1+a)T$

V：注入総量（mL）
T：注入時間（秒）
X：初期注入速度（mL/秒）
a：可変係数

とがわかった。よって、可変係数0.5を3D-CTAのプロトコール用にした。さらに、可変注入（可変係数0.5）と一段注入＋生食後押しについて造影剤注入停止がCT値に与える影響を、**図5a、b**に示すように自作時間濃度測定ファントムを用いてTECを作成し評価した。

各プロトコールの造影効果

単位体重当たりのヨード使用量を450mgIとし、45秒注入によるプロトコール[2)]で行っている。これは、MCAのM1領域における最大CT値300HUを目標としたプロトコールである。この一段注入プロトコールを使用し、可変係数0.5による造影剤注入を行った。ピッチファクターは0.75とし、撮像範囲と撮像方向は**図6a**に示す。造影剤は造影

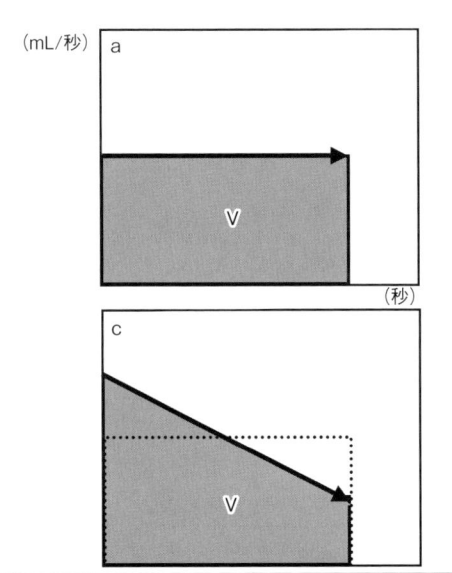

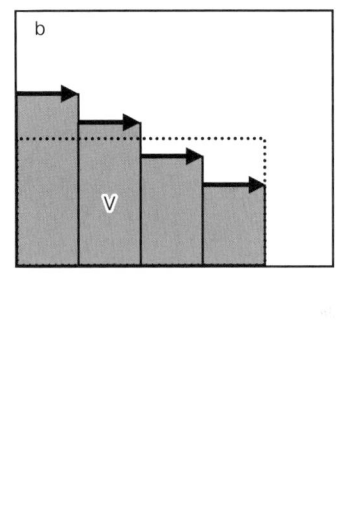

図3　注入速度と注入時間の関係（模式図）
a：一段注入、b：四段注入、c：可変注入。　V：ボリューム（mL）＝a＝b＝c

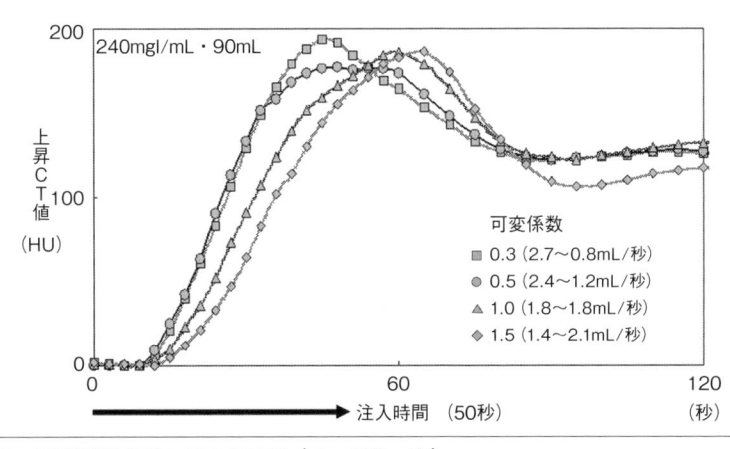

図4　可変係数の違いによるTEC（ヨード量一定）

CHAPTER 3 ▶ 1 頭頸部 ▶ 2 頭部3D-CTAにおける可変注入による造影法

効果が持続する時間を認知するために、注入停止なしとインジェクタ同期により、撮像が終了する時間から逆算して5、10、15、20秒前と変化させて注入停止し、各グループのデータを取得した。評価部位は、それぞれの時間の注入停止におけるMCAと末梢血管のCT値を観察するため最終スライスにおけるACAとした。そして、CT値を測定し、それぞれを比較することにした。CT値の測定位置を、**図6b**に示す。また、ACAにおける注入停止による影響を観察するため、MCAとACAのCT値変化をCT値低下率[2]とし

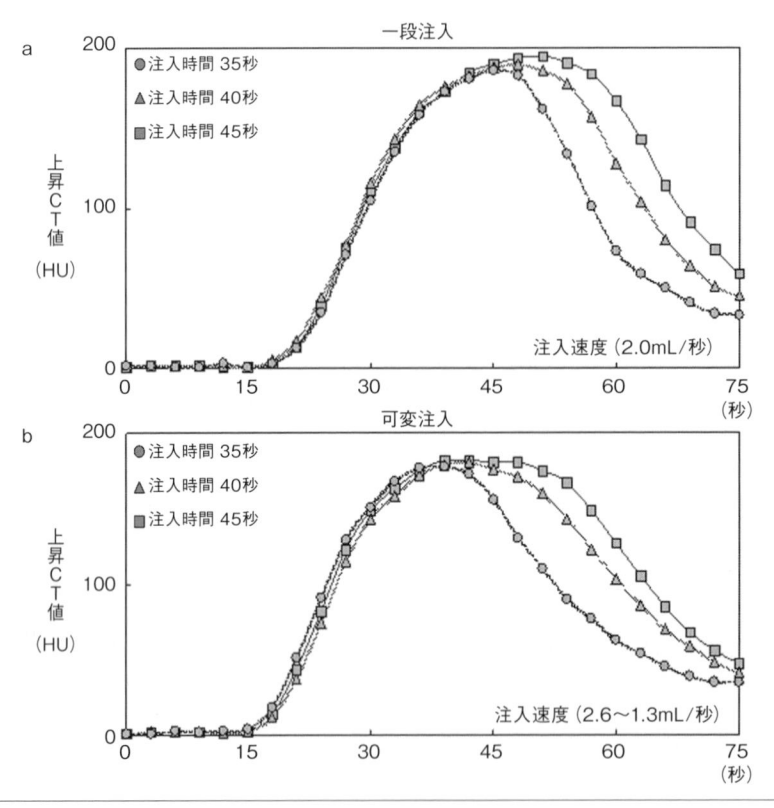

図5 注入時間の違いによるTEC（ヨード量一定）
a：一段注入（可変係数1.0）、b：可変注入（可変係数0.5）。

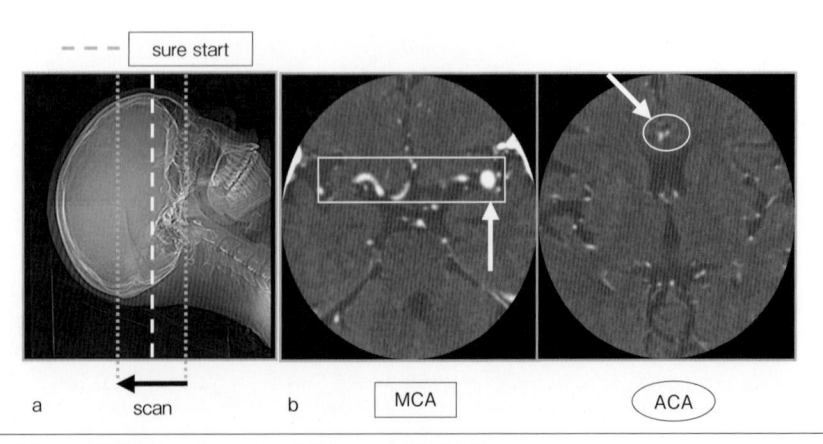

図6 a：撮像範囲およびモニタリング位置、b：CT値測定位置
MCA：中大脳動脈、ACA：前大脳動脈

て評価した。対象139名のうち各グループ(可変注入、一段注入＋生食後押し)における人数と検査データ(体重、撮像タイミング、撮像開始時間、撮像時間、MCAのCT値、CT値低下率、年齢)の平均値およびその標準偏差(Standard Deviation：SD)を**表1**に、検定結果(ウエルチの t 検定)を**表2**に示す。表1より各グループにおけるMCAのCT値をそれぞれ比較すると、可変注入は注入の停止による影響を受けず、表2より20秒前における注入停止においてMCAのCT値に有意差を認めた($p<0.05$)。また、CT値低下率それぞれを比較すると、20秒前より注入停止による影響を受けたが有意差は認められなかった。ちなみに、体重、撮像時間および年齢について有意差は認められなかった。

図7は、可変注入と一段注入＋生食後押しにおけるMCAのCT値と注入停止時間の関係である。各グループにおけるMCAのCT値をそれぞれ比較すると、可変注入は注入停止による影響を受けなかったが、一段注入＋生食後押しにおいては20秒前停止からCT値の低下が起こり注入停止による影響を受けた。**図8**は、可変注入と一段注入＋生食後押しにおけるCT値低下率と注入停止時間の関係である。各グループにおけるCT値低下率をそれぞれ比較すると、可変注入と一段注入＋生食後押しにおいては20秒前停止から注入停止による影響を受けることがわかった。このことから、可変注入と一段注入＋生食後押しともに造影剤の注入停止は撮像終了の15秒前が最適となる。したがって、可変注入と一段注入＋生食後押しはほぼ同様の造影効果となる。

一方、一段注入と一段注入＋生食後押しをそれぞれ比較すると、一段注入は注入終了後の静脈内に停滞する造影剤に注入圧(kg/cm^2)がかからない状態になるとCT値持続

表1　可変注入と一段注入＋生食後押しにおける全データの平均値およびSD

可変注入

撮像終了前からの造影剤注入停止時間(秒)	n	体重(kg)	撮像タイミング(秒)	撮像開始時間(秒)	撮像時間(秒)	MCAのCT値(HU)	CT値低下率(%)	年齢(歳)
10	54	56.9±10.1	17±3.1	25±3.2	25±1.7	302±31	25.1±3.8	56.9±16.4
15	31	57.1±9.5	17.6±2.1	25.8±2.2	25.1±1.5	296±30	27±3.3	57.1±13.2
20	10	56.7±9.9	16.8±2	25±1.9	24.4±0.9	297±28	39.4±4.8	56.7±10

一段注入＋生食後押し

撮像終了前からの造影剤注入停止時間(秒)	n	体重(kg)	撮像タイミング(秒)	撮像開始時間(秒)	撮像時間(秒)	MCAのCT値(HU)	CT値低下率(%)	年齢(歳)
10	18	59.9±9.1	20.4±2.5	27.6±2.4	25.9±1.9	296.9±18.2	25.7±3.6	56.3±14.5
15	21	57.3±10.8	20.5±2.6	28.5±2.7	25.1±1.8	295.5±29.8	25.9±3.7	56.9±13.2
20	5	57.4±4.8	20.4±3.3	28.6±3.4	26.8±1.9	259±25.6	37.9±5.8	55.2±6.8

表2　可変注入と一段注入＋生食後押しにおける各データの検定結果

撮像終了前からの造影剤注入停止時間(秒)	体重(kg)	撮像タイミング(秒)	撮像開始時間(秒)	撮像時間(秒)	MCAのCT値(HU)	CT値低下率(%)	年齢(歳)
10	p=0.25	p<0.01	p<0.01	p=0.09	p=0.41	p=0.55	p=0.92
15	p=0.95	p<0.01	p<0.01	p=1.00	p=1.00	p=0.28	p=0.96
20	p=0.86	p=0.08	p=0.08	p=0.06	p<0.05	p=0.64	p=0.74

CHAPTER 3 ▶ 1 頭頸部 ▶ 2 頭部3D-CTAにおける可変注入による造影法

効果が急速に低下する[2]。しかし、生食後押しは第一循環の造影剤血中濃度を極端に低下させるので、頭部3D-CTAなど血管系の検査において生食後押しのタイミングは重要となる。本検討により、造影剤注入停止は検査終了15秒前が妥当となったが、CT値持続時間に違いがあった。これは、20秒前の造影剤停止において一段注入＋生食後押しでMCAの最大CT値の低下が起こったこと、可変注入では最大CT値の低下が見られなかったことから違いがわかる（**図7**）。それゆえ、可変注入（可変係数0.5）は幅広く平坦な最大CT値のTECを形成し、一段注入＋生食後押しに比べ造影剤血中濃度が安定しているといえる。これは、注入初期に目標とする造影剤量（ヨード使用量）が投与されるために注入停止による時間的影響が相対的に小さくなることが要因と考えられる。また、ヨード使用量・注入時間を同一とした場合、一段注入では時間当たりヨード使用量（mgI/秒）を調整することができないため、その応用範囲は狭い。

撮像タイミングの変化と造影剤使用量

表1より、各グループにおいて撮像タイミングおよび撮像開始時間に3秒程度違いがあった。そして**表2**より、10、15秒前における注入停止で撮像タイミングおよび撮像開始時間に有意差を認めた（$p<0.01$、$p<0.01$）。ただし、20秒前における注入停止で

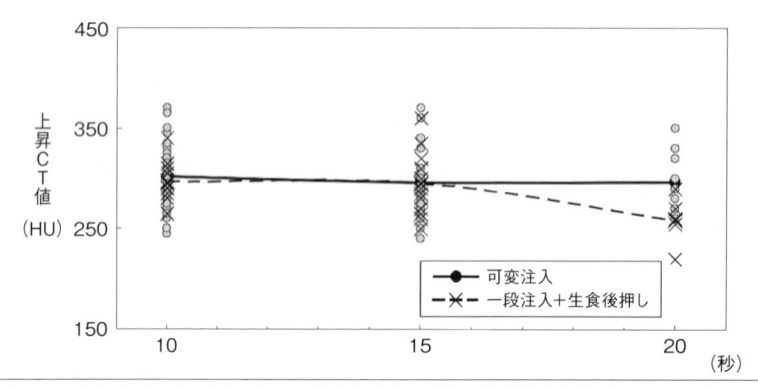

図7 可変注入と一段注入＋生食後押しにおける造影剤注入停止時間とMCAの最大CT値の関係

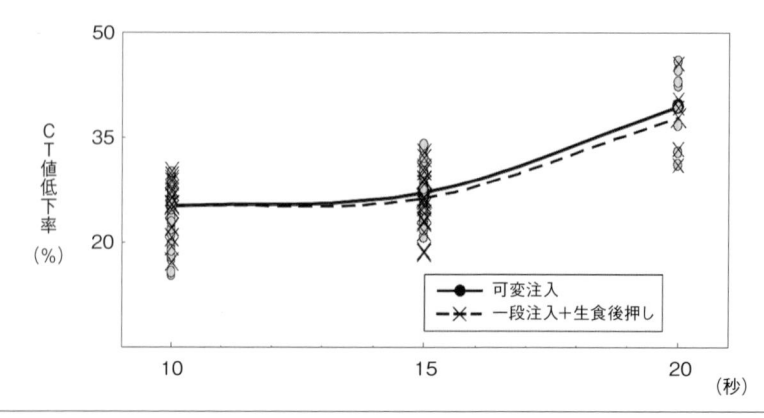

図8 可変注入と一段注入＋生食後押しにおける造影剤注入停止時間とCT値低下率の関係

一段注入＋生食後押しは、可変注入と違いはあるものの有意差を認めるまでには至らなかった。これは、生食が追い付くことにより、一段注入＋生食後押しにおける対象となった20秒前の生食後押しにおいて、MCAに明らかな造影不良が認められたこと（**表1**）、双方のACAにおいて十分なCT値が得られていなかったことが原因である。よって、予定症例数に達する前にデータ収集を中止したことにより、検査対象数（n）が少なくなってしまったのである。また、CT値低下率の分母となるMCAに造影不良が生じていたことも要因となった。

　撮像タイミングおよび撮像開始時間の差異は、可変注入において検査開始時間の短縮が起こったためである。これは、TECの立ち上がり（傾き：HU/秒）に変化が起こったことによると考えられる。**図5a、b**のTECより、造影剤到達時間は注入速度の変化による影響が少ないが、立ち上がりの関係を観察すると、目標とするCT値に到達する時間が早くなることから検証できる。つまり、注入初期における単位時間当たりヨード量の増加によってタイミングが変化するのである。したがって、撮像タイミングおよび撮像開始時間が可変注入によって短縮されたといえる。

　次に、可変注入と一段注入＋生食後押しにおける造影剤の平均注入時間の結果を**表3**に示す。検査終了15秒前での注入停止において、60kgの被検者を例に30gI/mLで100mLの製剤を使用した場合のボリューム（V＝平均造影剤使用量）を平均注入時間から算出すると、**図2**より、可変注入は初期注入速度(a)をもとにV＝35.9×1.5×2.6/2≒70mLとなった。一段注入は、注入時間と注入速度の積からV＝38.6×2≒77mLとなり、可変注入は一段注入より10％程度使用量が少なくなることがわかった。したがって、可変係数0.5を使用した可変注入法は従来法と比べ検査が簡便化され、造影剤使用量低減を目的とした頭部3D-CTAなどの血管系の検査に有用となる。また、検査目的に応じて可変係数の調整により、臨床応用が期待できる手法といえる。

表3　それぞれの時間で造影剤注入停止した場合における平均造影剤注入時間

撮像終了前からの 造影剤注入停止時間 （秒）	可変注入 （秒）	一段注入＋生食後押し （秒）
10	40	43.5
15	35.9	38.6
20	29.4	35.4

撮像時間を基準にした頭部3D-CTA検査における造影法

はじめに

近年、MDCT装置の急速な多列化に伴い、3D-CTA検査による血管系の診断は従来の血管造影検査（angiography）に取って代わりつつある。これはCT検査が非侵襲的であることと、特に検出器列が16列を超える装置が登場したことによりほぼ全身の血管がカバーできるようになったことが大きい。その結果、3D-CTAなど血管系のMDCT診断は普及の一途をたどり始めた。一方で、MDCTは1998年に4列が登場して以来、たった6年間で64列にまで発展し多様化した。このため、CT装置は導入時期により施設間および施設内において大きな性能格差をもたらした。通常、三次元再構成において体軸方向に高い連続性を得るためには高い空間分解能が要求される。したがって、装置性能の多様化によって空間分解能を確保したうえで撮像プロトコールを作成するには、MDCTの検出器列数によって撮像時間が変化するといった不均衡が発生する。また、造影剤の注入時間は撮像時間に左右されるため、CT装置の性能差はその造影法に大きく影響を及ぼす。

3D-CTAなど血管系の検査は最大CT値（HU）を一定にすることが、再現性を得るためには必要不可欠である。しかし、再現性を確保するために単位時間当たり単位体重ごとのヨード使用量［（mgI/kg）/秒：体重・時間当たりヨード使用量］を一定にしても注入時間により最大CT値が変化する。つまり、撮像時間の違いによりCT値が変動することになる。したがって、撮像時間に応じて最大CT値を一定にするための造影法が必要と考えられる。そこで長野赤十字病院では、血流評価用循環ファントムを用い、注入時間がTECの最大CT値に与える影響および3D-CTA検査における撮像時間を基準にした造影法を検討した。対象は、長野赤十字病院において頭部3D-CTAを実施した170名（男性81名、女性89名）である。なお、除外した対象はない（**表1**）。CT装置は、東芝メディカルシステムズ製Asteion 4、Aquilion 32およびAquilion 64を使用した。また、インジェクタは根本杏林堂製のDUAL SHOT GXで、血流評価用循環ファントムは同社製のTECファントム[4]を使用した（**図1**）。なお、3Dワークステーション（3DWS）はザイオソフト製 ZIOSTATIONである。

撮像時間と造影プロトコール

長野赤十字病院において適正化して使用している体重・時間当たりヨード使用量は、Asteion 4において中大脳動脈部で300HUを得る体重・時間当たりヨード使用量、①10（mgI/kg）

/秒(45秒注入)としていた。これを基準とし、体重・時間当たりヨード使用量を変化させ、②35秒注入と③25秒注入において最大CT値が基準TEC①と同等になるTECを作成すると、②は11(mgI/kg)/秒、③は12(mgI/kg)/秒となった(**図2**)。また、体重・時間ごとのヨード量を同一にした場合における注入時間の変化による影響を観察するために10(mgI/kg)/秒で25秒、35秒および45秒注入のTECを求めると、その最大CT値は撮像時間の延長により上昇した(**図3**)。これにより、撮像方法は、撮像時間が違うためそれに合わせ造影プロトコールを変化させたグループ(A、BおよびC)と、撮像時間は違うがあえて同じ造影プロトコールを施行したグループ(B'とC)の2つの群の検討を行った。そして、ファントム実験による妥当性、注入時間が最大CT値に与える影響および撮像時間との関係を求めた。まず1群は、撮像時間が25秒程度となるグループA、撮像時間が15秒程度となるグループB、撮像時間が8秒程度となるグループCとした。造影プロトコールはグループAがプロトコール①10(mgI/kg)/秒、グループBがプロトコール②11(mgI/kg)/秒、グループCがプロトコール③12(mgI/kg)/秒を使用した。次の2群は、1群のグループCと比較するために、グループCと同じ造影プロトコールで撮像時間15秒と違うグループB'とした。撮像タイミングはBT法を用いている。評価法は、各グループにおける中大脳動脈(Middle Cerebral Artemy:MCA)M1領域のCT値と最終スライスにおけるACAのCT値およびCT値低下率(%)[2]を比較した。スキャン範囲、CT値測定位置は前項

表1 各グループの被検者数と造影プロトコール

グループ	n	プロトコール番号	プロトコール(mgI/kg)/秒
A	21	①	10
B	26	②	11
B'	17	③	12
C	106	③	12

撮像時間　グループA:25秒程度、グループBおよびB':15秒程度、グループC:8秒程度。
CT装置　グループA:Asteion 4、グループBおよびB':Aquilion 32、グループC:Aquilion 64。
造影剤注入時間=検査時間-15秒=(トリガー時間+音声・寝台移動時間+撮像時間)-15秒。
「検査時間」はカッコ内を示す。
音声:息止めや「動かないで」などの指示。
寝台移動時間:トラッキング位置から撮像開始位置までの移動時間。

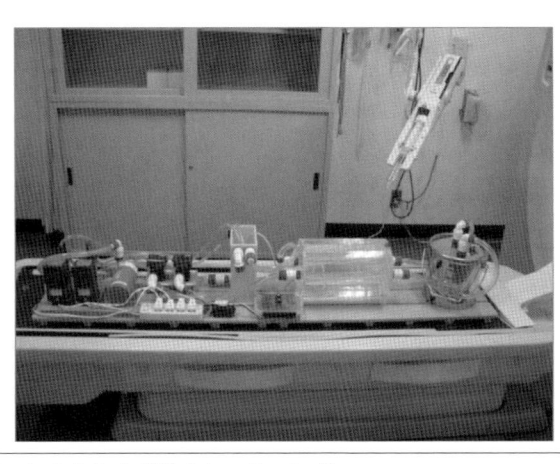

図1　TECファントムおよびそのセッティング

と同様である。CT値低下率は、長野赤十字病院の検討において、バラツキを考慮しても30%程度以下であれば臨床上ほぼ影響はないとしている。

撮像時間に応じた注入方法の適正化

表2に、1群における被検者データの平均値とSDを示す。A、BおよびCの各グループそれぞれのCT値を比較すると、MCAはグループA 295.5±29.9HU、グループB 293.3±25.1HU、グループC 297.5±29.7HUとなり、ACAはグループA 218.1±25.5HU、グループB 221.5±21.1HU、グループC 226.4±28.1HUであった。各グループのMCA、ACAのCT値に有意な差は認められなかった。ただし、CT値低下率を比較すると、グループA 26.2±4%、グループB 24.4±4.5%、グループC 23.9±3.8%となり、グループAとCに有意差（$p<0.05$）が認められた（図4）。また、トリガータイミングを比較すると、グループAとB（$p<0.05$）、グループAとC（$p<0.01$）に有意差が認められた。なお、表3に1群における性別の平均値とSDを示す。グループBとCにおいて体重による性差があったが、MCAのCT値とCT値低下率に有意な差は認められなかった。一方、2群について、表4に被検者データの平均値とSDを示す。グループCに対しグループB'のCT値はMCAにおいて325.7±35.8HU、

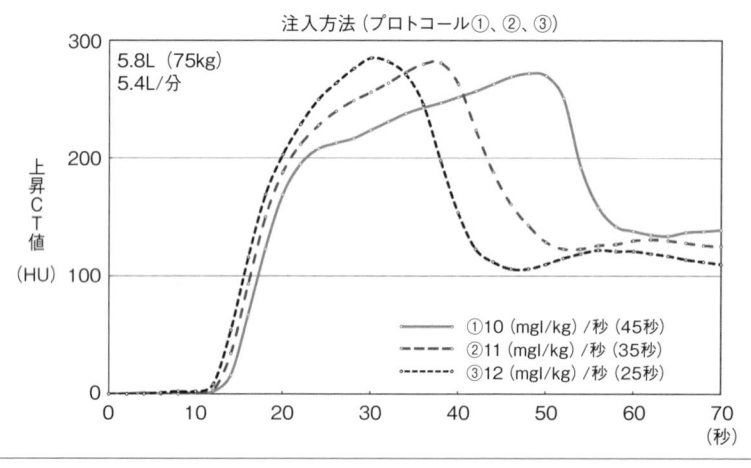

図2 体重・単位時間ごとのヨード量（mgI/kg）/秒を変化させた場合における注入時間と最大CT値の関係

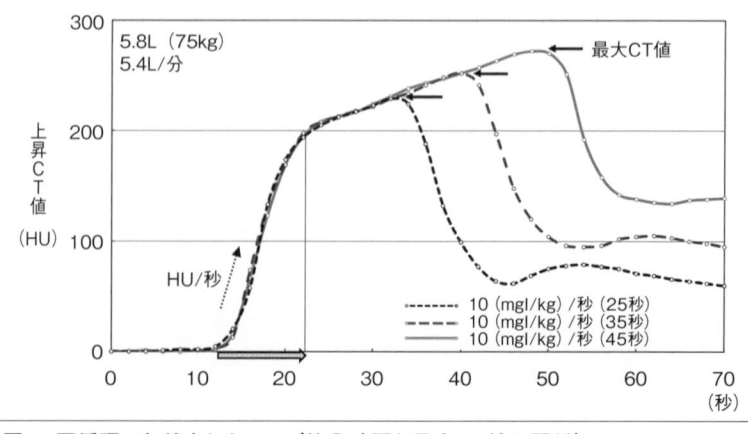

図3 再循環が加算されたTEC（注入時間と最大CT値の関係）

ACAにおいて246.4±28.1HUとなりMCAとACAのCT値が有意（p＜0.01）に上昇した。しかし、CT値低下率は、24.3±3.7％であり有意差は認められなかった（**図5**）。

撮像時間に合わせて造影剤使用量を最適化するためには、目標とする最大CT値を基準点とし、撮像時間をもとに造影剤使用量を決定する必要がある。ただし、目標とする最大CT値は検査目的および施設ごとに基準がある。したがって、TECの基準点が決定されれば、1群（グループA、BおよびC）の結果より、撮像時間に合わせて体重・時間当たりヨード使用量により調整することで最大CT値のバラツキを小さくすることが可能になる。このことは、グループCに対し撮像時間が長いグループB′においてCT値低下率は影響を受けることなくMCAとACAのCT値が有意に上昇したことから検証することができる（**図5**）。つまり、同一の造影法を用いた場合、MDCTの検出器列によって撮像時間が大きく変化してしまうと安定した造影効果は得られないのである。**図3**は体重・時間当たりヨード使用量を固定した場合のTECすなわち立ち上がりの傾き［単位時間当たり上昇CT値（HU/秒）］が同一の造影法である。通常、TECは急速に上昇した後、ゆるやかに上昇する、といった二相性をもって右肩上がりになる。第一の傾きの終息はポンプ機能の上限で、流

表2　1群（グループA、BおよびC）における被検者データの平均値とSD

グループ	プロトコール (mgI/kg)/秒	n	体重 (kg)	年齢 (歳)	撮像時間 (秒)	MCAの CT値 (HU)	ACAの CT値 (HU)	CT値 低下率 (％)
A	10	21	57.3±9.4	62.9±9.6	21.5±3[*1, *3]	295.5±29.9	218.1±25.5	26.2±4[*2]
B	11	26	61.6±10.9	58.3±16.8	19.5±2.3	293.3±25.1	221.5±21.1	24.4±4.5
C	12	106	56.8±10.8	64.4±12	19.8±2.9	297.5±29.7	226.4±28.1	23.9±3.8

*1：p＜0.01 vs 12 (mgI/kg)/秒、*2：p＜0.05 vs 12 (mgI/kg)/秒、*3：p＜0.05 vs 11 (mgI/kg)/秒　　（Tukey法）
MCA：中大脳動脈、ACA：前大脳動脈

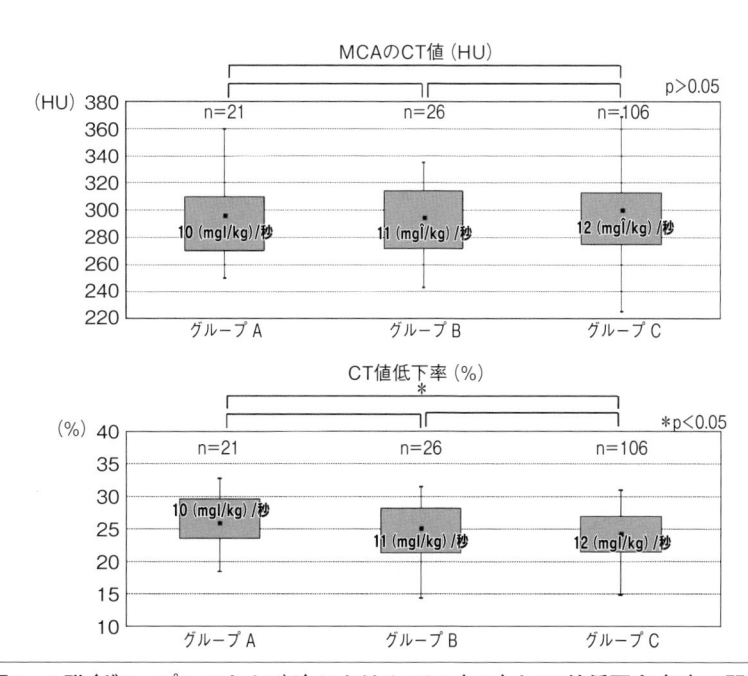

図4　1群（グループA、BおよびC）におけるMCA（HU）とCT値低下率（％）の関係

表3 1群（グループA、BおよびC）における被検者データの性差

グループ A 10 (mgI/kg)/秒	n	体重 (kg)	年齢 (歳)	MCAの CT値 (HU)	ACAの CT値 (HU)	CT値 低下率 (%)
男性	12	59±10.6	63.9±10.2	293.3±34.2	217.5±25.9	25.8±3.4
女性	9	55±7.4	61.4±9.2	298.3±24.6	218.9±26.6	26.8±4.8

グループ B 11 (mgI/kg)/秒	n	体重 (kg)	年齢 (歳)	MCAの CT値 (HU)	ACAの CT値 (HU)	CT値 低下率 (%)
男性	15	66.4±9.4[*1]	56.5±18.5	298.3±26.6	223.9±23.8	24.9±5.1
女性	11	53.6±7.1	60.7±14.8	286.6±22.3	218.2±17.5	23.8±3.6

*1：p＜0.01 vs（女性群と比較）

グループ C 12 (mgI/kg)/秒	n	体重 (kg)	年齢 (歳)	MCAの CT値 (HU)	ACAの CT値 (HU)	CT値 低下率 (%)
男性	44	62.7±10.2[*1]	61.7±12.8[*2]	294.8±33.1	222.6±30.3	24.6±3.7
女性	62	52.6±9.2	66.4±11	299.4±27.2	229.1±26.3	23.6±3.8

*1：p＜0.01、*2：p＜0.05 vs（女性群と比較） Student's t-test
MCA：中大脳動脈、ACA：前大脳動脈

表4 プロトコールを同一にした2群（グループB'とC）における被検者データの平均値とSD

グループ	プロトコール (mgI/kg)/秒	n	体重 (kg)	年齢 (歳)	撮像時間 (秒)	MCAの CT値 (HU)	ACAの CT値 (HU)	CT値 低下率 (%)
B'	12	17	58.9±7.8	64.4±13.4	19.5±2.8	325.7±35.8[*1]	246.4±28.1[*1]	24.3±3.7
C	12	106	56.8±10.8	64.4±12	19.4±2.9	297.5±29.7	226.4±28.1	23.9±3.8

*1：p＜0.01 vs group C Student's t-test
MCA：中大脳動脈、ACA：前大脳動脈

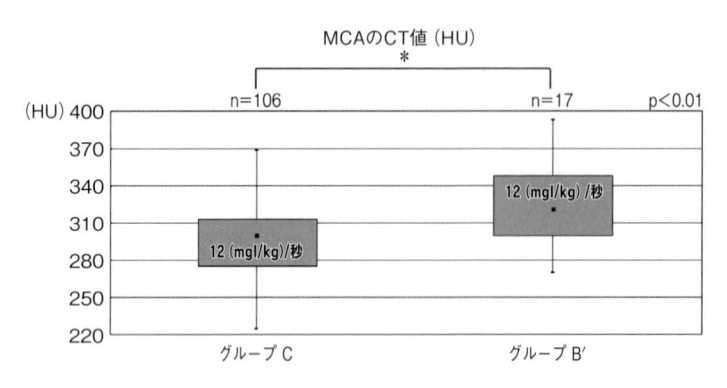

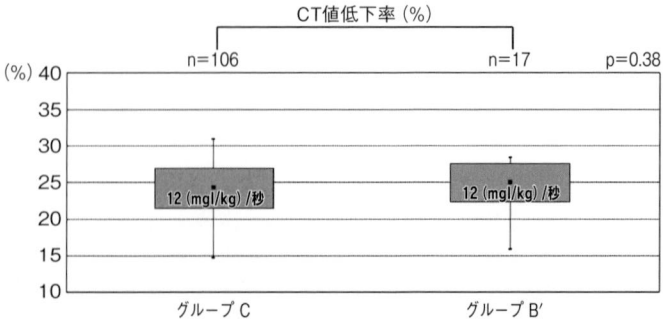

図5 2群（グループB'とC）におけるMCA（HU）とCT値低下率（％）の関係
MCA：中大脳動脈

出する単位時間当たりのヨード量が平衡状態になった時点と考えられる。第二の傾きは、ヨード濃度が上昇した再循環流（造影剤検出時間+10秒程度後≒22.5秒）が加算される効果と考えられる（最大CT値は注入時間に比例する）。したがって理論上、循環時間以下で注入すると二相性にはならない。生体においても同様と考えられる。ゆえに、体重・時間ごとのヨード量を一定にした場合、撮像時間が変化すると同様の造影効果が得られないことから、最大CT値を一定にする因子として撮像時間に対応させて体重・時間ごとのヨード量を可変させることが妥当であり、再現性を確保したうえで再循環分の造影効果を補正できると考える。なお、トリガータイミングに違いが認められた原因としては、注入速度の違いによる影響と推測される。これは図2に示すように、撮像時間が短くなる造影プロトコールほど時間当たりヨード使用量（mgI/kg）が増加してくるからである。このため、TECの立ち上がりの傾きが変化し、CT値の上昇速度がトリガー時間に差を生じさせるのである。

撮像時間と造影剤使用量の関係

表5に各グループの撮像時間および造影剤使用量の平均値とSDを示す。1群となるA、BおよびCの造影剤使用量（mL：ヨード濃度350mgI/mL）のみ抽出して比較をすると、グループAは65.8±14.2mL（23±4.9gI）、グループBは46.5±8.7mL（16.3±3.1gI）、グループCは35.1±6.7mL（12.3±2.4gI）であった。MCAのCT値と造影剤使用量の関係を図6に示す。これにより、撮像時間を基準にTECの最大CT値をそろえる造影法は、撮像時間の短縮によって、ある程度の水準まで造影剤使用量の低減が可能になることがわかる。また、撮像時間と注入時間および注入時間と体重ごとのヨード量の関係を図7aに示す。撮像時間は8.3±0.8～25.1±2秒の範囲である。2群となるB'とCを比較するとグループB'の造影剤使用量は51.9±9.8mL（18.2±3.4gI）となり、同一プロトコールでは撮像時間の延長によりヨード使用量が増加しているのがわかる。図7a、bより、1群において撮像時間と注入時間（$R^2=0.969$）および注入時間と体重ごとのヨード量（$R^2=0.994$）とも強い相関を認めたことから、回帰式を用いて撮像時間から最適な造影剤注入時間および体重ごとのヨード量を決定できると考えられた。例えば、65kgの被検者で撮像時間を10秒、ヨード濃度300mgI/mLの造影剤を使用する場合、検査時間は1.153×10+16.73＝28.3（秒）、体重ごとのヨード量は7.5×28.26+115.8＝327.3（mgI/kg）と計算される。そして、造影剤の注入速度は(327.3×65/300)/28.3＝2.5（mL/秒）となる。

表5 各グループにおける撮像時間および造影剤使用量の平均値とSD

グループ	プロトコール (mgI/kg)/秒	n	撮像時間 (秒)	350mgI/mL ヨード造影剤使用量 (mL)
A	10	21	25.1±2	65.8±14.2
B	11	26	14.1±0.7	46.5±8.7
B'	12	17	14.2±0.9	51.9±9.8
C	12	106	8.3±0.8	35.1±6.7

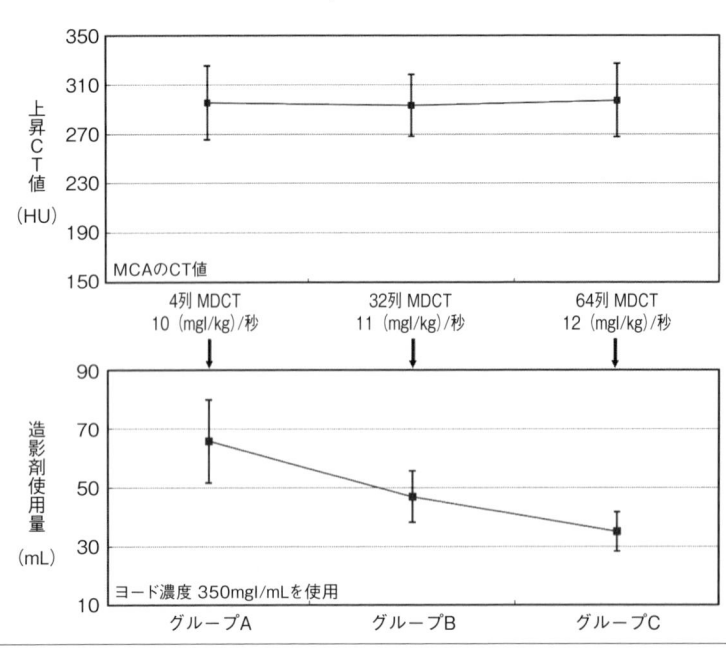

CHAPTER 3 ▶ 1 頭頸部 ▶ 3 撮像時間を基準にした頭部3D-CTA検査における造影法

図6 1群（グループA、BおよびC）におけるMCA（HU）と造影剤使用量の関係

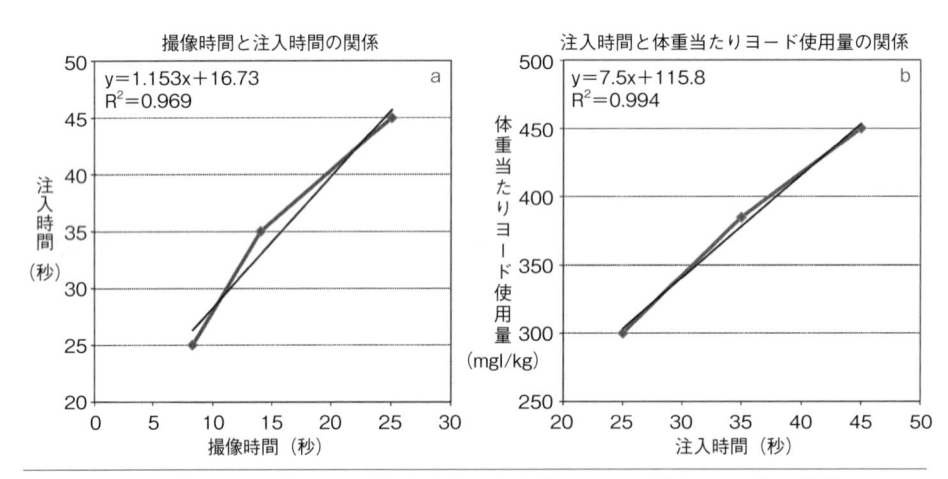

図7 撮像時間と注入時間および注入時間と体重ごとのヨード量（mgI/kg）の関係

CHAPTER 3 / 2 体幹部 / 1

上大静脈および下大静脈から右心房への流入割合が造影効果に与える影響

はじめに

　循環ファントムや臨床データなど多くの解析から、心臓に造影剤が一定に流入しているとの前提で、造影剤注入パラメータおよび被検者パラメータと造影効果について検討されることが多い。しかし、心臓に流入する造影剤動態が変化することにより、心臓から流出する造影剤動態も変化すると考えられる。造影検査では、造影剤は上肢静脈より注入されて上大静脈から右心房へ流入し、また右心房には下大静脈からも血液が流入する（図1）。そのため、右心房に流入する造影剤と血液の割合は、造影剤注入パラメータおよび被検者パラメータにより変化すると考えられる。このことから、右心房に流入する造影剤と血液の割合が、右心系およびそれ以後の心血管系における造影効果にどのような影響を与えているのかについて、造影剤注入パラメータおよび被検者パラメータを中心に検討する必要があろう。そこで、腹部多時相造影検査および胸部縦隔造影検査の臨床データを解析した。

　CT装置は東芝メディカルシステムズ製Aquilion 64、インジェクタは根本杏林堂製DUAL SHOT GXを使用した。造影剤はイオヘキソール240mgI/mL・100mL、イオヘキソール300mgI/mL・100mL、イオメプロール350mgI/mL・50mL、イオパミドール

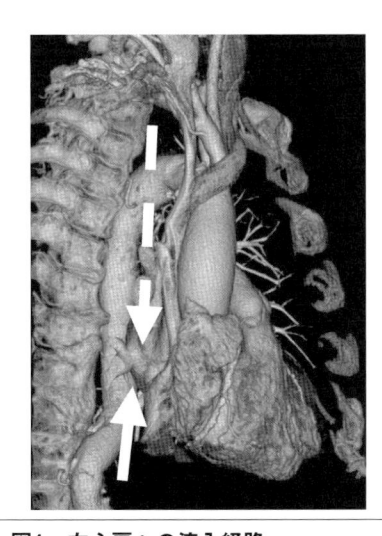

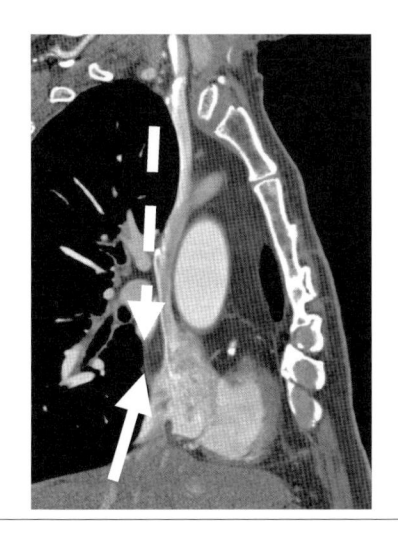

図1　右心房への流入経路
造影剤は上肢静脈より注入されて上大静脈から右心房へ流入する。また右心房には下大静脈からも血液が流入する。

370mgI/mL・100mL、注射針はTERUMO製22Gサーフロー針、造影剤チューブはトップ製エクステンションチューブ(耐圧1.47MPa)を使用した。

腹部多時相造影検査は、体重群別に造影剤濃度を分けて実施し、動脈相における大動脈と下大静脈のCT値を測定した。また、胸部縦隔造影検査は造影剤濃度を175、240、350mgI/mLの3群に分け、大動脈、肺動脈、下大静脈のCT値を測定した。なお、CT値は血管の断面積の80%以上の関心領域の大きさで測定した。両者とも、重篤な門脈圧亢進症、腎機能障害、心機能障害、上大静脈症候群などの静脈還流異常を有する被検者を対象から除外した。

腹部多時相造影検査は65名を対象に行った。造影剤注入条件は、使用ヨード量が450mgI/kg、造影剤注入持続時間は35秒で行った。造影剤濃度は、51kg以下が240mgI/mL、52kg以上64kg以下が300mgI/mL、65kg以上82kg以下が370mgI/mLと体重群別に分けて行った。撮影条件は、X線管電圧120kV、画像スライス厚5mmにおける画像SDを10に設定して自動露出機構によりX線管電流を調整し、ガントリ回転速度0.6秒、ピッチファクター0.8で行った。また、動脈相撮影は撮影開始時間を時間固定法において30秒で行った。

胸部縦隔造影検査は、対象174名に対し、造影剤濃度を175、240、350mgI/mLの3群に分けた。造影剤注入条件は、使用ヨード量が200mgI/kg、造影剤注入持続時間は35秒で行った。また、造影剤濃度175mgI/mLは350mgI/mLと生食の同時注入により行った。撮影条件は、X線管電圧120kV、画像スライス厚5mmにおける画像SDを12に設定して自動露出機構によりX線管電流を調整し、ガントリ回転速度0.5秒、ピッチファクター0.8で行った。また、撮影開始時間は時間固定法において30秒で行った。

腹部多時相造影検査および胸部縦隔造影検査の臨床データ解析

腹部多時相造影において、大動脈のCT値は下大静脈のCT値との間に正の相関関係(r=0.62)を認めた(**図2**)。また、胸部縦隔造影において、肺動脈および大動脈のCT値は

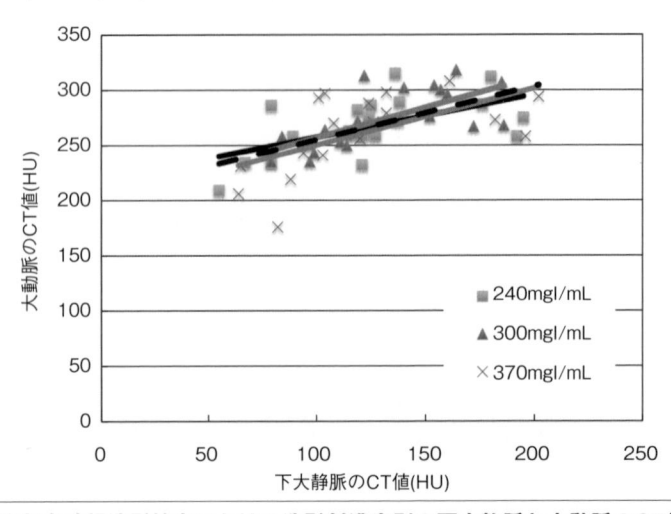

図2 腹部多時相造影検査における造影剤濃度別の下大静脈と大動脈のCT値の関係
下大静脈CT値が高いほど大動脈のCT値が高くなったが、造影剤濃度による違いを認めなかった。

下大静脈のCT値との間に正の相関関係(肺動脈：r=0.55、大動脈：r=0.34)を認めた(**図3**)。下大静脈のCT値が高くなる理由は、下大静脈に比べ上大静脈から右心房への流入が多く、右心房に流入せず下大静脈に逆流する造影剤があるからと考えられる(造影剤逆流現象)。そのため、下大静脈に流れる造影剤が多いほど上大静脈から右心房に流入する造影剤の割合が高く、右心系およびそれ以後の心血管系の造影効果が高くなり、その結果、下大静脈のCT値が高いほど、肺動脈および大動脈のCT値が高くなったと考える。

しかし、右心房に流入する造影剤の割合は、被検者による個人差が大きく、検査前に把握することは難しいと考える。また、大動脈は、右心系である肺動脈に比べ下大静脈との相関関係が低かった。これは、心臓から流出する造影剤動態は、右心房への流入割合に加え、肺循環および心機能の影響を受けるために、大動脈は肺動脈に比べて下大静脈との相関関係が低くなったからと考える。

胸部縦隔造影において、造影剤濃度が低いほど、下大静脈、肺動脈、大動脈のCT値は高くなった(**図4**)。単位時間・体重当たりのヨード量が一定の場合でも、造影剤濃度

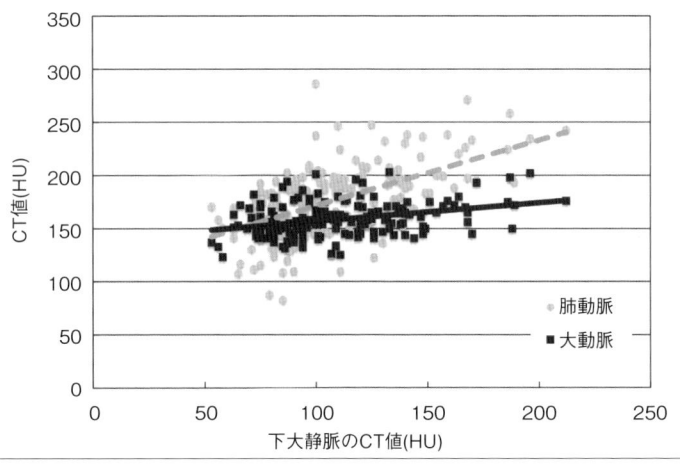

図3　胸部縦隔造影検査における下大静脈と肺動脈および大動脈のCT値の関係
下大静脈CT値が高いほど、肺動脈および大動脈のCT値が高くなった。

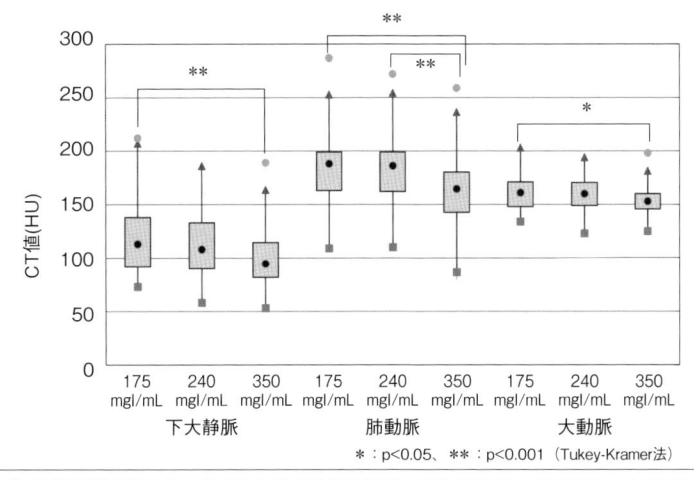

図4　胸部縦隔造影検査における造影剤濃度別の下大静脈、肺動脈、大動脈のCT値
造影剤濃度が低いほど、下大静脈、肺動脈、大動脈のCT値は高くなった。

＊：$p<0.05$、＊＊：$p<0.001$（Tukey-Kramer法）

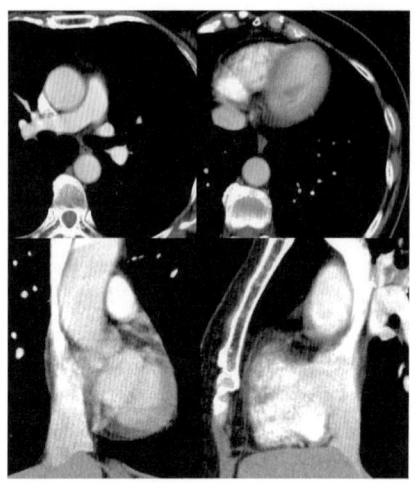

CHAPTER 3 ▶ 2 体幹部 ▶ ❶ 上大静脈および下大静脈から右心房への流入割合が造影効果に与える影響

54歳、55kg、女性
175mgI/mL、62mL、1.8mL/秒
下大静脈=167HU、肺動脈=227HU、
大動脈=170HU

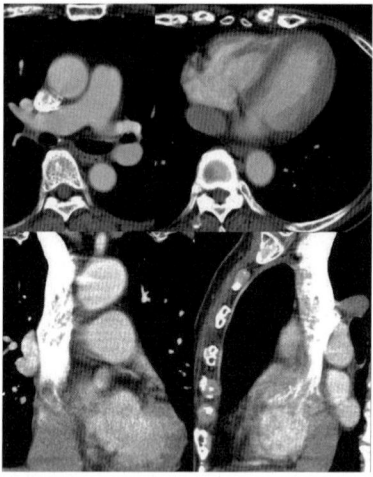

66歳、50kg、女性
350mgI/mL、28mL、0.8mL/秒
下大静脈=75HU、肺動脈=172HU、
大動脈=155HU

図5 胸部縦隔造影における造影剤濃度の違いによる臨床例
造影剤濃度が低く、注入量と注入速度が高いほうが、下大静脈から右心房に流入する造影剤の割合が高く、肺動脈および大動脈のCT値が高くなった。

が低く、注入量と注入速度が高いほど、下大静脈・肺動脈・大動脈のCT値が高くなった。このことから、上大静脈および下大静脈から右心房へ流入する造影剤と血液の割合は、造影剤注入パラメータにより変化すると考えられる。右心房への流入割合においては被検者による個人差が大きいが、造影剤濃度を低く、注入量および注入速度を高くすること（ボリューム効果）により、上大静脈から右心房に流入する造影剤の割合を高くできるため、右心系およびそれ以後の心血管系の造影効果を高められる。造影剤濃度175mgI/mLと350mgI/mLの違いによる臨床例を**図5**に示す。造影剤濃度が低く、注入量と注入速度が高いほうが、下大静脈から右心房に流入する造影剤の割合が高く、肺動脈および大動脈のCT値が高くなった。

腹部多時相造影において、下大静脈と大動脈のCT値は造影剤濃度による違いを認めなかった（**図6**）。これは、体重が軽い群ほど低濃度造影剤を使用するように体重で造影剤濃度を使い分けることで注入量と注入速度を高く設定できたからであると考えられる。このことから、造影剤使用量を体重により適正化した場合、低体重の被検者では造影剤濃度を低く、注入量と注入速度を増加することにより、造影剤注入パラメータによる右心房への流入割合による影響が低減できると考えられる。そのため、動脈相のように造影剤のfirst passの間に撮影する検査において、右心房に流入する造影剤の被検者による個人差を低減して、右心系およびそれ以降の心血管系の造影効果を高めることが可能であろう。

縦隔造影において、注入速度を0.5mL/秒ごとに分けて、注入速度と肺動脈および大動脈のCT値を比較すると（**図7**）、注入速度が高い群ほど肺動脈および大動脈のCT値が高くなり、注入速度が2.0mL/秒以上になると注入速度によるCT値の変化が小さく

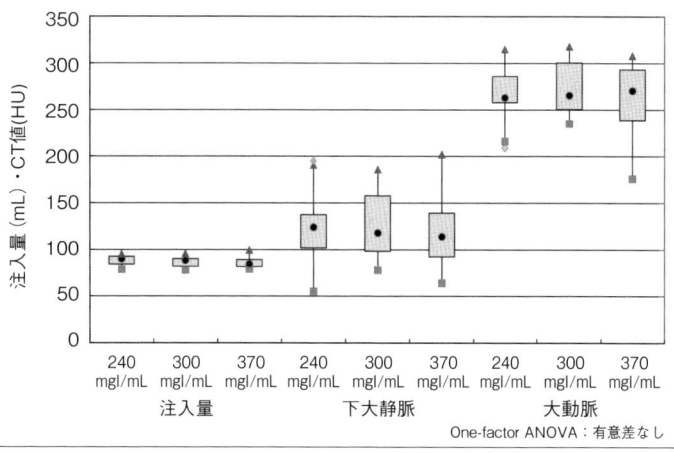

図6 腹部多時相造影検査における造影剤濃度別の注入量、下大静脈、大動脈のCT値
注入量、下大静脈、大動脈のCT値は、造影剤濃度による違いを認めなかった。

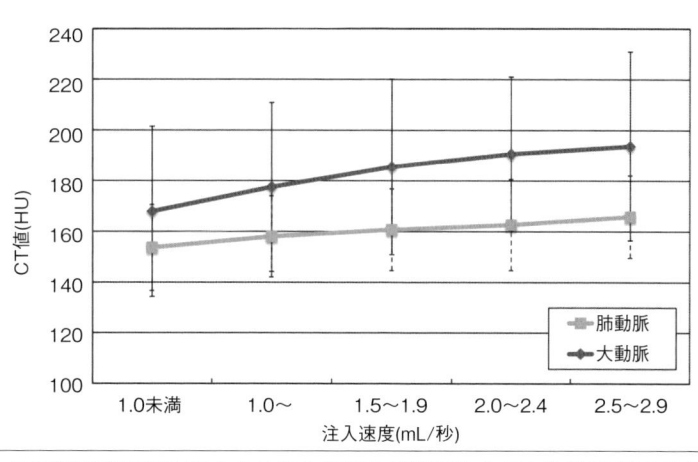

図7 胸部縦隔造影検査における注入速度と肺動脈および大動脈CT値の関係
注入速度が高い群ほど肺動脈および大動脈のCT値が高くなり、注入速度が2.0mL/秒以上になると注入速度によるCT値の変化が小さくなった。

なった。このことから、ボリューム効果を得るためには注入速度が2.0mL/秒以上を確保できる造影剤注入パラメータの設定が必要であると考えられる。

　上大静脈および下大静脈から右心房へ流入する造影剤と血液の割合は、被検者の個人差に加え、造影剤注入パラメータにより変化する。しかし、被検者の個人差があっても、注入速度が2.0mL/秒以上を確保してボリューム効果を得ることができる造影剤注入パラメータを設定することにより、上大静脈から流入する造影剤の割合を高くできるため、右心系およびそれ以後の心血管系の造影効果を高くすることができる。このことから、動脈相のように造影剤のfirst passの間に撮影する検査において、体重により造影剤使用量を適正化した場合、低体重では造影剤濃度を低くするように体重群別に造影剤濃度を使い分け、注入量と注入速度が高くなるように調整することが必要である。

CHAPTER 3 ▶ 2 体幹部 ▶ 2

胸部大動脈3D-CTAにおける画質改善の試み

はじめに

　胸部大動脈3D-CTA検査において、鎖骨下静脈、上大静脈に残存している造影剤から発生するアーチファクトは、腕頭動脈、左総頸動脈、左鎖骨下動脈(以下、3分枝)の画質に大きな影響を与えている。

　近年、MDCTの普及に伴うインジェクタの機能向上により多様な造影剤の注入が可能となり、また2筒式インジェクタの登場により造影剤と生食を使用することも可能となった。そこで、造影剤注入終了後生食を注入する方法(生食後押し法)により3分枝に与えるアーチファクトの影響が軽減される可能性が考えられるため、これについて検討した[5]。

生食後押し法による3分枝のアーチファクト軽減

　CT装置は東芝メディカルシステムズ製Asteion Multi (4DAS)、インジェクタは根本杏林堂製DUAL SHOT GX を使用した。

　従来の注入方法は、造影剤注入開始よりCT透視画像に造影剤が到達した時点で吸気による呼吸停止の指示後に撮影を開始し、撮影が終わる10秒前に造影剤の注入をインジェクタ同期により停止させるというものであった。生食後押し法では、撮影開始までは従来法と同様に行い、撮影が終わる15秒前に造影剤の注入を停止させ、その直後より生食を造影剤の注入速度と同じ速度で注入する(図1)[2]。撮影は、吸気停止後より足頭方向に行い、心下部から鎖骨下動脈を含む範囲とした(図2)。横断像により、右鎖骨下静

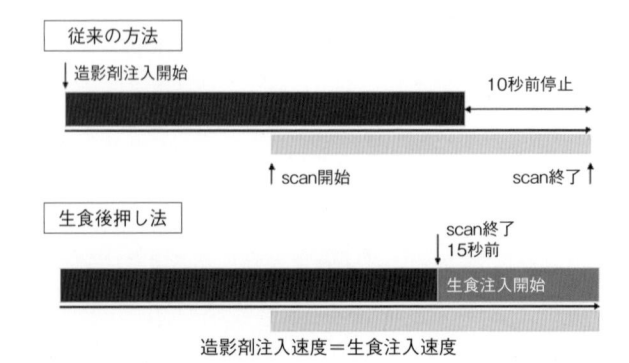

図1　従来の造影剤注入方法と生食後押し法

脈、上大静脈、3分枝、大動脈弓部、腹部大動脈にそれぞれ関心領域（ROI）を設定し、CT値を測定した（**図3**）。

50症例に対して測定した部位の平均のCT値、またCT値のバラツキの結果を、**表1**に示す。従来の注入法に比べ、生食後押し法では静脈において約1/3〜1/5のCT値が減

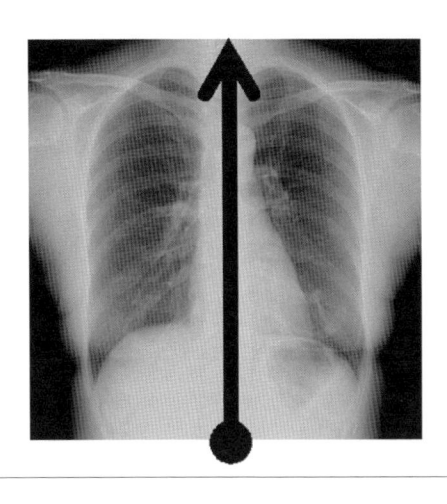

図2 撮影方向

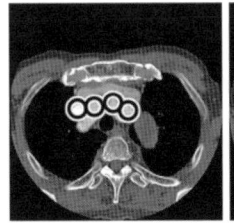

ROIを設定しCT値を測定

図3 測定部位

表1　従来の造影方法と生食後押し法におけるCT値とSD

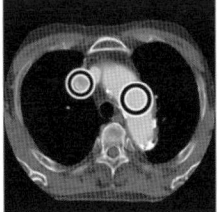

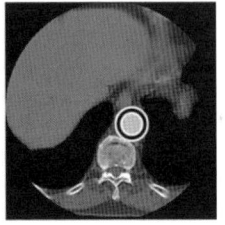

	右鎖骨下静脈	上大静脈	腕頭動脈	左総頸動脈	左鎖骨下動脈	大動脈弓部	腹部大動脈
生食後押しなし	1779	755	248	239	254	255	240
生食後押しあり	269	285	271	261	272	276	245
CT値差	-1510	-470	23	22	18	21	5

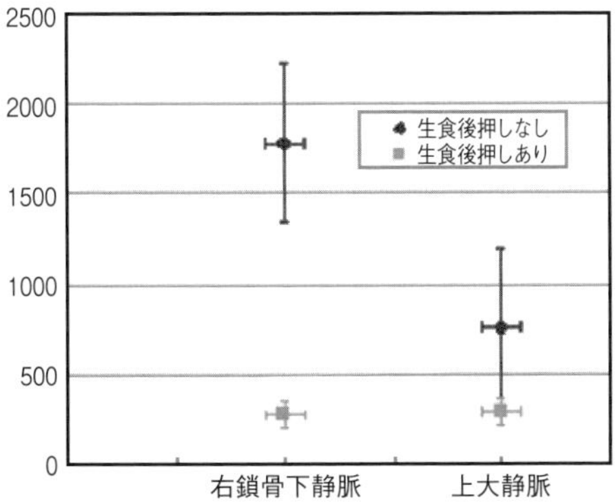

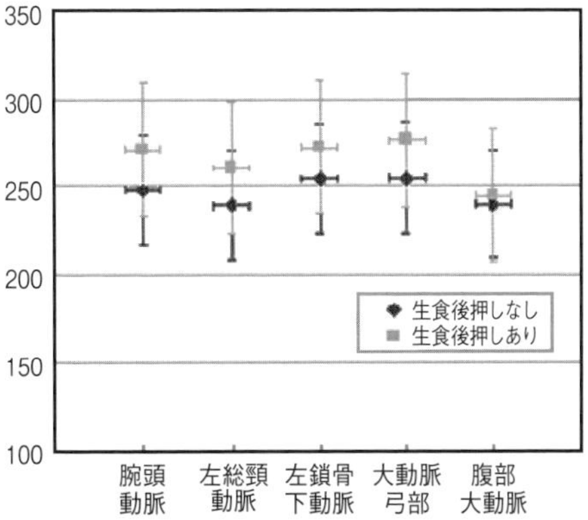

少しており、またCT値のバラツキが減少している。動脈においてはそれぞれの測定部位で約20HUの上昇が見られたが、CT値のバラツキには大きな差は見られなかった。

図4は、従来の注入方法と生食後押し注入法による同一患者の3D-CTAである。円で囲んだ部分において、左の従来法では骨と同等のCT値を示しているために右鎖骨下動脈が評価できない。しかし、右の生食後押し法では造影剤が押し流され、右鎖骨下動脈が評価できる。静脈のCT値が減少したのは、生食で後押しすることにより鎖骨下静脈、上大静脈に滞留していた造影剤が押し流されたためであり、静脈のCT値のバラツキが減少したことも、同様に血管に残る造影剤の割合が減少したためであろう。動脈のCT値上昇は、生食で後押しすることで、静脈から押し込まれた造影剤が動脈に造影効果の延長を起こしたためと考えられる。

生食後押し法を行うことにより鎖骨下静脈から上大静脈の造影剤が押し流され、造影剤からのアーチファクトの軽減により3分枝の画質が向上する。生食後押し法は胸部大動脈3D-CTAにおいて有用である。

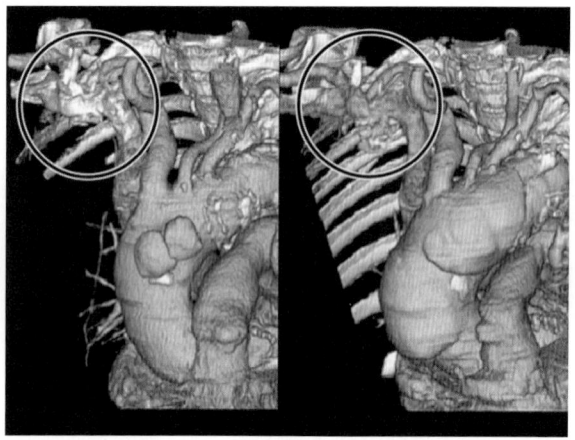

図4 従来の造影方法と生食後押し注入法による臨床例
左図の生食後押しなしでは右鎖骨下静脈に滞留する造影剤のCT値が高く、右鎖骨下動脈が評価できない。
右図の生食後押しありでは造影剤が押し流され右鎖骨下動脈が評価できる。

CHAPTER 3 > 2 体幹部 > 3

胸部縦隔造影検査における造影剤・生食同時注入法の検討

はじめに

　胸部縦隔造影検査(以下縦隔造影)において鎖骨下静脈から上大静脈に滞留する造影剤からのアーチファクトは画像に影響を与えている。しかし、胸部CT検査で血管構造と腫瘍、リンパ節の分離を行うには造影剤を使用し、肺動静脈、大動脈が十分に造影されることが必要とされる。

　このことから、静脈に滞留する造影剤によるアーチファクトを軽減させ、画質向上を図るため造影剤・生食同時注入法による造影方法を検討した。

　CT装置は東芝メディカルシステムズ製Asteion Multi (4DAS)、インジェクタは根本杏林堂製DUAL SHOT GXを使用した。

造影剤・生食同時注入法によるアーチファクトの軽減

　造影剤注入時間を40秒とし、造影剤注入開始より30秒後に撮像を開始する従来行っていた縦隔造影方法(以下、従来法)と、造影剤注入時間・撮像開始時間は従来法と変更せず、生食と造影剤を同じ注入速度で同時に注入する方法(以下、生食同時注入法)を、**図1**に示す。また、従来法と生食同時注入法を循環ファントムにより比較実験した結果を、**図2**に示す。循環ファントムによる比較実験の結果から、従来法と生食同時注入法のTECに有意差は生じていない。次に、臨床において得られた従来法と生食同時注入法のアキシャル画像から、鎖骨下静脈、上大静脈、肺動脈、大動脈弓部、

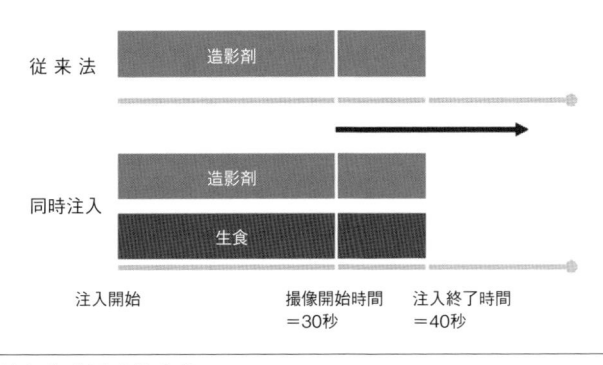

図1　従来法と生食同時注入法

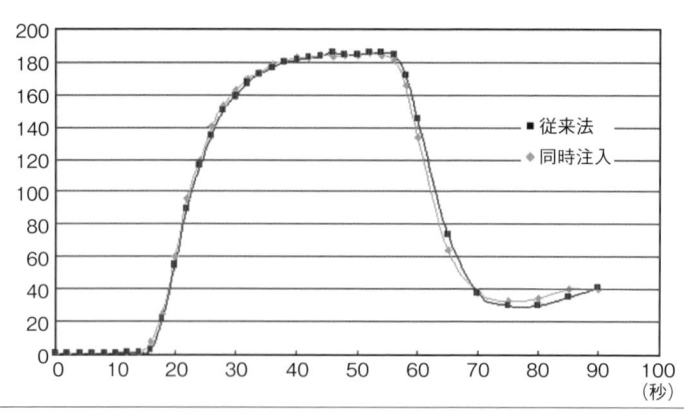

図2　循環ファントムによるTECの比較

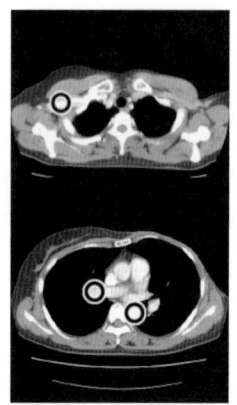

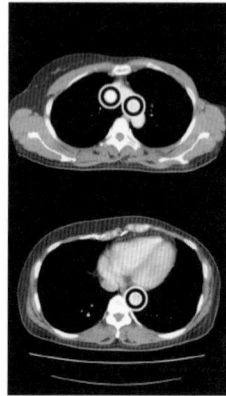

ROIを設定しCT値を測定

図3　CT値の計測部位

下行大動脈にROIを用いて、CT値を測定する(**図3**)。

　検討の結果、従来法に比べ生食同時注入法では、鎖骨下静脈で50％のCT値の低減が見られた。上大静脈でもCT値の低減は見られたが、5％程度と著しいCT値の低減には至らなかった。従来法と生食同時注入法で鎖骨下静脈と上大静脈の低下率は従来法で71.2％、生食同時注入法で51％と従来法が低下している。しかし、生食同時注入法では、鎖骨下静脈、上大静脈ともに、CT値のバラツキが減少している。動脈においては、CT値のバラツキに大きな差は見られない。

　生食同時注入法を行うことにより耐圧チューブ内で生食と造影剤が混ざり合い、血管内へ注入される前に希釈がなされていることに加え、血液による希釈により、鎖骨下静脈のCT値の減少が起こり、アーチファクトが軽減されたと考えられる。しかし、上大静脈では、上大静脈に至るまでの間の血液との希釈のみが影響し、従来法と生食同時注入法のCT値に大きな差が見られなかったのだろう。血液との希釈のみが影響するのであれば、鎖骨下静脈と上大静脈のCT値の差は従来法と同様になるはずだが、鎖骨下静脈から上大静脈までの血管の範囲には血液の許容量があり、それにより血液による希釈率の低下があったのだろう。動脈においてCT値に変化が見られなかったことから、生食により造影剤が希釈される影響に比べ、心機能の影響が大きいため、動脈のCT値に影響が見られなかっ

たと考えられる。

　縦隔造影において生食同時注入法は鎖骨下静脈、上大静脈のCT値の低下に影響を与え、画質の向上(アーチファクトの軽減)に有用である。さらに、動脈のCT値に変化が見られなかったことから血管構造と腫瘍、リンパ節との分離に影響はない。

表1　計測部位の平均CT値とバラツキ

	鎖骨下静脈	上大静脈	肺動脈	弓部	下行大動脈	下行大動脈
従来法	1818	523	171	178	177	164
同時注入	977	498	184	186	179	155

表の数字は平均したCT値を示す

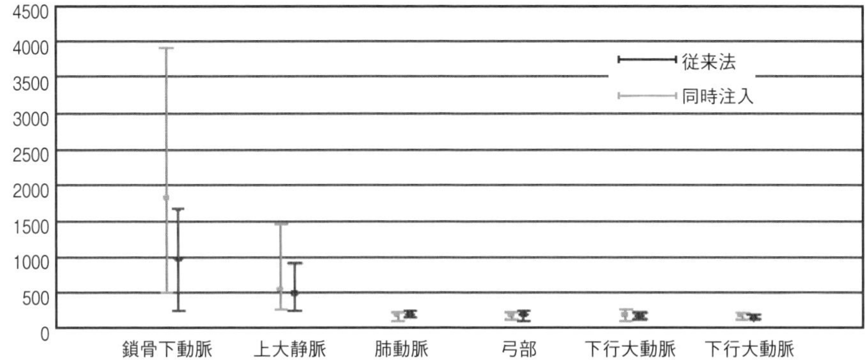

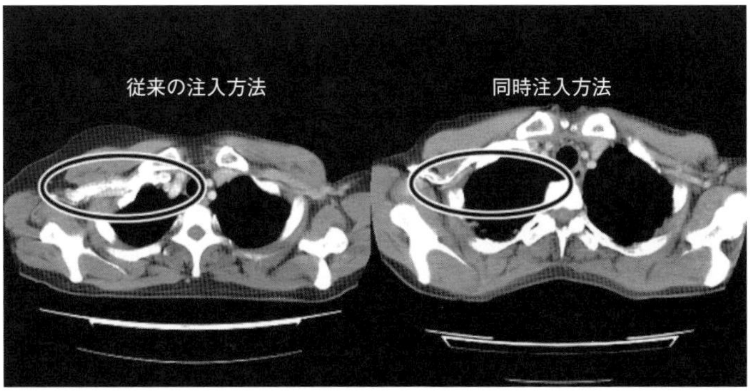

図4　従来の胸部縦隔造影方法と生食同時注入法の臨床画像

鎖骨下静脈からのアーチファクトが軽減

CHAPTER 3 ▶ 2 体幹部 ▶ 4

胸腹部CTAにおける肺動脈モニタリングによる造影効果補正

はじめに

　長野赤十字病院では現在、胸腹部CTAは造影剤注入条件において体重・時間当たり注入ヨード量と注入時間を一定にすることにより、造影効果の再現性を確保し、造影剤使用量の適正化を図っている。また、鎖骨下静脈から上大静脈に停滞する造影剤を有効に利用し、停滞造影剤によるアーチファクト低減のために、BT法において閾値到達時点より造影剤注入から生食注入に切り替えることができるインジェクタ同期システムを用いて生食後押しを行っている（**図1**）。しかし、インジェクタ同期システムによる生食後押しは、被検者のパラメータにより造影効果が低くなる場合がある。これは、撮影開始タイミングをとらえるために使用しているBT法によって、造影効果を予測し補正することができないからと考えられる。

　そこで、胸腹部CTAのBT法によるCT値モニタリング画像および撮影した大動脈CT値を解析することにより、BT法における造影効果の補正方法と、その有用性について検討した。

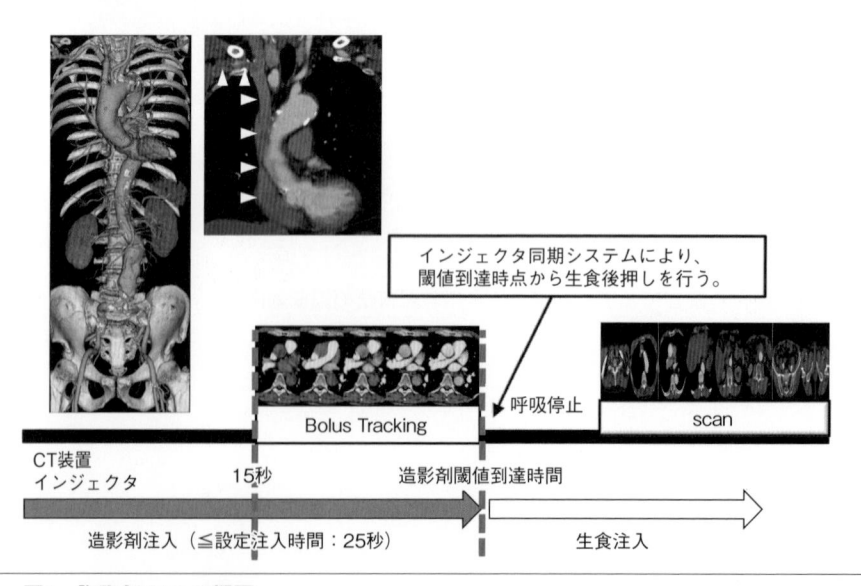

図1　胸腹部CTAの概要
生食後押しを行う目的は、静脈内に停滞する造影剤を生食後押しすることで、造影剤によるアーチファクトを低減し、造影剤を有効に利用することである。

CT装置は東芝メディカルシステムズ製Aquilion 64、インジェクタは根本杏林堂製DUAL SHOT GXを使用した。

胸腹部CTAにおけるBT法を用いた造影効果補正

　胸腹部CTAは、対象52人で検討した。撮影条件は、X線管電圧120kV、画像スライス厚5mmで画像SDを10に設定して管電流をCT用自動露出機構で調整し、ガントリ回転速度0.5秒、撮影スライス厚0.5×64mm、ピッチファクター（PF）0.83で頭足方向に撮影した。BT法は、下行大動脈にROIを設定し、造影剤注入開始15秒後からCT値のモニタリングを開始し、目視で造影剤の到達を確認してマニュアルスタートで撮影した。造影注入方法は、注入ヨード量が313mgI/kg、注入持続時間が25秒、また生食後押しはインジェクタ同期システムにより、造影剤と同じ注入速度で行った。また、BT法におけるCT値モニタリング画像の肺動脈CT値と下行大動脈CT値を測定して、肺動脈CT値の平均値、大動脈における造影剤到達時間、閾値到達時間、TECの傾き、閾値を求めた（**図2**）。そして、撮影したアキシャル画像において、5ヶ所の大動脈CT値を測定して平均値を撮影時の大動脈CT値とした。

　冠動脈および胸腹部CTAにおいて、大動脈CT値は、造影剤到達時間および閾値到達時間との間に相関関係を認めなかった（**図3**）。このことから、大動脈の造影効果は、造影剤到達時間および閾値到達時間からは予測はできないと考えられる。また、大動脈CT値は、TECの傾きおよび肺動脈CT値との間に正の相関関係を認めた（**図4**）。このことから、大動脈の造影効果は、TECの傾きおよび肺動脈CT値から予測できると考

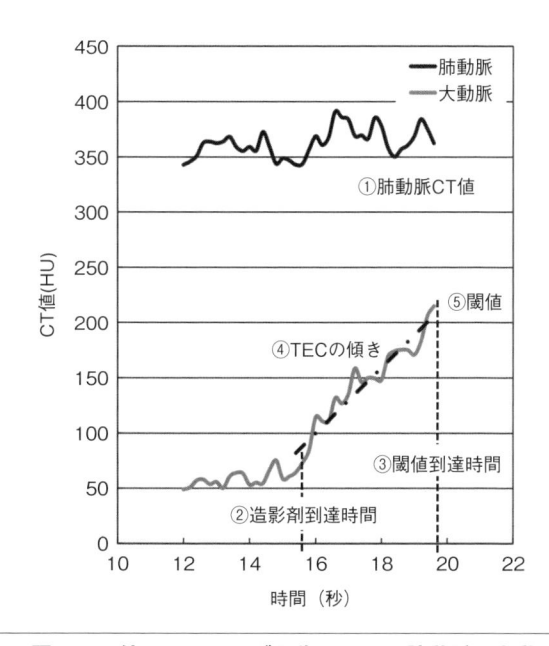

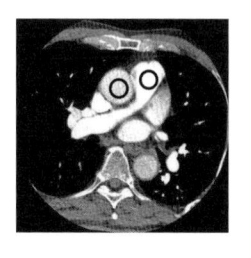

図2　CT値モニタリング画像における肺動脈と大動脈CT値の測定
　CT値モニタリング画像において、肺動脈CT値と大動脈CT値を測定して、肺動脈CT値の平均値、大動脈の造影剤到達時間、閾値到達時間、TECの傾き、閾値を求めた。

えられる。しかし、現在のBT法は、同一断面を連続撮影してCT値をモニタリングすることから、肺動脈のCT値をモニタリングすることはできるが、TECの傾きをリアルタイムに求めることはできない。そのため、肺動脈CT値のモニタリングは、臨床において大動脈の造影効果を予測する目的で利用できると考えられる。また、肺動脈CT値は、右心房への造影剤流入割合の違いや心拍出量の違い（**図5**）により変化するため、被検者パラメータの違いによる大動脈における造影効果の変化を把握できる。このことから、肺動脈CT値のモニタリングは、大動脈の造影効果を予測するために有用であると考えられる。また、胸腹部CTAにおいて、大動脈CT値は閾値との間に正の相関関係

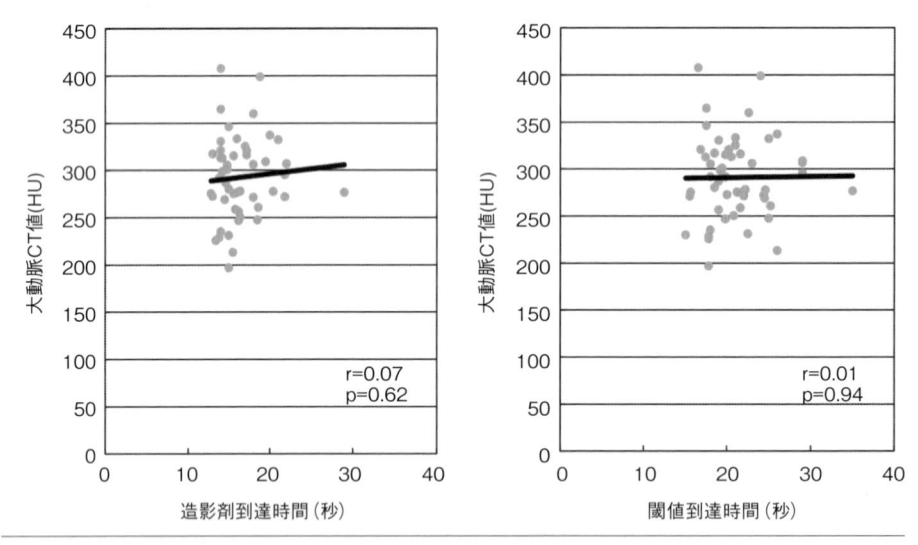

図3　大動脈CT値と造影剤到達時間および閾値到達時間との関係
大動脈CT値は、造影剤到達時間と閾値到達時間に相関関係を認めなかった。

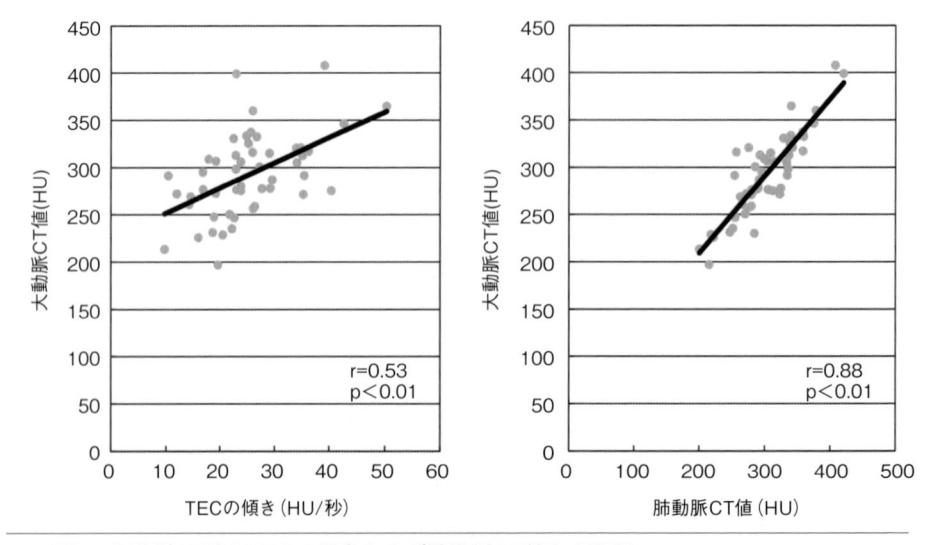

図4　大動脈CT値とTECの傾きおよび肺動脈CT値との関係
大動脈CT値は、TECの傾きと肺動脈CT値に相関関係を認めた。

を認めた（**図6**）。インジェクタ同期システムによる生食後押しは、設定した造影剤注入持続時間25秒以下において閾値到達時間と造影剤注入持続時間が等しくなることから、大動脈の閾値が高いほど閾値到達時間が遅延して造影剤注入持続時間が長くなるため、大動脈の造影効果が高くなったと考えられる。そのため、設定造影剤注入持続時間以下において、大動脈の造影効果は、大動脈の閾値の設定を高く変更して造影剤注入持続時間を長くすることにより、造影効果を高く補正できると考えられる。したがって、インジェクタ同期システムによる生食後押しを行っている胸腹部CTAは、BT法において肺動脈と大動脈の2ヶ所にROIを設定してCT値のモニタリングを行い、肺動脈CT値から大動脈の造影効果を予測する。

肺動脈CT値が低く大動脈の造影効果が低いと予測した場合は、大動脈の閾値の設定を高く変更して造影剤注入持続時間を長くすることで大動脈の造影効果を高くできると考えられる。そこで、測定結果から造影効果補正方法について検討した。

長野赤十字病院では、胸腹部CTAにおいて3D画像を作成するために必要な大動脈CT値は250HU以上とし、目標とする大動脈CT値の造影効果を300HUと設定している。大動脈CT値と肺動脈CT値の回帰直線y＝0.8x＋45.7（**図7**）から、大動脈CT値が300HUでは肺動脈CT値が311HUであった。このことから、BT法において肺動脈CT値の閾値を300HUに設定し、300HU未満では大

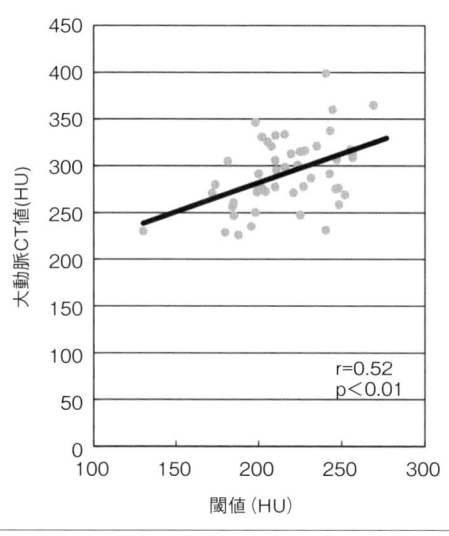

図5　大動脈CT値と閾値の関係
　大動脈CT値は、閾値と相関関係を認めた。

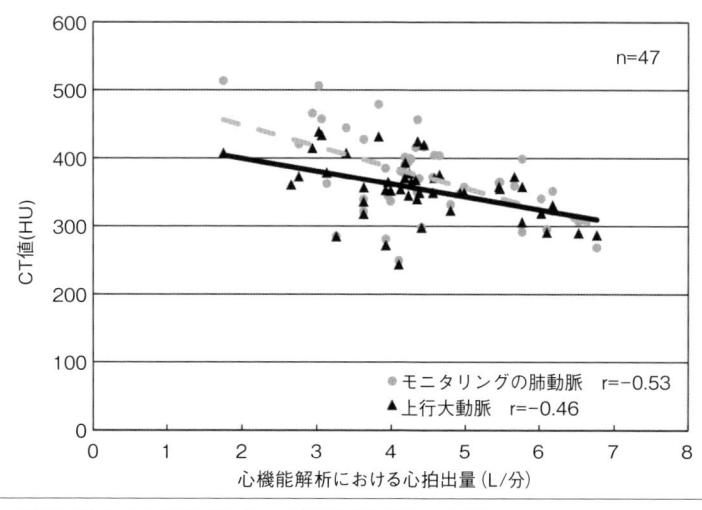

図6　心拍出量と大動脈CT値および肺動脈CT値の関係
　冠動脈CTにおける心拍出量と大動脈CT値およびCT値モニタリングの肺動脈CT値の結果である。大動脈CT値と肺動脈CT値は、心拍出量と負の相関関係を認めた。

動脈の造影効果が低くなると予測した。また、大動脈CT値と閾値の回帰直線（図7）から、肺動脈CT値が300HU以上の場合では206HU（y=0.8x+134.7）、肺動脈CT値が300HU未満の場合では272HU（y=0.4x+191.2）となった。このことから、BT法における大動脈の閾値は、肺動脈CT値が300HU以上の場合では200HUでオートスタート、肺動脈CT値が300HU未満の場合では250HUでマニュアルスタートとした。また、肺動脈CT値が300未満の場合において、大動脈の造影効果が低く大動脈の閾値250HUより低くなる場合があるため、BT法において大動脈の閾値250HUに達しない場合は、造影剤注入終了時点または大動脈の閾値が200HUに達した時点とした（図8）。造影効果補正方法を適用した結果を図9に示す。肺動脈CT値が300HU以上では、大動脈CT値の平均値が300HUを確保できた。また、肺動脈CT値300HU未満では、補正方法により大動脈の閾値を高く変更し造影剤注入持続時間を長くすることで大動脈CT値が高くなった。そのため、今回検討した造影効果補正方法は、インジェクタ同期システムで生食後押しを行

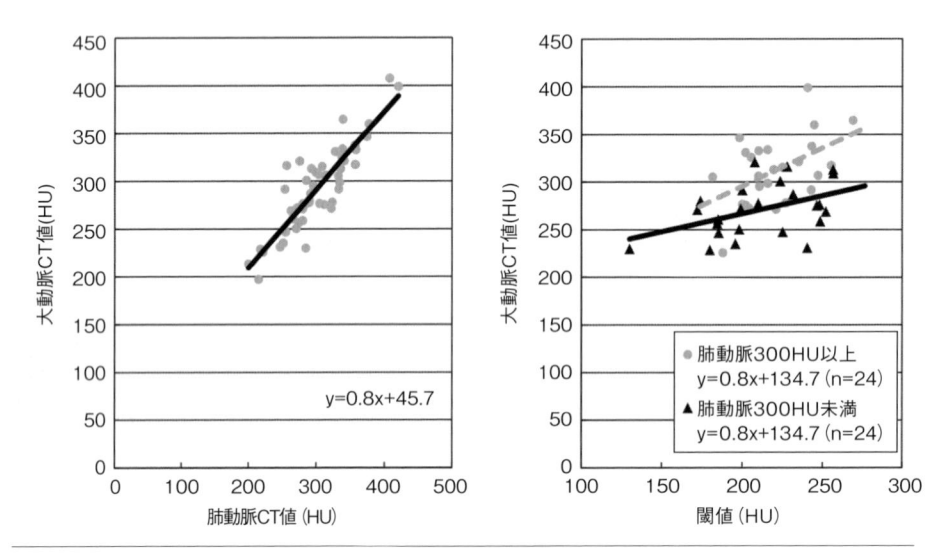

図7 肺動脈CT値および閾値と大動脈CT値の関係
大動脈CT値が300HUを得るためには、BT法における肺動脈の閾値は300HUとなる。また、肺動脈の閾値300HU以上と未満では、大動脈の閾値を変更する必要がある。

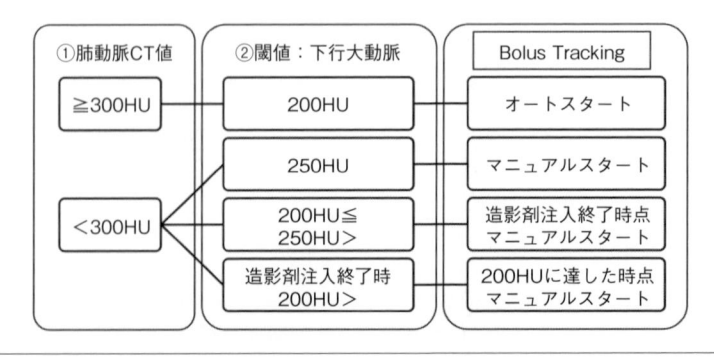

図8 BT法における造影効果補正方法
BT法において、肺動脈と下行大動脈の2ヶ所にROIを設定し、肺動脈CT値から大動脈の造影効果を予測し、大動脈の閾値を設定変更する方法。

う胸腹部CTAにおいて大動脈の造影効果を向上でき有用であると考えられる。しかし、補正方法を適応した場合でも、肺動脈CT値から大動脈の造影効果を予測することはできるが、造影剤注入持続時間を長くするだけでは造影効果を高く補正できない症例があった（**図10**）。このような場合、造影効果を高く補正するためには、体重・時間当たり注入ヨード量を増加する必要があるが、検査前に被検者の状態を把握し造影剤注入条件を工夫することは現状では難しいと考えられる。

BT法における肺動脈CT値のモニタリングは、大動脈の造影効果を予測できる。そのため、胸腹部CTAにおいてインジェクタ同期システムによる生食後押しを行う場合、BT法において肺動脈と大動脈の2ヶ所にROIを設定してCT値のモニタリングを行い、肺動脈CT値から大動脈の造影効果を予測し大動脈の閾値を設定変更する方法は、大動脈の造影効果を高く補正することができる。

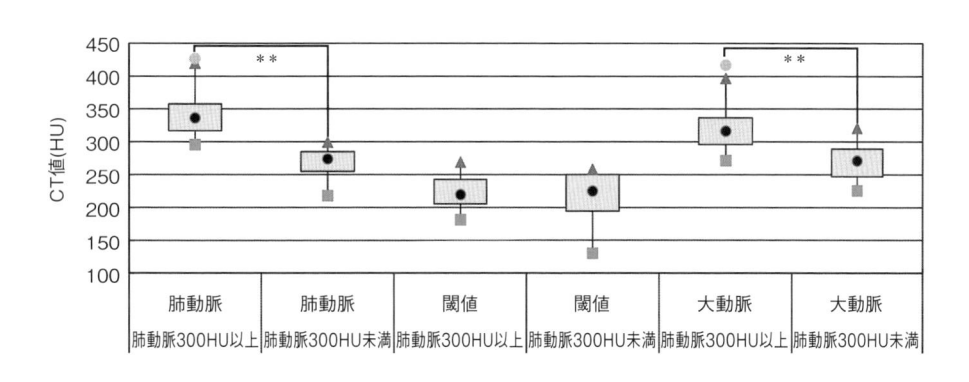

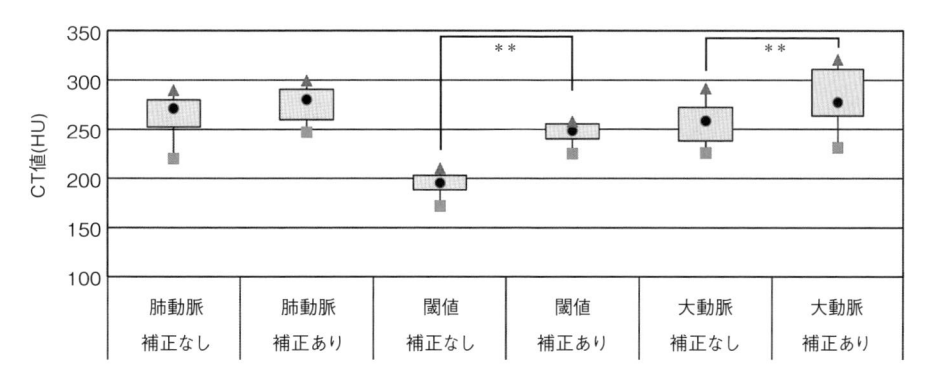

F-test, Student's *t*-test, Welch's *t*-test, ＊＊ $p<0.01$

図9　造影効果補正方法の適用前後における肺動脈、閾値、大動脈のCT値
造影効果補正方法により、大動脈CT値の向上を図ることができた。

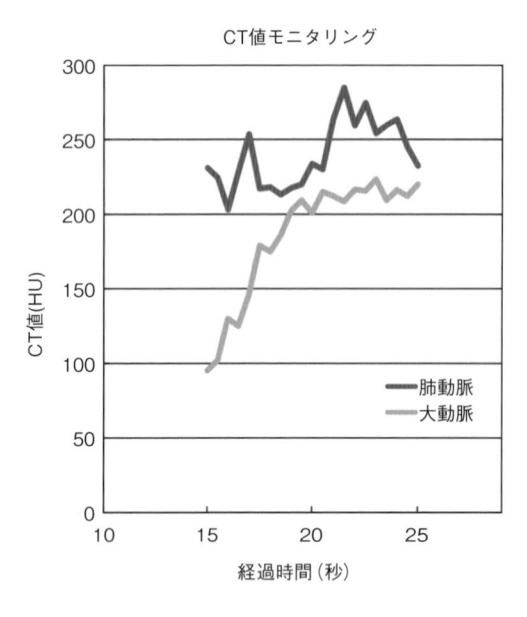

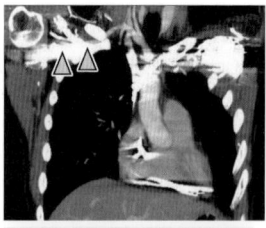

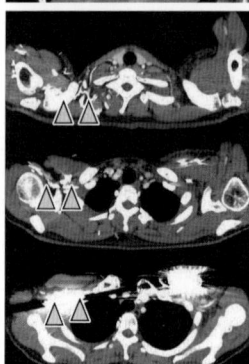

図10 補正法による造影効果向上を認めない臨床例
鎖骨下静脈が鎖骨と肋骨の圧迫で造影剤の流入が妨げられ、鎖骨下静脈とその周囲の静脈に造影剤の停滞が認められた(矢頭)。

CHAPTER 3 ▶ 2 体幹部 ▶ 5

腹部3D-CTAにおける造影剤連続可変注入法

はじめに

　3D-CTAは、画像ノイズや血管のCT値などにより3D画像の血管形状再現性および描出能が変化する。そして、CT値は高く均一に保つ必要があり、CT値に最も影響を及ぼすのは造影剤注入方法である。CT値を均一に保つためには、TECを一定に保つことができる造影剤注入方法が望ましい。TECは、注入量、注入速度、注入時間、注入法（一段注入、二段注入など）により変化するが、従来の造影剤自動注入器は、注入速度固定法しかできなかった。そのため、TECを一定に保つために二段注入や多段注入等、段階的に注入速度を変化させる方法で造影剤の注入を工夫していた。しかし、各段移行部において注入速度が変化するためにTECが変動し、一定に保つことに限界があった。

　現在では、造影剤自動注入器の性能が向上し、可変係数により連続的に注入速度を変化させる注入法（可変注入法）が可能となった。この方法により、TECを一定に保つことができるのではないかと考えられる。そこで、自作TEC測定ファントムにより、TECを一定にできる最適な可変係数について検討した。そして、この最適な可変係数により、腹部3D-CTAにおいてCT値を均一に保つことで、3D画像における血管形状再現性および描出能を向上できるか検討した。

　CT装置は東芝メディカルシステムズ製Asteion Multi 4DAS、インジェクタは根本杏林堂製A-250可変注入プロトタイプ、WSは東芝メディカルシステムズ製Xtensionを使用した。また、自作模擬血管ファントムと自作TEC測定ファントムを使用した。

3D画像作成に必要なCT値の検討

　直径20mmの円柱容器に、CT値が100、200、300HUになるように調整した希釈造影剤を入れて、大動脈を模擬した血管ファントムを作成し、水中で撮影した。そして、WSにおいて模擬血管ファントムの3D画像を作成し、腹部3D-CTAに必要なCT値について検討した。

　その結果、模擬血管ファントムのCT値および設定閾値により模擬血管ファントムの大きさや抽出能に違いを認めた（図1）。このことから、腹部3D-CTAにおいて必要な大動脈CT値は200HU以上であると考えられる。

可変係数の違いによるTECの検討

　自作TEC測定ファントムを使用して、可変係数を0.3、0.5、1.0（一段注入法）、1.5と変化させた場合においてTECを測定した。このとき、造影剤濃度240mgI/mL、注入量90mL、造影剤注入持続時間50秒を一定とした。ここでの可変係数とは、注入終了速度を注入開始速度で除した値である。

　可変係数を0.3、0.5、1.0（一段注入法）、1.5と変化させたTECの結果を**図2**に示す。可変係数1.0（一段注入法）と比較すると、可変係数0.3では、最大値が上昇し、最大値到達時間が45秒と10秒短縮した。可変係数0.5では、注入経過時間が45秒で最大値に到達し、それ以降TECが上昇せず、45～60秒の15秒間において最大値が一定な時間があ

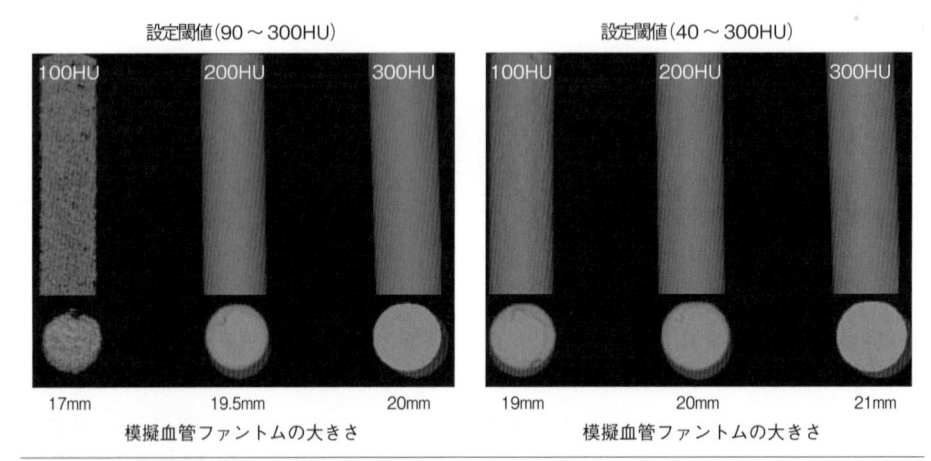

図1　模擬血管ファントムの3D画像
模擬血管ファントムのCT値や設定閾値により、模擬血管ファントムの大きさや描出能に違いを認めた。

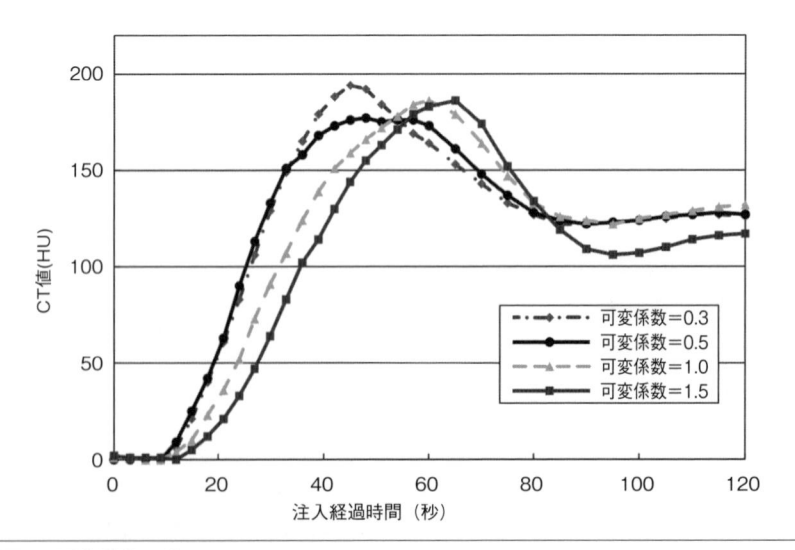

図2　可変係数の違いによるTEC
可変係数によりTECに違いを認めた。
TECを一定に保つことができる可変係数は0.5であった。

るTECとなった。可変係数1.5では、最大値到達時間が65秒と5秒遅延した。可変係数0.3は、注入量後半部分を前半に注入することで、注入開始速度が高くなるために最大値が上昇したが、注入開始速度と注入終了速度の差が大きいため、造影効果持続時間が短縮したと考えられる。可変係数0.5では、可変係数0.3と同様、注入開始速度が高いため最大値到達時間が短縮したが、最大値到達後CT値が上昇せず、60秒まで最大値が一定なTECとなった。このことから、最大値到達時間45秒以降における造影剤注入は、CT値上昇に関与せず、最大値持続に関与すると考えられる。また、注入速度を連続的に変化させることで、以前の多段注入法における注入速度の変化によるTEC変化を抑えることができる。したがって、可変係数0.5は一定な最大値持続時間があるTECを得ることができる。可変係数1.5は、注入量前半部分を後半に注入することで、注入開始速度に対して注入終了速度のほうが高く、造影剤検出時間と最大値到達時間が遅延したと考えられる。

腹部3D-CTAにおける可変注入法の検討

　一段注入法と可変注入法（可変係数0.5）による造影剤注入法において、腹部3D-CTAを施行した。撮影条件は、管電圧120kV、管電流300mA（最大）、ガントリ回転速度0.75秒、スライス厚3mm、ビームピッチ1.5、再構成間隔1.5mm、再構成関数FC=10（腹部標準用）で行った。また、BT法により腹腔動脈分岐付近でCT値のモニタリングを行い、造影剤の到達を目視で確認し撮影開始した。造影剤注入条件は体重により適正化し、注入ヨード量が450mgI/kg、造影剤注入持続時間が50秒と一定で行った。次に、撮影したアキシャル画像において体軸方向の大動脈CT値を測定し、BT法において目視で造影剤の到達した時間を造影剤検出時間として求めた。そして、年齢、体重、大動脈CT値の体軸方向における平均値およびSD、変動係数、撮影時間、造影剤検出時間について、Studentのt検定およびWelch検定により統計的検定を行った。統計学的有意差の検定基準は有意水準1%で行った。

　腹部3D-CTAにおいて、ファントム実験からTECを一定に保つことができる可変係数0.5での可変注入法を一段注入法とで比較した。可変注入法のほうが、体軸方向における大動脈CT値の平均値が高く、標準偏差および変動係数が小さく、造影剤検出時間が早くなった（**表1**）。一段注入法と可変注入法において、体軸方向における大動脈CT値の結果を**図3**に示す。一段注入法は撮像開始から総腸骨分岐付近までCT値は上昇して分岐以降は降下したのに対し、可変注入法では変動が少なくなった。また、分岐や血管径が変化する箇所である総腸骨動脈分岐付近や内・外腸骨動脈において、CT値の変動が大きくなった。このことから、可変注入法はCT値の均一性を向上できる造影剤注入方法であり、解剖学的な血管走行による血流変化などによるCT値の変動を軽減でき、3D画像において血管形状再現性および抽出能の向上を図ることができると考えられる。また、一段注入法に比べ、可変係数0.5は注入開始速度が高いため、造影剤検出時間が短くなった。このことより、注入開始速度が高くなることで造影剤検出時間の

短縮が図れ、特に心機能低下や大動脈疾患がある人など、血流動態が遅い人における造影剤検出時間の短縮が期待でき、被検者における個人差を低減できると考えられる。

しかし、TECの結果とは異なり、可変注入法のほうが、平均CT値が上昇する結果となった。可変注入法により注入開始速度が高く、注入時間前半において注入量が増加する。そして、造影剤再循環量が増加する。この再循環における影響により平均CT値が上昇し、TECファントムでは再循環分が過小評価されたのではないか。また、体軸方向における大動脈CT値において、一段注入法では造影剤注入終了後に最大値となり、体軸方向にCT値が上昇したことから、TECにおいて最大値でなく、CT値上昇過程に撮像されたと考えられる。これに対して、可変注入法では体軸方向のCT値が一定であったことから、TECにおいて一定な最大値持続時間に撮像されたと考えられる。したがって、可変注入法のほうが撮像時におけるCT値が高く、平均CT値が上昇していた。そのため可変注入法は、注

表1　一段注入法と可変注入法の比較

可変注入法のほうが、体軸方向における大動脈CT値の平均値が高く、標準偏差および変動係数が小さく、造影剤検出時間が早くなった。

	一段注入法		可変注入法 （可変係数0.5）	
n	60		50	
	Mean	SD	Mean	SD
年齢（歳）	71.7	9.2	74.4	7.8
体重（kg）	58.3	8.4	60.6	7.0
撮像時間（秒）	22.0	2.2	22.1	1.9
造影剤検出時間（秒）	22.9	3.1	21.3*	2.2
体軸方向における大動脈CT値の平均値（HU）	229.4	26.2	249.3*	29.7
体軸方向における大動脈CT値のSD（HU）	15.0	5.4	12.0*	3.2
変動係数	0.066	0.024	0.049*	0.015

*$p<0.01$ vs 可変注入法(可変係数0.5)

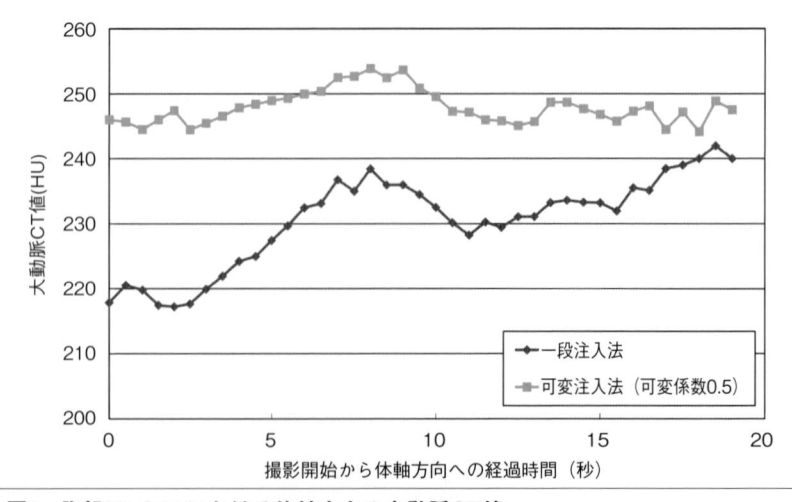

図3　腹部3D-CTAにおける体軸方向の大動脈CT値

可変注入法のほうが、大動脈CT値が高く、体軸方向にCT値の変動が少なかった。

図4　一段注入法と可変注入法（可変係数0.5）における腹部3D-CTA

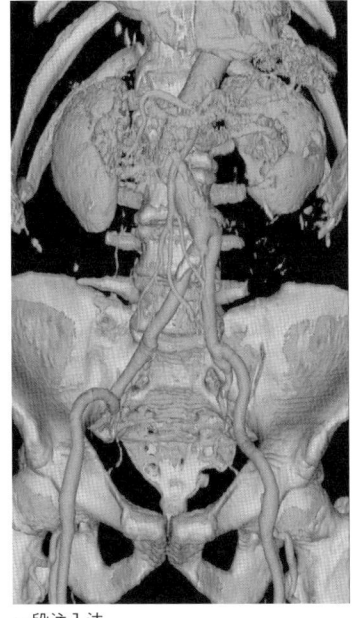

一段注入法
320mgI/mL、72mL、1.3mL/秒
大動脈CT値=271±16HU
造影剤検出時間=35秒

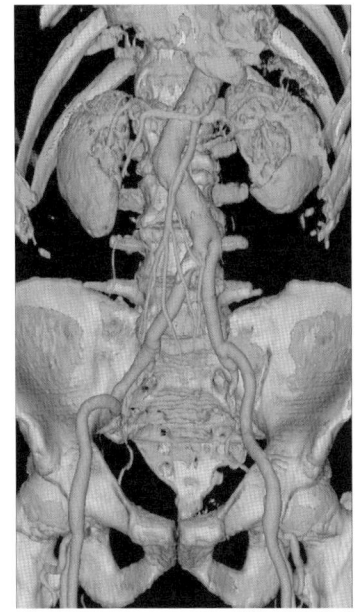

可変注入法（可変係数0.5）
320mgI/mL、67mL、1.7～0.8mL/秒
大動脈CT値=330±11HU
造影剤検出時間=28秒

可変注入法は、一段注入法に比べて大動脈CT値が高くなった。また、造影剤検出時間が早く、造影剤注入量が低減した。

入開始速度が高く注入時間の前半において注入量が増加することで造影剤検出時間を短縮でき、大動脈CT値を高くできることから、3D画像において血管形状再現性および抽出能の向上を図ることができる。

　同一患者の腹部3D-CTA画像を示す（**図4**）。可変注入法のほうがCT値の変動が少なく、大動脈CT値が高くなり、良好な3D画像を得ることができた。また、従来の一段注入法に比べ、造影剤検出時間の短縮および大動脈CT値の向上を図れることから、造影剤使用量の低減につながる。

　腹部3D-CTAにおいて、可変係数0.5での可変注入法は、一定な最大値持続時間を得られTECを一定に保つことができるため、体軸方向における大動脈CT値を均一に保つことができる。また、注入時間の前半において注入量が増加することで注入開始速度が高くなるために造影剤検出時間が短縮でき、大動脈CT値を向上できる。そのため、3D画像における血管形状再現性および抽出能の向上を図ることができる。

CHAPTER 3 ▶ 2 体幹部 ▶ 6

可変注入法による腹部3D-CTAにおける造影剤使用量の検討

はじめに

　腹部3D-CTAは造影剤のファーストパスの間に撮影されるため、撮像終了までの造影剤注入が造影効果に関与せず、無駄な造影剤の使用になっている可能性がある。また、長野赤十字病院ではインジェクタ同期システムが使用でき、撮像開始から任意の時間において造影剤注入を停止することができる。そのため、インジェクタ同期システムを使用し、造影効果に関与しない造影剤注入を停止することで、造影剤使用量を低減し適正化できる可能性がある。

　また、可変係数0.5での可変注入法は、注入速度が一定な一段注入法に比べて、TECを一定に保つことで造影効果持続時間を延長できるため、腹部3D-CTAにおいては、3D画像における血管形状再現性および描出能の向上につながる。そこで、可変注入法による腹部3D-CTAにおいて、インジェクタ同期システムによる造影剤注入停止時間を最適化することにより、造影剤使用量の適正化を図る目的において検討を行った。

　CT装置は東芝メディカルシステムズ製Asteion Multi 4DAS、インジェクタは根本杏林堂製A-250可変注入プロトタイプを使用した。また、自作模擬血管ファントムと自作TEC測定ファントムを使用した。

造影剤注入停止によるTEC

　自作TEC測定ファントムを使用して、一段注入法と可変係数0.5での可変注入法において、造影剤濃度240mgI/mL、注入量90mL、注入速度2.0mL/秒、造影剤注入持続時間45秒によるTECを測定した。また、造影剤注入停止時間を造影剤注入終了5秒前（注入量80mL、注入速度2.0mL/秒、造影剤注入持続時間40秒）、造影剤注入終了10秒前（注入量70mL、注入速度2.0mL/秒、造影剤注入持続時間35秒）によるTECを測定した。すなわち、注入速度一定における造影剤注入持続時間の違いによるTECを測定した。

　一段注入法における造影剤注入停止によるTECの結果を**図1**に示す。造影剤注入停止時間が長いほど、最大CT値が低下し造影効果持続時間が短縮した。注入速度が一定の場合、造影剤注入停止時間が長いほど造影剤注入持続時間が短くなるため、最大CT値が低下し造影効果持続時間が短縮したと考えられる。

　可変係数0.5での可変注入法において、造影剤注入停止時間を造影剤注入終了5秒前、

10秒前と変化させたTECの結果を**図2**に示す。最大CT値は、造影剤注入停止時間が造影剤注入終了10秒前まで低下しなかった。造影効果持続時間は、造影剤注入停止時間が注入終了5秒前、10秒前と長くなるほど短縮した。可変注入法は、最大CT値に到達した後の造影剤注入は、CT値を持続させることに関与すると考えられる。そのため、注入終了10秒前、すなわち造影剤注入持続時間35秒以降の造影剤注入は、CT値を一定に保つことに関与している。このCT値を持続させることに関与する造影剤注入持続時間において造影剤注入を停止した場合、最大CT値は低下せず造影効果持続時間だけを短縮できるのではないか。

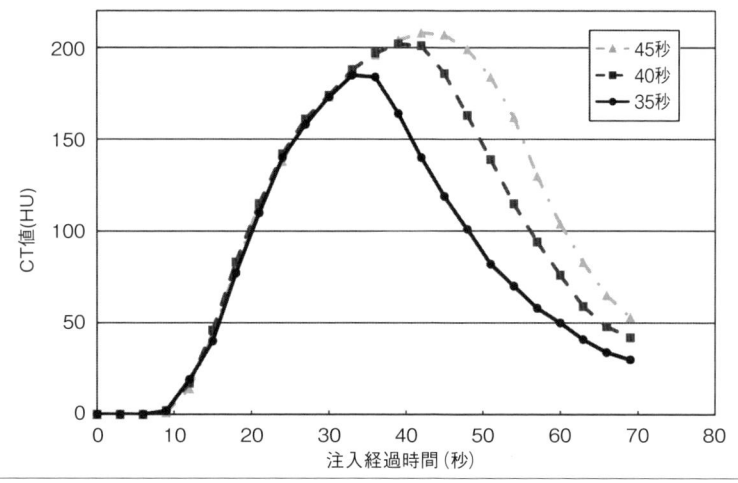

図1　一段注入法における造影剤注入停止時間の違いによるTEC
一段注入法は、造影剤注入停止時間が長くなるほど造影剤注入持続時間が短く、TECにおける最大CT値が低下し、造影効果持続時間が短くなった。

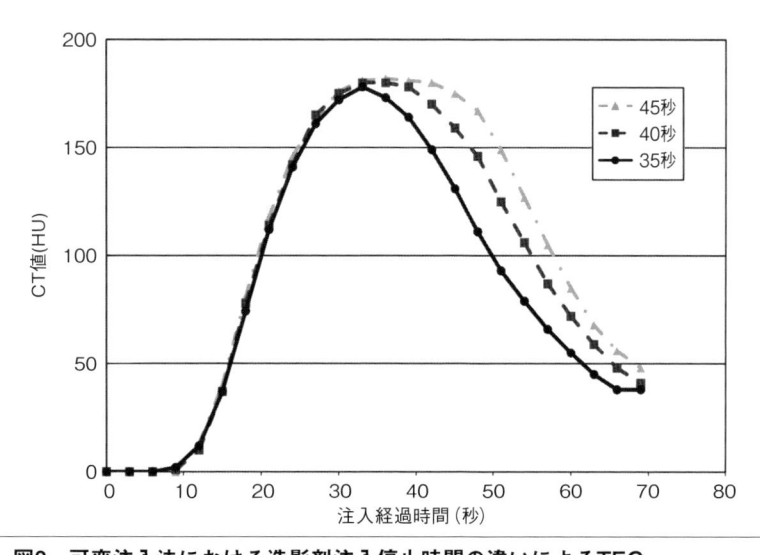

図2　可変注入法における造影剤注入停止時間の違いによるTEC
可変注入法は、造影剤注入停止時間が短くなるほど造影剤注入持続時間が長く、TECにおける最大CT値が低下せず、造影効果持続時間が短くなった。

腹部3D-CTAにおける造影剤注入停止時間の検討

可変係数0.5での可変注入法において、インジェクタ同期による造影剤注入停止時間を撮像終了10秒前と20秒前に設定し腹部3D-CTAを行った。撮像条件は、管電圧120kV、管電流300mA（最大）、ガントリ回転速度0.75秒、スライス厚3mm、ビームピッチ1.5、再構成間隔1.5mm、再構成関数FC＝10（腹部標準用）で行った。また、BT法により腹腔動脈分岐付近でCT値のモニタリングを行い、造影剤の到達を目視で確認し撮像開始した。造影剤注入条件は体重により適正化し、注入ヨード量が450mgI/kg、造影剤注入持続時間は50秒と一定で行った。

次に、撮像したアキシャル画像において体軸方向の大動脈CT値を測定し、BT法において目視で造影剤の到達した時間を造影剤検出時間とし、また体軸方向において撮像開始位置に対する撮像終了位置のCT値低下率を求めた。そして、年齢、体重、撮像時間、造影剤注入持続時間、造影剤検出時間、大動脈CT値の体軸方向における平均値およびSD、変動係数、低下率について、Studentの t 検定およびWelch検定により統計的検定を行った。統計学的有意差の検定基準は有意水準1%で行った。

可変注入法において、インジェクタ同期システムによる造影剤注入停止時間が撮像終了10秒前と20秒前の結果を**表1**に示す。年齢、体重、撮像時間、造影剤検出時間、大動脈CT値の体軸方向における平均値およびSD、変動係数、低下率は、統計学的有意差を認めなかった。造影剤注入持続時間は、造影剤注入停止が撮像終了20秒前のほうが短くなった。また、腹部3D-CTAにおける体軸方向のCT値は、それぞれの造影剤注入停止時間において違いを認めなかった（**図3**）。このことから、ファントム実験によるTECの結果と同様に、可変係数0.5での可変注入法においてインジェクタ同期システムによる造影剤注入停止により、CT値は低下せず造影効果持続時間を短縮できた。また、撮像終了20秒前までの造影剤注入で撮像時間内において造影効果を維持でき、造影剤注入持続時間を短縮できたために造影剤使用量を2割程度低減できた（**図4**）。したがって、腹部3D-CTAにおいて、インジェクタ同期システムによる造影剤注入停止時間を最適化することができたことで、造影剤使用量を低減し適正化できると考えられる。撮像時間の平均値は22秒であり、インジ

表1 造影剤注入停止時間の違いによる結果
造影剤注入停止時間において、造影剤注入持続時間は有意差を認めたが、その他は有意差を認めなかった。

造影剤注入停止	10秒前停止		20秒前停止	
n	31		19	
	平均	SD	平均	SD
年齢（歳）	73.9	8.9	75.2	5.3
体重（kg）	61.1	6.1	61.4	8.7
撮像時間（秒）	22.0	2.2	22.1	1.6
造影剤検出時間（秒）	21.2	2.3	21.7	2.1
造影剤注入持続時間（秒）	48.2	3.2	39.3*	2.7
体軸方向における大動脈CT値の平均値（HU）	247.0	30.3	253.0	29.1
体軸方向における大動脈CT値の標準偏差（HU）	12.1	2.8	11.9	3.9
変動係数	0.050	0.014	0.047	0.016
低下率	1.040	0.090	0.990	0.070

*$p<0.01$ vs 10秒前停止

ェクタ同期システムは撮像開始から造影剤注入停止するため、撮像終了20秒前以上の造影剤注入停止時間について検討できなかった。しかし、インジェクタ同期システムが撮像開始前の造影剤検出時間から造影剤注入停止ができれば、さらに造影剤使用量を低減する可能性がある。

　可変係数0.5での可変注入法は、インジェクタ同期システムによる造影剤注入停止において、TECの最大CT値が低下せず、造影効果持続時間を短縮できる。そのため、可変注入法における腹部3D-CTAにおいて、インジェクタ同期システムによる造影剤注入停止で、平均CT値を低下せず造影効果を維持でき、造影剤使用量の低減を図ることができる。また、造影剤注入停止時間を最適化することにより、造影剤使用量の適正化を図ることができる。

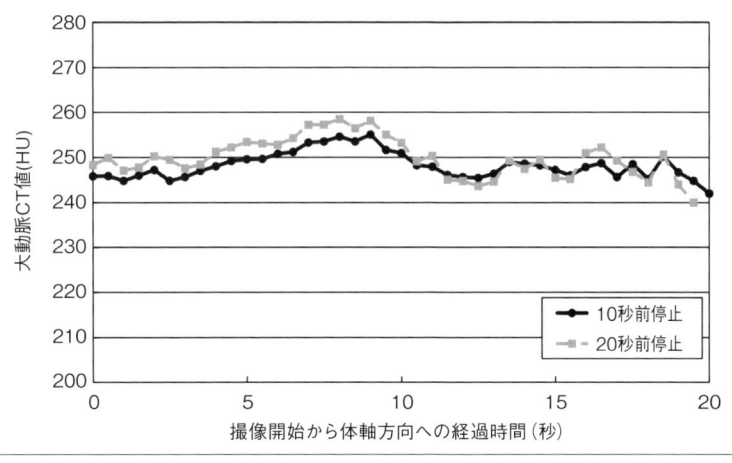

図3　腹部3D-CTAにおける造影剤注入停止時間の違いによる体軸方向のCT値
造影剤注入停止時間により、体軸方向のCT値に違いを認めなかった。

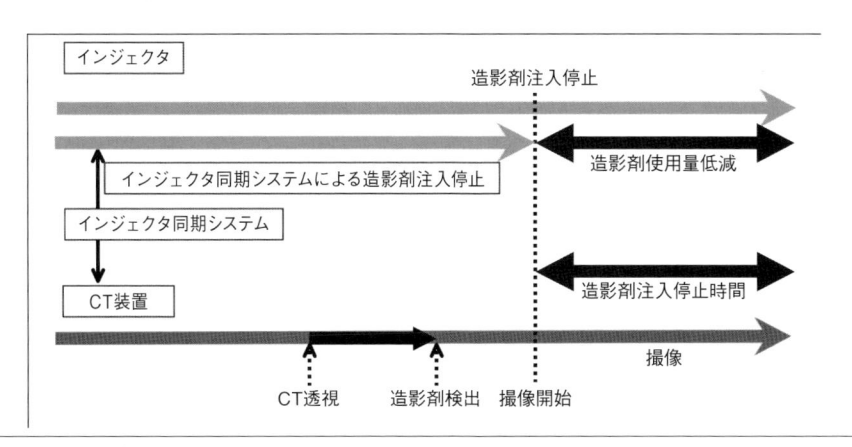

図4　インジェクタ同期システムによる造影剤注入停止の概要
腹部3D-CTAにおいて、インジェクタ同期システムにより造影剤注入停止をすることで造影剤使用量の低減ができる。

肝臓質的診断における画像SDと造影剤による肝臓上昇CT値の検討

はじめに

　CT用自動露出機構(CT automatic exposure control：CT-AEC)を搭載したCT装置によって、被検者の体格に応じて撮像線量を制御できるようになった。CT-AECは設定した画像スライス厚における画像のCT値のSDになるように管電流を自動制御するが、検査目的や部位に応じて撮像線量を適正化する場合、設定した画像スライス厚における画像SDを適正化することが必要である。そこで、肝臓質的診断における診断に必要な識別すべき大きさ(病変の大きさ)を把握し、デジタルファントムによる低コントラスト分解能を評価することにより、その診断に必要な大きさを識別できる画像SDについて検討し、画質および撮像線量の適正化を図った。

　また、肝臓質的診断における画質の適正化を図ることができることから、診断に必要な肝臓の造影効果を求めて造影剤使用量の適正化を図ることができるのではないかと考えられる。そこで、低コントラスト分解能の評価により、肝臓質的診断に必要な造影剤による肝臓の上昇CT値について検討した。

　CT装置は東芝メディカルシステムズ製Aquilion 32、320mm径の水ファントム、デジタルファントムを使用した。

肝臓質的診断に必要な画像SDの検討

　画像SDが5～15になるようにmAsを調整し、320mm径の水ファントムを撮像した。撮像した水ファントム画像とデジタルファントムと単純加算することで、画像SD5～15の低コントラスト分解能評価用CT画像を作成した(図1)。

　低コントラスト分解能を評価するために、低コントラスト分解能の評価に影響を与えるWindow Level (WL)、Window Width (WW)および階調数について、ROC解析を行った。WL、WWは、① WL0, WW120、② WL0, WW240、③ WL30, WW240の3種類について検討した。階調数は、密度1.5%(CT値差15HU)を1階調のCT値差としてWWを変化させ、① 12階調がWW180、② 16階調がWW240、③ 20階調がWW300、④ 24階調がWW360の4種類で検討した。なお、ROC解析には、シカゴ大学Metz's氏のROCKITを利用し、評定確信度法にて行った。

　WL、WWおよび階調数によるROC解析結果から最低限の低コントラスト分解能を評

価する条件を求め、この評価条件で、画像SDが5〜15の低コントラスト分解能用CT画像において、1階調分のCT値差15HUである密度1.5%における低コントラスト分解能を評価した。評価方法は、画像SD5〜15における低コントラスト分解能評価用CT画像をそれぞれ5画像、計55枚をランダムに表示し、汎用のパソコン上において観察者5名により識別可能な大きさについて視覚的評価を行った。そして、それぞれの画像SDにおいて、識別可能な大きさに対する累積相対期待度数を求めて検出率とし、信号の大きさとの関係を検討した。

WLおよびWWの違いにより、ROC解析の結果に違いを認め、特に観察するCT値の幅を決定するWWにより低コントラスト分解能の評価に違いを認めた(**図2**)。このことから、低コントラスト分解能はWLとWWにより変化するため、低コントラスト分解能の評価には、検査目的や部位に応じて画像を観察するWLとWWを決定する必要がある。また、人間の視覚的に識別可能な階調数は16〜32階調といわれているが、画像ノイズがあるCT画像では、16〜20階調程度が識別可能な階調数となった(**図3**)。したがって肝臓質的診断において、最低限の評価条件は低コントラスト分解能評価用CT画像が水を基準としているためにWL=0、WW=240、階調数が16階調(1階調のCT値差15HU)とし、

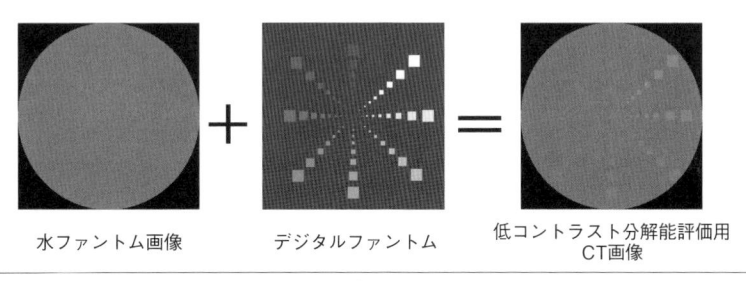

図1 低コントラスト分解能評価用CT画像
デジタルファントムは、密度が2.0、1.5、1.0、0.7、0.5、0.3、0.2、0.1%、信号の径が0.625、1.25、2.15、3.75、5、7.5、10、15、20mmである。低コントラスト分解能評価用CT画像は、水ファントム画像とデジタルファントムを加算して作成した。

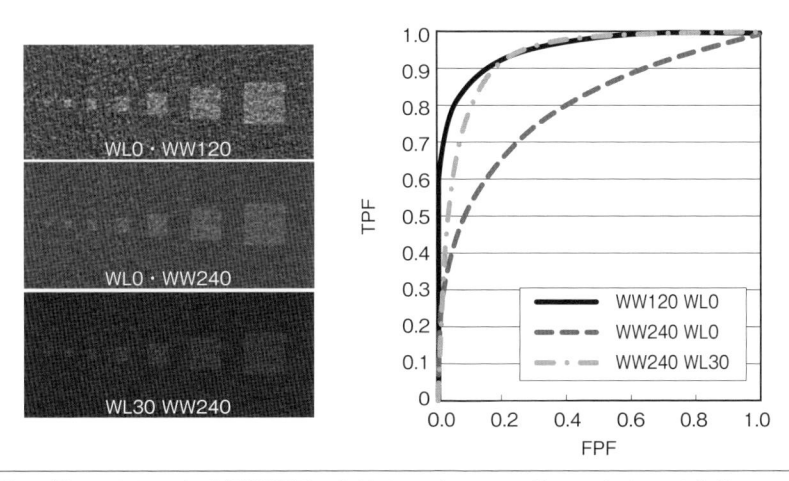

図2 低コントラスト分解能評価におけるWLとWWの違いによるROC曲線
低コントラスト分解能の評価において、WLとWWの違いによりROC曲線に違いを認めた。

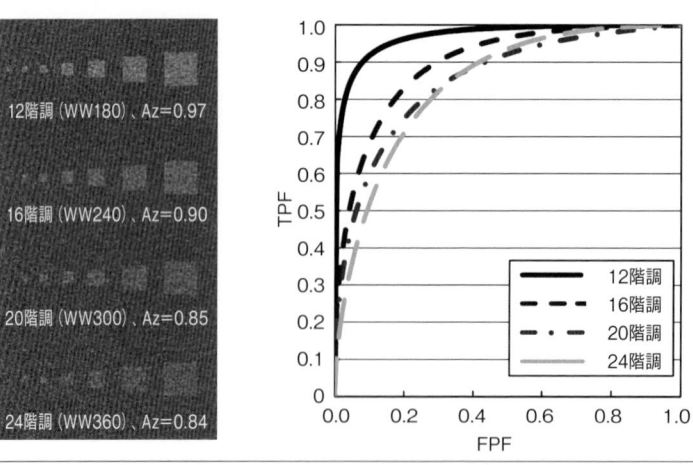

CHAPTER 3 ▶ 2 体幹部 ▶ 7　肝臓質的診断における画像SDと造影剤による肝臓上昇CT値の検討

図3　低コントラスト分解能評価における階調数の違いによるROC曲線
低コントラスト分解能の評価において、階調数によりROC曲線に違いを認めた。

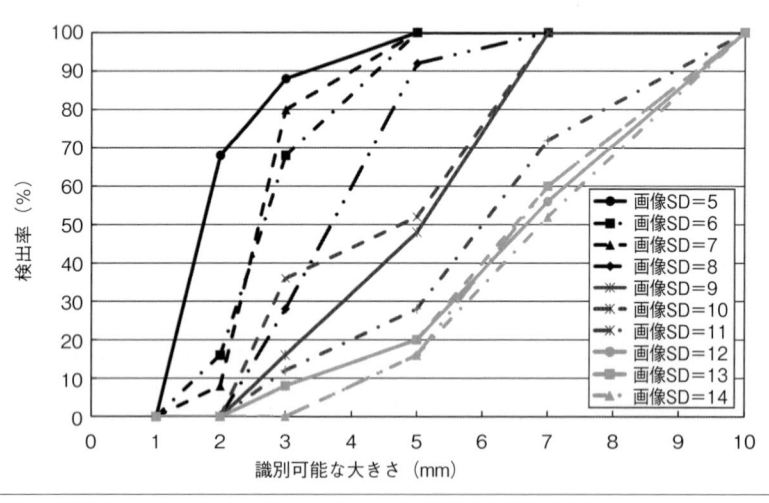

図4　画像SDの違いによる低コントラスト分解能の評価結果
画像SDにより低コントラスト分解能に違いを認め、7.5mmの大きさを識別できる検出率100％の画像SDは10であった。

　必要な画像SDと造影剤による肝臓の上昇CT値について検討を行った。
　必要な画像SDを検討するためには、肝臓質的診断において識別可能な大きさ（病変の大きさ）を決定しなければならない。長野赤十字病院では肝臓質的診断に必要な識別可能な大きさを10mmとしていることから、最低限必要となる識別可能な大きさを10mm未満と設定した。そのため、今回評価を行った低コントラスト分解能評価CT画像では、1階調のCT値差15HUで7.5mmの大きさを識別する必要がある。低コントラスト分解能における視覚的評価結果より（**図4**）、7.5mmの大きさを識別できる検出率100％、つまり評価した全員が7.5mmの大きさを識別することが可能である画像SDは10であった。したがって、肝臓質的診断に必要な画像SDは10であると考えられる。

肝臓質的診断に必要な造影剤による肝臓上昇CT値の検討

　肝臓質的診断において、最低条件の階調数である16階調とした場合、何階調分が造影剤による肝臓上昇CT値(EU)に必要であるか検討した。白石らの提唱するPositive dataとNegative dataのROI内のCT値とSDからROC曲線下の面積(Az)を利用する方法は、Azと低コントラスト分解能の視覚的評価に相関関係があるとしている[6]。そこで、この方法により、階調数の違いにおいてROI内のCT値の平均値とSDからAzを算出して、低コントラスト分解能の評価結果の識別可能な大きさとの関係について比較した。そして、階調数の違いによるAzを求めて、低コントラスト分解能における視覚的評価と比較し、各階調数における識別可能な大きさを求めた。次に、肝臓ダイナミックCTにおいて、各時相により肝臓上昇CT値が異なるため、必要とされる肝臓上昇CT値が、どの時相で適正化する必要があるか検討する必要がある。そこで、肝臓ダイナミックCTの臨床データにおいて、撮像開始時間65秒の門脈相と撮像開始時間180秒の平衡相における肝臓上昇CT値を測定し検討した。

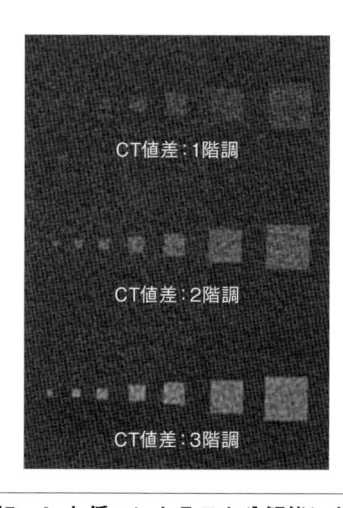

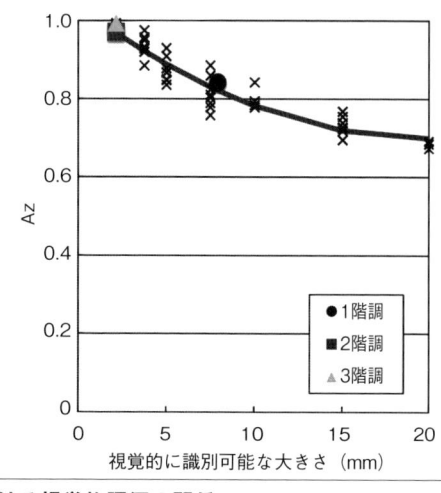

　CT値とSDから求めたAzと低コントラスト分解能における視覚的評価との間には相関関係を認めた(**図5**)。また、階調数が大きくなるほど識別可能な大きさが小さくなるが、視覚的に識別可能な大きさは、2階調分のCT値差があれば十分である結果となった。

　また、肝臓ダイナミックCTにおける門脈相と平衡相の肝臓上昇CT値(**図6**)を比較すると、門脈相に比べて平衡相のほうが肝臓上昇CT値のバラツキが小さくなった。このことから、門脈相に比べて平衡相のほうが被検者パラメータによる肝臓上昇CT値のバラツキが小さくなるため、適正化するためには平衡相の肝臓上昇CT値で評価するべきであると考えられる。平衡相において被検者パラメータによる肝臓上昇CT値のバラツキを考慮すると、1階調分のCT値差が必要であろう。

　したがって、視覚的に識別するために必要な2階調分のCT値差に、被検者パラメータ

図5　Azと低コントラスト分解能における視覚的評価の関係
　　　CT値とSDから求めたAzは、低コントラスト分解能と相関関係を認めた。また、視覚的に識別するためには、2階調分のCT値差が必要であった。

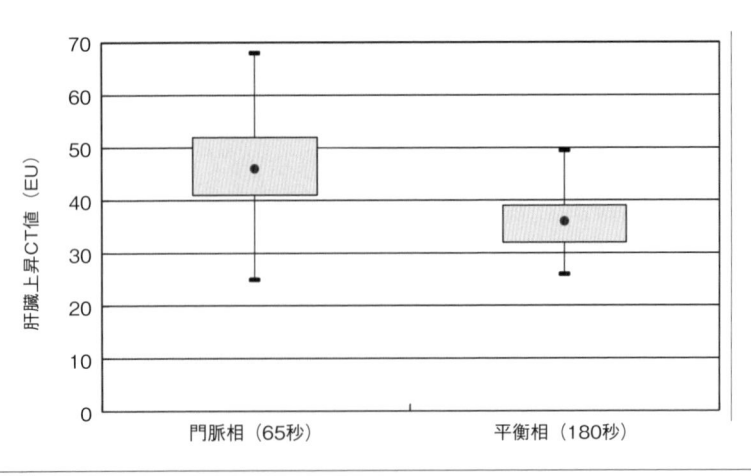

CHAPTER 3 ▶ 2 体幹部 ▶ 7 　肝臓質的診断における画像SDと造影剤による肝臓上昇CT値の検討

図6　門脈相と平衡相の肝臓上昇CT値
門脈相に比べて平衡相の肝臓上昇CT値のほうが、バラツキが小さくなった。

による肝臓上昇CT値のバラツキ分である1階調分のCT値差を加味すると、平衡相における肝臓の上昇CT値は3階調分（31～45HU）が必要であると考えられる。

まとめ

　肝臓質的診断において最低条件としてWW=240、16階調の場合、1階調分のCT値差15HUで10mm未満の大きさを検出するためには、画像SD10が必要である。また、造影剤による肝臓上昇CT値は、平衡相において3階調分の上昇CT値が必要である。したがって、肝臓質的診断において必要な画像SDと造影剤による肝臓上昇CT値を求めることができたことから、画質および撮像線量と造影剤使用量の適正化を図ることができる。

CHAPTER 3 ▶ 2 体幹部 ▶ 8

肝臓質的診断における造影検査法
―各種造影剤注入方法が造影効果に与える影響

はじめに

　現在、インジェクタは単筒式により一相性注入(以下、一段注入法)、多相性注入(以下、多段注入法および可変注入法)が行え、二筒式ではそれに加えて、生食を同時に注入または生食の後押し注入をするといった多様な注入方法を可能にしている。通常、CT装置はなんらかの薬剤負荷を与えなければ血液循環動態を画像化できない。この欠点を補うため造影剤を使用するが、インジェクタによる投与により血液循環動態をTECというかたちでダイナミックにとらえることが可能になる。TECは血液循環を忠実に表現するため、造影CT検査における最適な時相の決定や臓器の血液動態を明確にする。

　インジェクタを使用することは、質的診断検査を行ううえで重要になる。これは再現性を担保したうえで検出能を得るために、規定したヨード使用量(mgI/kg)を正確な時間で注入することができるからである。これにより、注入時間を一定にするといった時間管理を可能にする。しかし、規定したヨード使用量で描出能を向上させるには短い時間で注入しなければならない。そのため、従来法である一段注入法ではTECの高いピークを得る代わりにピーク時間を狭くし、撮像タイミングを繊細にしてしまうといったトレードオフの関係が発生する。また、注入時間のバラツキは再現性を低下させてしまう。あげくの果てが、高濃度(mgI/mL)で高用量(mL)では適正化も逸脱する。したがって、規定したヨード使用量と時間管理をしたうえで、各種注入方法によるTECの調整によって造影能向上を図る工夫が必要になった。そこで、各種造影剤注入方法が造影効果に与える効果を比較し、肝質的診断における造影剤注入方法を検討した。CT装置は、東芝メディカルシステムズ製Asteion Multi(4DAS：インジェクタ同期)を使用した。インジェクタは、根本杏林堂製DUAL SHOT GXおよびオートエンハンスA-50を使用した。これに、造影剤(シリンジ製剤)をセットし、トップ製インジェクタ用エクステンションチューブ100cmを接続した(**図1a**)。なお、生食を用いる場合は根本杏林堂製50mLシリンジに生食を吸引セットし、同社製デュアル用インジェクタチューブ100cmを接続した(**図1b、c**)。造影剤は粘稠度を低減させるため加温(36℃程度)し、ヨード含有量24gI、30gI、37gIの製剤を被検者の体重により選択した。そして、可変注入法がTECに与える影響を評価するため、時間濃度測定ファントムを使用し可変係数を0.3、0.5、1.0、1.5と変化させてTECを取得した(**図2**)。このTECより、可変係数0.3はTECの立ち上がり(HU/秒)が大きく最も高いピーク値を示していたため、動

脈相の腹部大動脈におけるCT値上昇に優れると判断した。これにより、描出能の向上が期待できる可変係数0.3によるプロトコールを作成した。さらに、一段注入法および生食後押し法による効果も検討項目にするために、一段注入＋生食後押し法、可変注入（可変係数0.3）＋生食後押し法のTECを取得した（**図3**）。なお、生食の注入速度は一段注入法では同速の注入速度とし、可変注入法では注入時間の中心速度とした。

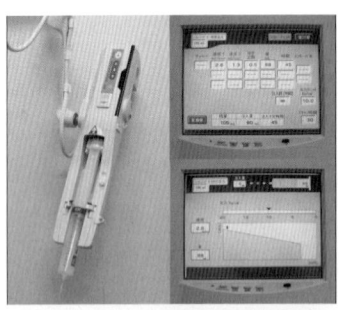

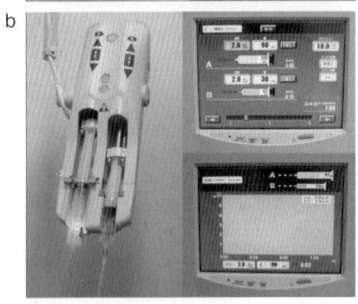

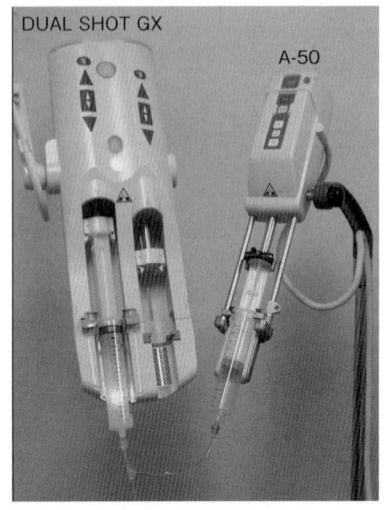

a：単筒式インジェクタ
b：2筒式インジェクタ
c：可変注入＋生食後押し法のセッティング

図1 インジェクタ

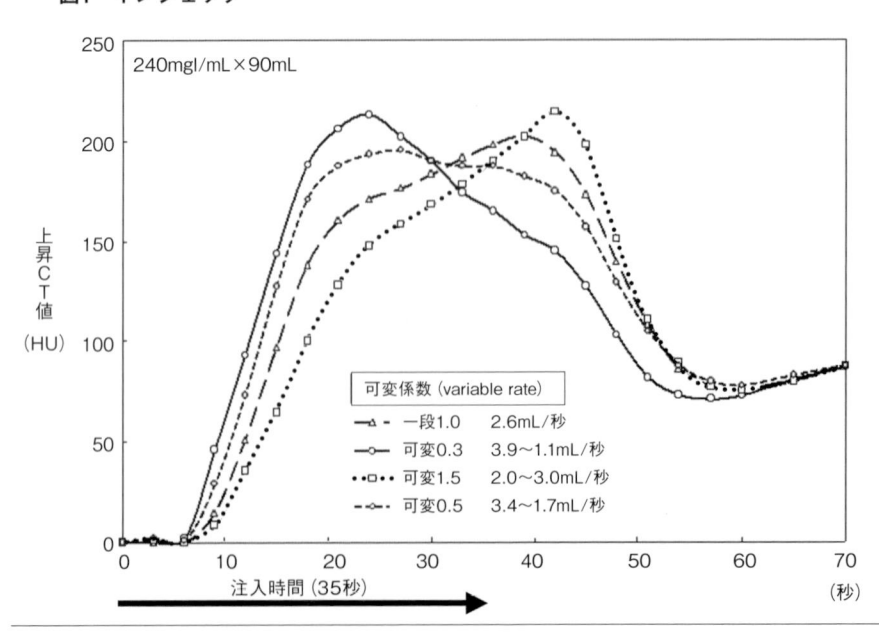

図2 可変係数の違いによるTEC（ヨード量一定）

従来法と可変注入法による
プロトコールの比較

　肝の質的診断検査において、長野赤十字病院では単位体重当たりのヨード使用量を450mgIとし、35秒注入（一定）よるプロトコールで行っている。この検査プロトコールは、八町ら[7]によるCT画像表示方法の視覚的特性から平衡相における肝実質の上昇CT値により臨床データから決定したヨード使用量であり、これを一定時間で注入することにより造影効果を一定に保つことが可能との報告により適応している。従来法と比較する可変注入法は、同一ヨード使用量において造影効果向上が可能[5, 8]と報告されている。そして、注入方法の決定に際し、生食後押し法が動脈相における造影効果向上が指摘されていることから、生食後押しも評価項目に加えて検討した。これにより、注入プロトコールは一段注入法、一段注入＋生食後押し法、可変注入法、可変注入＋生食後押し法とする各種注入方法とした。

　スライス厚は3mm、管球回転速度は0.75秒でピッチファクター（Pitch Factor：PF）は1.35とし、撮像は頭足方向へ切り下げた（**図4a**）。造影剤はインジェクタ同期による注入を行った。また、一段注入＋生食後押し法の場合はDUAL SHOT GXにおいて生食の自動切り換え注入を行えるが、可変注入＋生食後押し法の場合は生食の切り換え注入をDUAL SHOT GXの性能上行えないためA-50による手動注入を行った。撮像タイミングは三時相による動脈相（30秒）、門脈相（60秒）および平衡相（180秒）である。評価法は、各グループ（一段注入法、一段注入＋生食後押し法、可変注入法、可変注入＋生食後押し法）における年齢、体重および各測定部位（腹部大動脈、肝門部肝実質、肝門部門脈）の平均値およびSDを求めた。**図4b**に、CT値の測定位置（SD）を示す。また、測定値は上昇CT値であるEnhancement Unit（EU）を使用した。そして、各種注入法におけるデータは

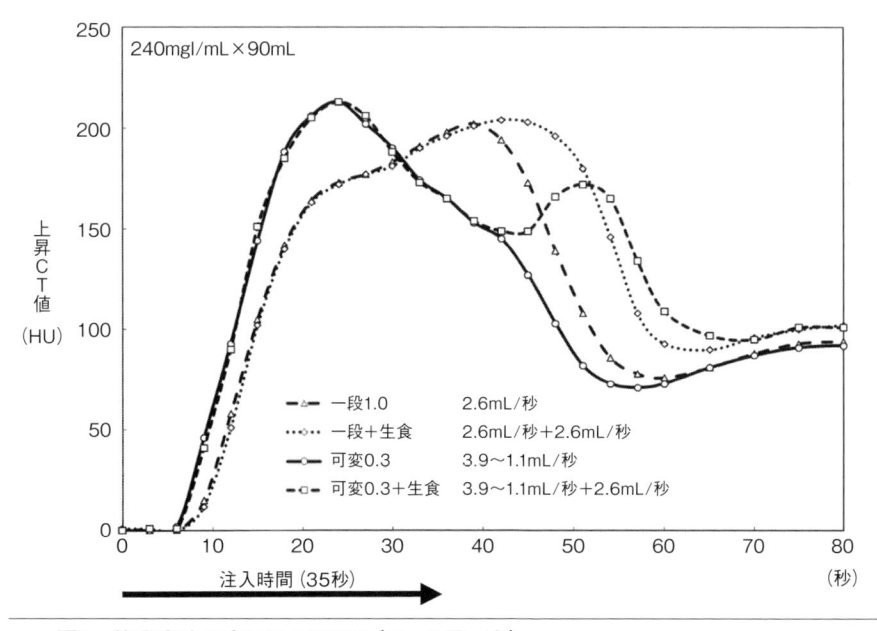

図3　注入方法の違いによるTEC（ヨード量一定）

多重比較検定（Tukey法）により比較した。

　対象275名の各グループにおける人数と被検者データの平均値およびSDを**表1**に示す。体重および年齢について有意差は認められなかった。また、各測定部位の各時相におけるEU値の平均値とSDを**表2**に示す。そして、分散分析法（ANONA）により独立した各グループの差を検定し、多重比較検定を行った結果を**表3**に示す。そのときの各種注入方法における撮像時相とEU値の関係を**図5**に示す。動脈相および門脈相に差異を認めた。平衡相は注入方法による影響を受けなかった。

　この結果より、各時相別に要因を考えた。まず、動脈相だが、可変注入法は大動脈でEU値が有意に上昇した。**図2**のファントム実験より単位時間当たりヨード量（mgI/秒）が増加するとTECの傾き（HU/秒）が大きくなることから、可変係数0.3では大動脈の造影効果が向上する。また、ピーク時間も一段注入に比べ早くなっている。動脈相は、肝実質へ造影剤が移行する直前のタイミングとして大動脈の濃染が最大となる時相が最適と考えられ、肝実質と多血性腫瘍とのコントラスト（Tumor to Liver Contrast：TLC）が最もつきやすい時相としている。このことから、動脈相における可変注入の有用性が示された。ただし、可変注入法は門脈のEU値が有意に上昇していた（**図5**）。この原因は、大動脈の

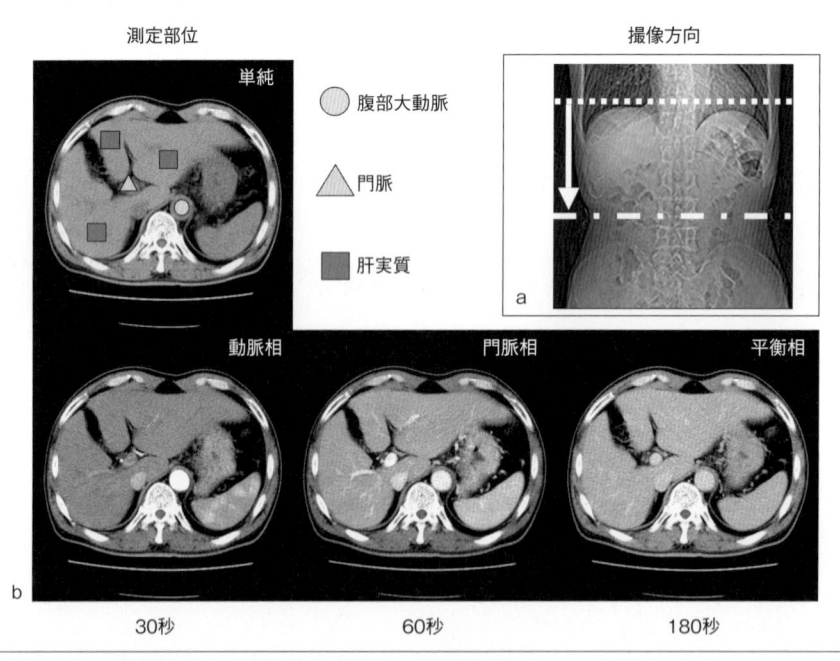

図4　a：撮像範囲、b：CT値測定位置および撮影時相

表1　各グループにおける年齢と体重の平均値とSD

ANOVA

注入方法	n	年齢（歳）	体重（kg）
一段注入法	69	67.2±8.0	58.0±10.7
一段注入＋生食後押し法	51	64.7±12.5	59.2±10.9
可変注入法	102	66.5±11.2	57.6±10.5
可変注入＋生食後押し法	53	66.9±11.1	58.7±10.7

造影効果向上により脾静脈からの影響を強く受けたものと考えられる。

次に、門脈相では一段注入法に対し、各注入方法において肝実質および門脈のEU値上昇を有意に認めた(**図5**)。この中で、一段注入+生食後押し法が最大となった。これは、生食後押しによる注入時間持続効果によるものと考えられ、デッドスペースともいえる上腕静脈に停滞する造影剤を有効に利用している根拠となる。これは、**図2**のファントム実験からも検証できる。また、可変注入法と可変注入+生食後押し法も一段注入法に対しEU値上昇を有意に認めた。これは、注入終期のボリュームを注入初期に使用することによる時間当たりのヨード量の増加が大きいと考えられた。この時間当たりヨード量の増加が門脈の造影効果に大きく影響したと考えられる。しかし、可変注入+生食後押し法と可変注入法の間に差異がなかった。つまり、可変注入法では生食後押しが有用でないことになる。この理由としては、注入終期における時間当たりヨード量が低下しているため、相対的に上腕静脈に停滞する造影剤量が減少していることにより効果的でなかったと考えられる。さらに、**図3**より可変注入+生食後押し法においてTECが二段のピークを形成していることから質的診断に影響を及ぼす可能性も考えられた。

最後に、平衡相であるが、各注入方法による造影効果はすべての測定場所おいて差異を認めなかった。この相は、バラツキが小さく経過時間からも排泄および再循環を繰り返しながら希釈され、平衡状態を維持しながらゆるやかな勾配をもって濃度が減少していく状態であると考えられる。このことから、平衡相の造影効果は総ヨード使用量によって決定づけられるといえる。したがって、撮像時相とする平衡相は注入開始から何分後に撮像するかが検査プロトコールを計画する重要なポイントであり、総ヨード使用量を規定する指標になるのである[7]。

本検討から、比較診断の精度向上には従来法である一段注入に対し一段注入＋生食後押し法および可変注入法が有効であった。しかし、一段注入＋生食後押し法は、煩雑な検査手技と生食・シリンジなど消耗品を要するなどのマイナス面がある。これらを

表2　各時相における測定部位別のEU値の平均値とSD

注入方法	大動脈 動脈相(30秒)	大動脈 門脈相(60秒)	大動脈 平衡相(180秒)	肝実質 動脈相(35秒)	肝実質 門脈相(65秒)	肝実質 平衡相(185秒)	門脈 動脈相(35秒)	門脈 門脈相(65秒)	門脈 平衡相(185秒)
	(EU)			(EU)			(EU)		
一段注入法	219.6±44.4	116.7±23.3	73.1±16	12.2±8.2	41.7±9.8	36.5±7.8	67.1±37.4	122.8±21.3	67.3±10.7
一段＋生食後押し法	220.1±35.2	119.8±33.6	71.9±12.7	12.2±6.9	44±11.7	36.1±5.7	60.3±31.6	139.8±20.2	70.1±10.6
可変注入法	235.6±43	117.7±20.3	72.±15.1	14±7.4	46.4±8.9	37±5.8	79.4±37.7	130±20.5	69±9.9
可変＋生食後押し法	233.9±43.1	115.8±30.5	70.4±12.8	14.6±8.5	45±11.4	36.2±6.4	76.8±30.4	133.4±21.5	67.4±9.4

表3　一段注入法vs一段注入＋生食後押し法vs可変注入法vs可変注入＋生食後押し法

(Tukey法)

時相(秒)	大動脈	肝実質	門脈
30	(一段)=(一段+生食)<(可変)=(可変+生食)	(一段)=(一段+生食)=(可変)=(可変+生食)	(一段)=(一段+生食)<(可変)=(可変+生食)
60	(一段)=(一段+生食)=(可変)=(可変+生食)	(一段)<(一段+生食)<(可変)=(可変+生食)	(一段)<(可変)=(一段+生食)<(可変+生食)
180	(一段)=(一段+生食)=(可変)=(可変+生食)	(一段)=(一段+生食)=(可変)=(可変+生食)	(一段)=(一段+生食)=(可変)=(可変+生食)

考慮すると、可変注入法は簡便に造影能を高くすることが可能であり、有用であると考えられた。

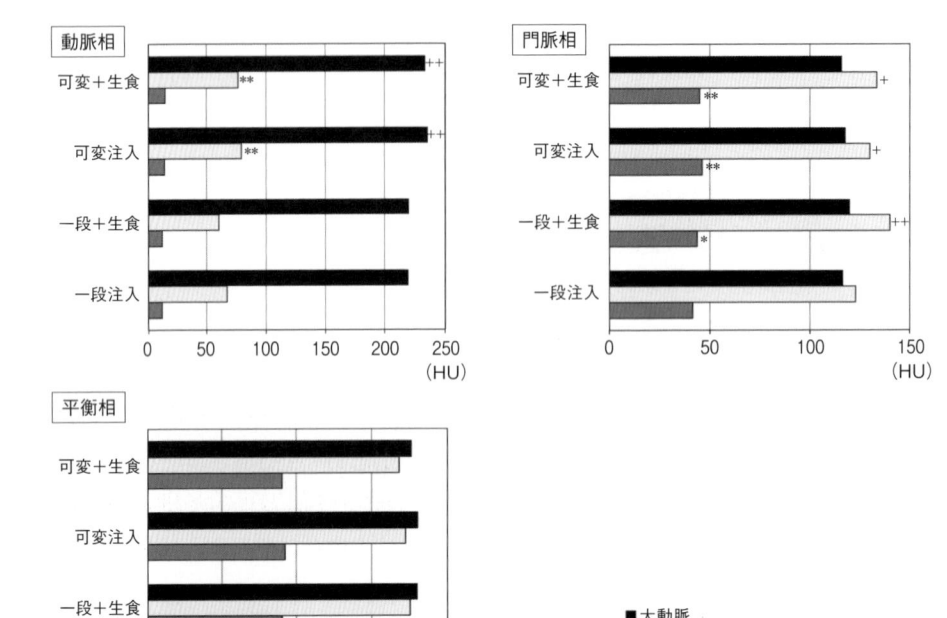

図5　動脈相、門脈相および平衡相の各測定位置におけるEU値の関係
＋：$p<0.05$、＋＋：$p<0.01$、＊：$p<0.05$、＊＊：$p<0.01$

CHAPTER 3 > 2 体幹部 > 9

MDCTによる肝臓領域の造影検査法

はじめに

　造影CT検査はMDCTが登場して依頼、3D-CTAなどの形態診断および質的診断には欠かせない位置づけになった。これは、CT装置の高速化・高精細化によって、造影剤の体内動態に合わせた撮像タイミングという概念を取り入れやすくなったことが理由である。したがって、検査プロトコールを考える際に大切となるのが、投与した造影剤が体内でどのように経時的濃度分布を描くかを理解することである。その循環動態は、TECによって知ることができる。しかし、TECは投与する側（注入条件設定）や投与される側（被検者因子）のパラメータによって変化することを把握する必要もある[9]。

　検査薬であるCT用ヨード造影剤は、非イオン性になったものの身体的負担がある。同様に、腎臓への影響から適正なヨード使用量（mgI）が求められる。つまり、造影効果を考えるうえで、描出能と再現性というトレードオフの問題を避けることができないのである。最近では、再現性という考え方が一般化してきたが、デジタル画像化するからには、最適なヨード使用量で安定した造影効果を得ることは必要不可欠である。再現性の向上には、造影剤の注入時間（秒）を一定にすること、単位体重ごとのヨード使用量（mgI/kg：以下、体重当たりヨード使用量）を規定することが必要である。また、撮像時間（秒）や撮像タイミングが重要になる。特に、多時相撮像は実質臓器の質的診断には有用であることから、TECを使用機器の性能および検査目的により使い分けることが、検査の質に大きく影響を与えるといっても過言ではない。ただ、体重当たりヨード使用量に関しては、画像ノイズ、画像表示方法が規定化されていない状況であり、落としどころを模索している状態ともいえる。これにはさまざまな報告があり、当該施設の考え方や実情に委ねるという現状である。しかし、目標とするCT値（HU）をどの程度にするかによって、おのずと規定することは可能である。ここでは、ファントムによるTECおよび臨床データより、MDCT以降のCT装置による三相撮像からみた肝臓領域の造影検査法に必要な造影剤の注入と撮像の関係を述べ、被検者因子の影響、動脈相における撮像タイミングについて述べる。なお、CHAPTER 3-2-8で述べたとおり、臨床における造影剤の注入は可変注入法を用いている。このTECの形態は一相性注入（以下、一相注入）と異なるが、最適なタイミングで撮像するという観点から、基本的な肝臓領域の造影検査法の考え方として進めていく。

TECから考える造影法

再現性という考えから、CT画像においては、被検者間の比較や継時的な病態変化の観察が求められる。また、目的部位によって表示するウインドウ幅（WW）、ウインドウレベル（WL）が規定化されること、画質（SD）を担保する線量規準があることが求められる。後者に関しては、自動露出制御（Auto Exposure Control：AEC）によって煩雑な条件設定が緩和されつつある。臨床において前者は、すべてにおいて、TECをそろえることが大切であり、総ヨード使用量、注入時間が重要になる。**図1a**は、用量（mL）が一定でヨード濃度（mgI/mL）を変化させたTECである（注入時間一定で、総ヨード使用量を変化させた場合）。注入時間が一定の場合、**図1b**より、単位時間当たりヨード量（mgI/秒）と最大CT値の関係から、最大CT値はヨード量に比例することが理解できる。**図2**は、ヨード量一定でヨード濃度により用量を変化させたTECである。したがって、TECをそろえるためにはヨード濃度により用量が変化した場合、注入速度（mL/秒）を可変させる必要がある。つまり、用量を注入時間で除して、注入速度を求めるということである。**図3a**は、ヨード濃度および用量が一定で注入速度を変化させたTECである（総ヨード使用量一

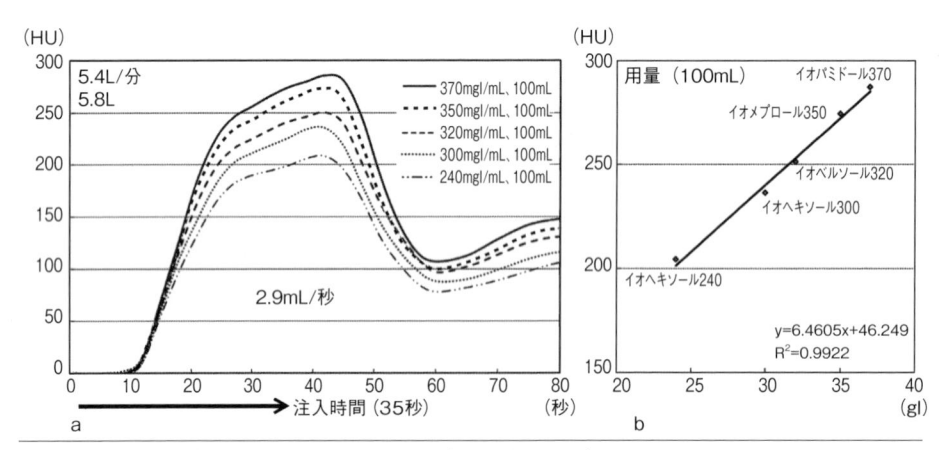

図1 ヨード含有量によるTECの変化（注入速度一定）
a：ヨード濃度(mgI/mL)の違いによるTEC、b：総ヨード使用量と最大CT値の関係。

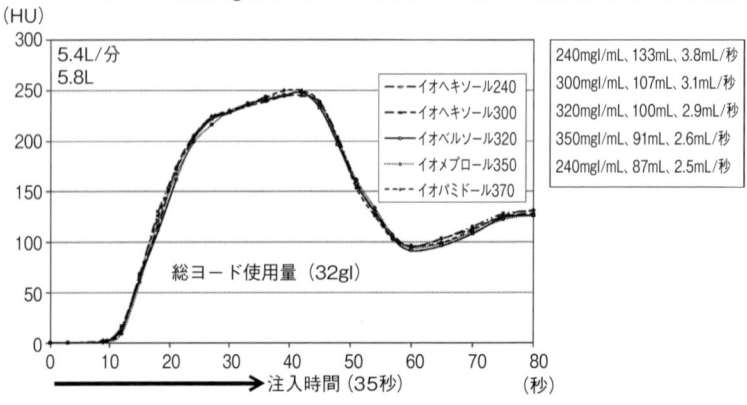

図2 ヨード濃度により注入速度を変化させたTEC（時間当たりヨード量一定）

定で、注入時間を変化させた場合）。ヨード量が一定の場合、**図3b**より、最大CT値と注入速度の関係から、最大CT値は注入速度に比例することが理解できる。また、最大CT値到達時間（秒）も同様である。このことから、再現性を向上させるためには、総ヨード使用量と注入時間を一定にすることが重要になるのである。**図4**は可変注入において、可変係数を変化させたTECである。可変注入は可変係数によってピーク特性に違いがある。長野赤十字病院では、肝実質的診断検査において可変注入（可変係数 0.3）を用いている。**図5**は、注入時間一定で、総ヨード使用量を変化させた可変注入（可変係数 0.3）のTECである。TECは可変係数によらず、注入時間と総ヨード使用量の関係で規定されていることがわかる。例えば、最大CT値が1.5倍必要と考えれば、総ヨード量が1.5倍になるのである（注入時間一定が前提）。なお、これらのファントム実験は循環水量一定［体重一定（kg）］にて行っている。ちなみに、**図6a、b**は体重の違いによるTECである。総ヨード使用量は体重に比例することがわかる。

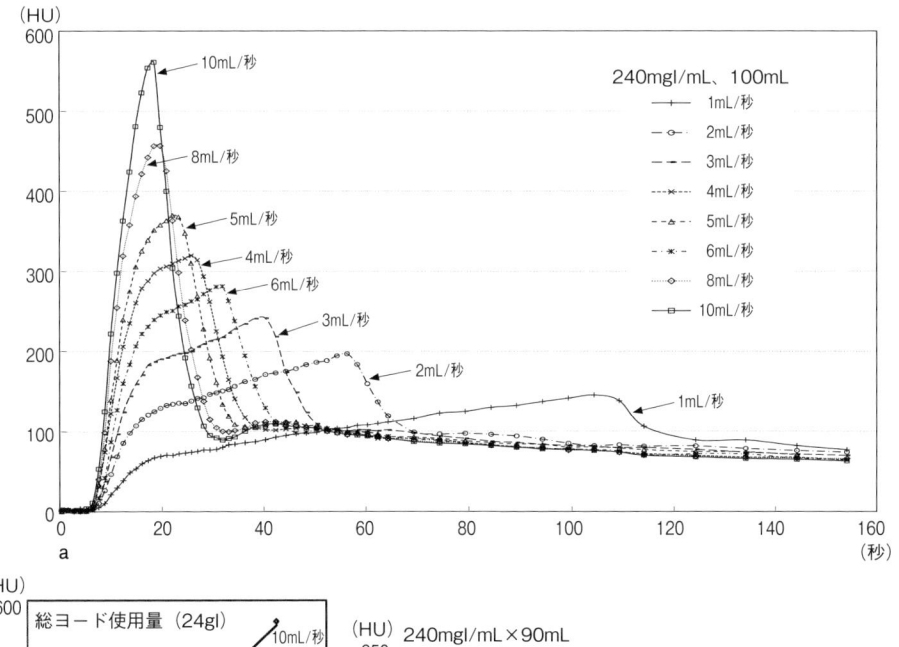

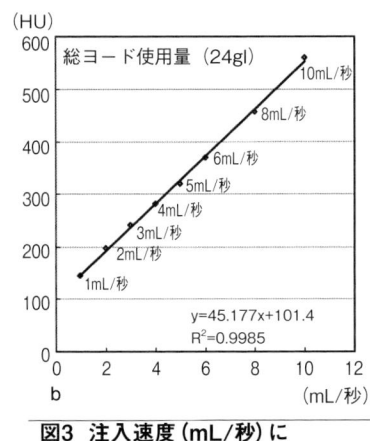

図3 注入速度（mL/秒）によるTECの変化（総ヨード使用量一定）
a：注入速度の違いによるTEC。
b：注入速度と最大CT値の関係。

図4 可変係数によるTECの変化（総ヨード使用量一定）

肝多時相撮像は、造影剤を経静脈的に高速注入して継時的に撮像する手法として、肝動脈相、門脈相、平衡相の3相に区切るのが一般的である。**図7**は、肝動脈相における撮像時間帯を示す。多血性腫瘍の視認性は、腫瘍とその周囲の肝実質のCT値の差分であるTLC（Tumor-to-Liver Contrast）に依存する。また、TLCは大動脈の濃染（Aortic Enhancement：AE）が最大になった後に大きくなることから、可変注入は一相注入に比べ肝動脈相の撮像時間帯は広くなる。このため、可変注入は肝動脈と門脈・肝静脈が分離する時間帯が長いと考えられる。そして、TLC がAEの上昇値に依存するのであれば、理論的には単位時間当たり体重ごとのヨード量（mgI/kg）/秒が高い可変注入が一相注入より描出能は向上すると考えられる（**図8**）。

検査プロトコールを決める過程

　長野赤十字病院設では、注入プロトコールは可変注入（可変係数 0.3）にて35秒注入を用い、撮像プロトコールは肝動脈相 30秒、門脈相 60秒、平衡相 180秒をルーチンにしていた。この撮像開始を固定した時間固定法を検証するために、4列MDCTにてランダム化比較試

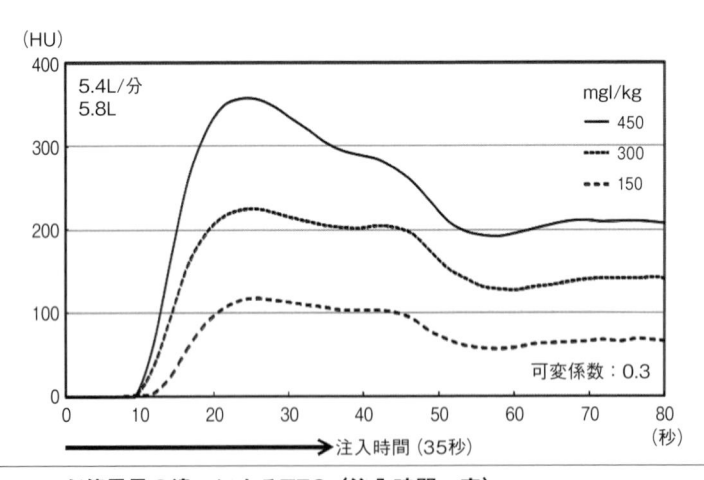

図5 ヨード使用量の違いによるTEC（注入時間一定）

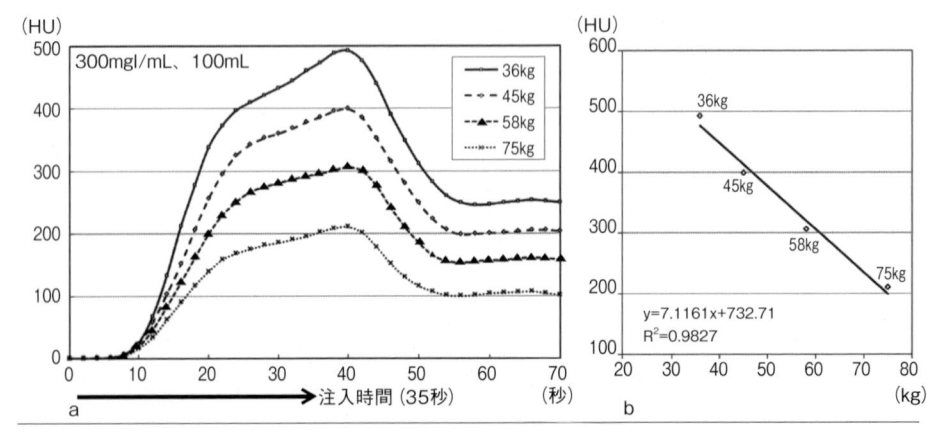

図6 体重（kg）によるTECの変化（総ヨード使用量一定）
a：体重の違いによるTEC、b：体重と最大CT値の関係。

験[10]を用いて撮像時相を検討した。各相の撮像タイミングは肝動脈相 25、30、35秒、門脈相 65、70、75秒および平衡相 175、180、185秒とした。撮像グループの内訳は、グループA 25、65、175秒、B 30、70、180秒、C 35、75、185秒であった。そして、各グループおよびルーチンのCT値にて評価した。**表1**にグループ別の年齢および体重を、**表2**に各相の上昇CT値を部位別に示す。**図9**は、グループA、B、C およびルーチンのデータを合成したTECである。なお、**図10**は、**図9**にファントムデータを合成したTECであるが、肝動脈相ではAEの最大値の後、門脈相では門脈が高く、肝実質が最大濃染の手前、平衡相では任意と、実際の臨床データより経過時間を合理的に導くことができる。この時間は30、65、180秒であった。本来、注入プロトコールは、一相注入で30秒注入が一般的になっている。しかし、TECの形成過程は一相注入とは違うものの、撮像プロトコールを検証する方法として参考にしていただきたい。

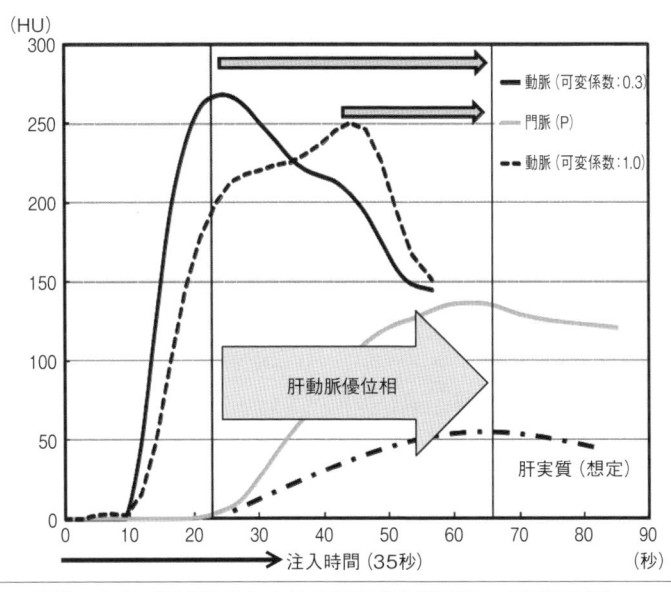

図7 一段注入および可変注入における撮像時間帯の違い（肝動脈相）

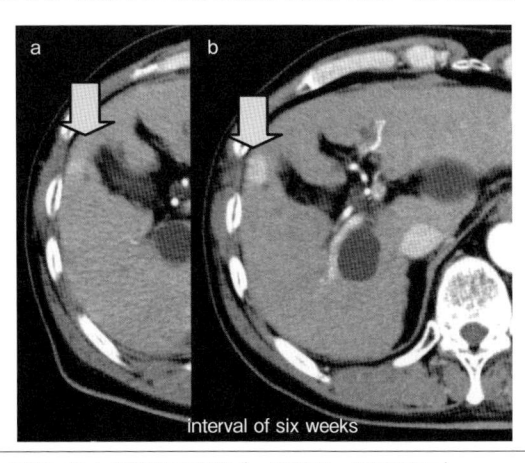

図8 注入方法の違いによる描出の変化（一相注入vs可変注入）
肝細胞癌。a：一段注入法60kg（450mgI/kg）、90mL（300mgI/mL、2.6mL/秒）、
b：可変注入法59kg（450mgI/kg）、89mL（300mgI/mL、3.9〜1.2mL/秒）。

BT法におけるピットフォール

　BT法は造影剤注入開始からある程度の時間（秒）が経過したところでCT透視機能を使用し、リアルタイムにEU値を観察する。使い方としては、設定閾値［以下、trigger値（HU）］から、撮像開始のタイミングを目視（manual）および自動設定（automatic）にてとらえる。通常、BT法を用いる場合、胸腹部領域では大動脈にてROIを設定できるため、自動設定を使用する。そして、BT法は検査開始から一連の手技によりプロトコールを簡便に完了することが利点となる。しかし、注意することは、体重当たりヨード使用量で規定して造影剤を投与しなければならないことである。というのは、被検者間のTECがそろっているという前提でなければ、設定したtrigger値から最大CT値は予測できないからである。言い換えると、注入速度一定の造影プロトコールを用いると、体重の変動によってTECの傾きが大きく変化するからである。また、EU値を一点でとらえていることから、傾きを補正することができないため、TI法と比較して個体差によるバラツキは大きくなるのである。したがって、撮像時間を把握して撮像時間帯において撮像できるようにtrigger値および体重当たりヨード使用量を定めなければならない。

　また、trigger値は絶対値として独り歩きしがちだが、CT装置はtriggerから撮像開始までに装置固有の遅延時間が存在する。このtriggerから撮像開始までの遅延時間（delay time）は、装置性能やCT透視位置（tracking position）に依存した時間となる。このことから、trigger値は意図的に設定しないかぎり、delay timeに依存する相対値にしかならないので注意が必要になる。例えば、triggerからのdelay timeが最短で5秒の装置と10秒の装置で考えてみる。これらが同じ注入条件でtrigger値を200HUと固

表1　グループ別被検者データ（年齢、体重）

グループ	n	男性比（M/F）	年齢（歳）	体重（kg）
A	34	0.9	66±10.3	57.4±9
B	63	0.9	66.2±11.3	58.9±8.9
C	43	1.3	69.7±9.4	56.5±10.2
ルーチン	35	1.2	66.9±8.9	54.5±9.8

表2　各部位（腹部大動脈、肝実質、門脈）における時相別データ

腹部大動脈	動脈相			門脈相				平衡相		
撮像タイミング（秒）	25	30	35	60	65	70	75	175	180	185
CT値（HU）	248.6±37.9	243.9±39.1	239.9±39.3	122.1±22.4	117.3±18.1	112.4±17	98.4±21.9	75.2±12.6	74.6±15.2	72.6±16.8

肝実質	動脈相			門脈相				平衡相		
撮像タイミング（秒）	30	35	40	65	70	75	80	180	185	190
CT値（HU）	9±4.4	13.5±5.9	20.6±7.5	46.3±9.8	52.2±8.5	49±7.6	45.9±7.9	33.6±6.3	33.1±5.5	33.9±5.2

門脈	動脈相			門脈相				平衡相		
撮像タイミング（秒）	30	35	40	65	70	75	80	180	185	190
CT値（HU）	56.5±30.9	75.1±37.5	109.5±23.9	128.3±15.6	121.2±15.4	120±18.7	108.9±15.3	69±12.7	70.9±9.4	67.2±9.5

定したとすると、撮像開始時間におけるTECおよびCT値が異なっていることが理解できるはずである(**図11a、b**)。それゆえ、常にdelay timeが一定の時間になるよう設定する工夫が必要で、delay timeの表記がない他施設の数字は参考にしてはならないのである。同様に、この点に注意してBT法はtrigger値を定めなければならない。繰り返すが、BT法においてtrigger値は体重当たりヨード使用量による投与を前提にdelay timeが一定でなければ、その数値は意味をもたない。ただし、撮像時間が短く、delay timeが短くなるほどtrigger値は限りなく目標血管の設定値に近づけられる。したがって、高い性能は求められるが、BT法はtrigger値の設定を高くしてバラツキを小さくする撮像も可能になるはずである。

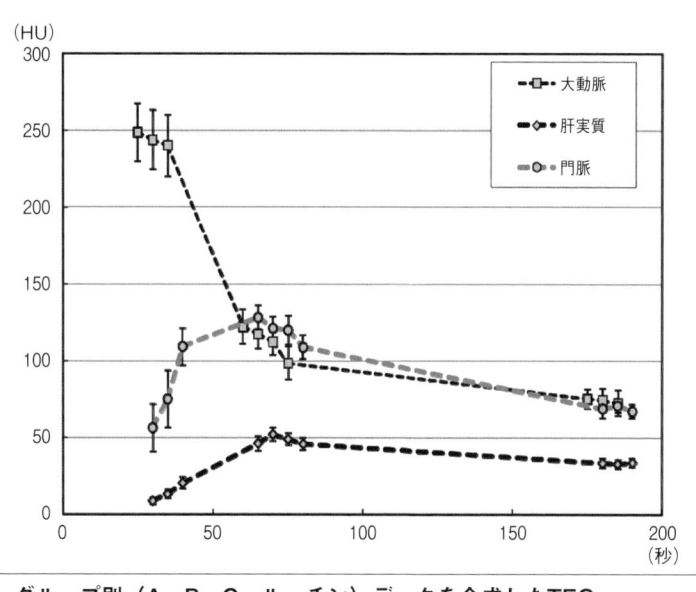

図9 グループ別（A、B、C、ルーチン）データを合成したTEC

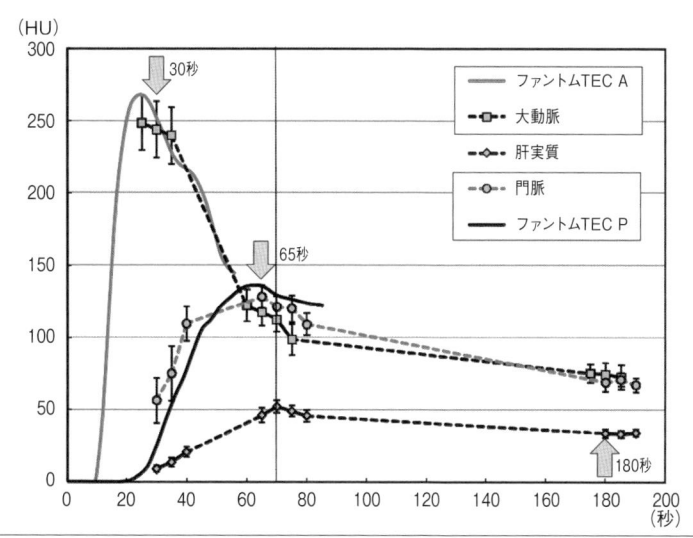

図10 ファントムによるTECとの関係

撮像タイミングは時間固定法とBT法のどちらがいいか?

次に、撮像タイミングについて、時間固定法とBT法の検討を行った。撮像プロトコールは、時間固定法(30、65、180秒)とBT法(trigger値150HU、delay time 15秒)で、注入プロトコールは可変注入(可変係数0.3、35秒注入)であった(**図12**)。年齢($p=0.38$)および体重($p=0.4$)に有意な差はなかった(**表3**)。BT法の撮像タイミングは、肝動脈相全体の平均で32.6秒となった。その撮像開始時間と被検者数を**図13**に示す。これには性差($p<0.01$)があった(**表4**)が、現時点では、性差に関して詳細な検討は行っていない。**図14、15a、b**は、肝動脈相および門脈相それぞれ大動脈における体重と単位上昇CT値

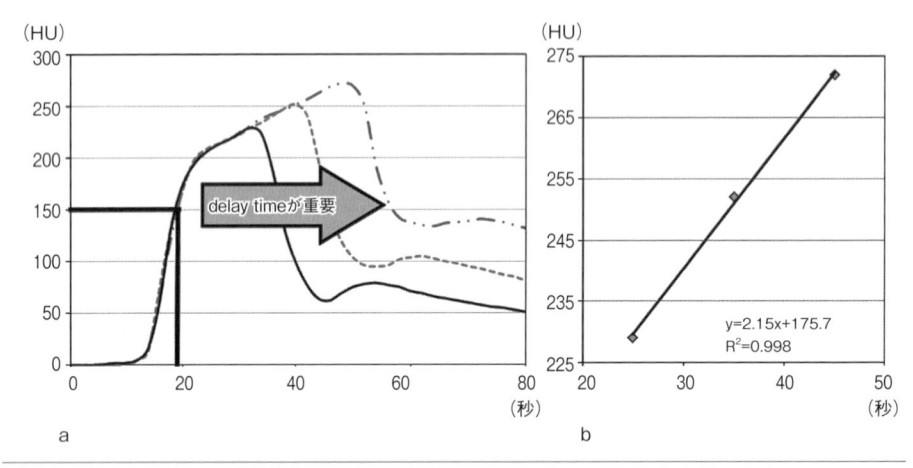

図11 注入時間と最大CT値の関係
a:注入時間の違いによるTEC、b:注入時間と最大CT値の関係。

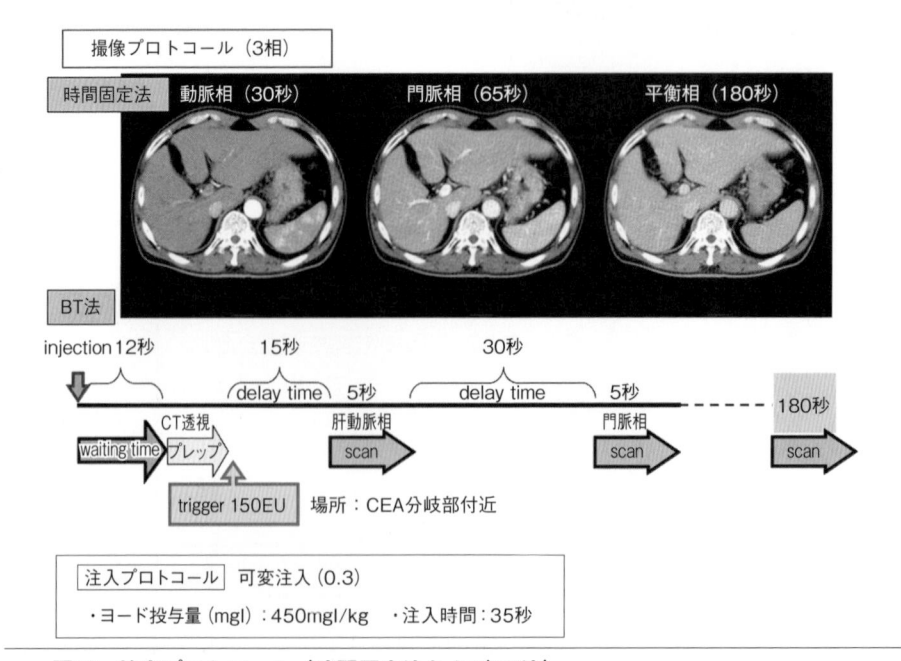

図12 検査プロトコール(時間固定法およびBT法)

(EU)当たりのヨード使用量(mgI/HU)の関係を示す。上昇CT値(HU)当たりのヨード使用量とは、総ヨード使用量が体重比になることから、被検者それぞれに対してどれくらいのヨードを投与したのかを表す指標(index)である。体重と投与ヨード量の関係を表現することで体重当たりヨード量による投与法の妥当性を検証することができる。この

表3　グループ別の被検者データ（年齢、体重）

グループ	n	年齢（歳）	体重（kg）
時間固定法	104	66.1±11.5	58.1±9.9
BT法	97	66.7±11.9	57.3±9.7
		Student *t*-test	Mann-Whitney U-test

グループ	撮像開始時間（秒）
BT法	32.6±3.5

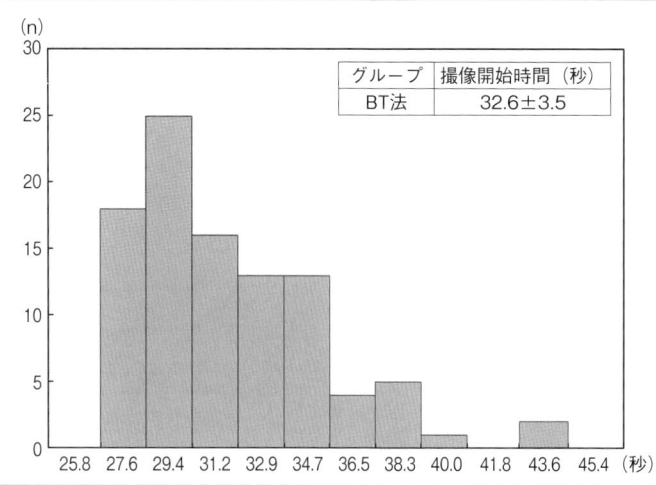

図13　撮像開始時間（秒）と被検者数（n）の関係

表4　BT法における撮像開始時間の性差

BT法	n	撮像開始時間（秒）	
男性	60	33.6±3.8**	**：p<0.01
女性	37	30.9±2.2	
		Welch *t*-test	

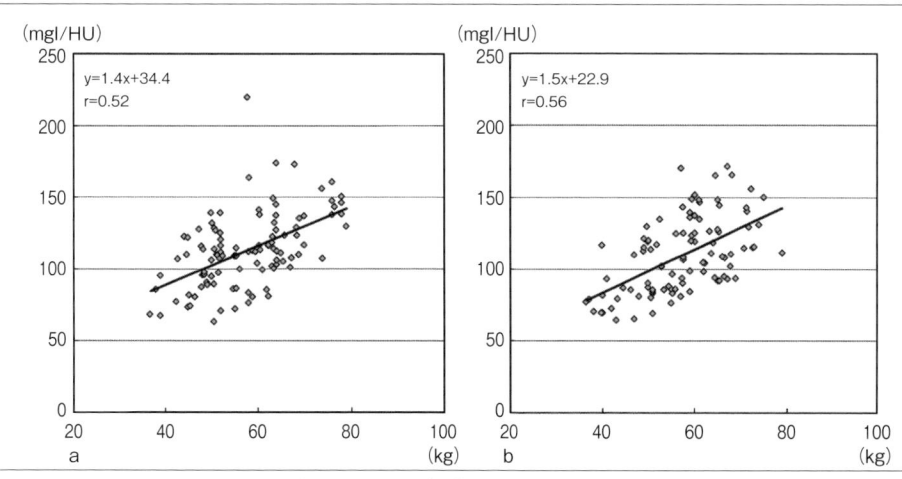

a: $y=1.4x+34.4$, $r=0.52$

b: $y=1.5x+22.9$, $r=0.56$

図14　肝動脈相：腹部大動脈における体重(kg)と単位CT値当たりヨード使用量(mgI/HU)の関係
　　　a：時間固定法、b：BT法。

関係は、可変注入においても、一相注入同様の結果が得られ、その相関関係は強い。**図16**は、肝動脈相におけるAEを示す。p＝0.7と有意な差はなかった。また、**図17a、b**は、それぞれ肝動脈相および門脈相における肝実質の上昇CT値を示す。若干、BT法において高い結果になったが、肝動脈相でp＝0.99、門脈相でp＝0.97と有意な差はなかった。このことから、煩雑な検査手技、CT透視による被検者および観察者の被ばくのリスクを含めると合理的な理由が得られなかったため、時間固定法が簡便であり有用と考えられる。しかし、3D-CTAを考慮した場合、そのかぎりではなく、BT法は必須である。ただ、検査目的が違うためルーチンではない。

若干、BT法において造影効果が高かった理由として、時間固定法との間に平均で2.6秒の差があったことが挙げられる。TLCはAEが密接に関係することから、無視できない時間と考えた。今回の時間固定法は、4列MDCTの検査プロトコールを用いて64列MDCTにて検査している。つまり、撮像時間に2〜3倍の違いが生じている。撮像時間の長い4列MDCTでは、TECのピークをまたぐような撮像で最大の造影効果を

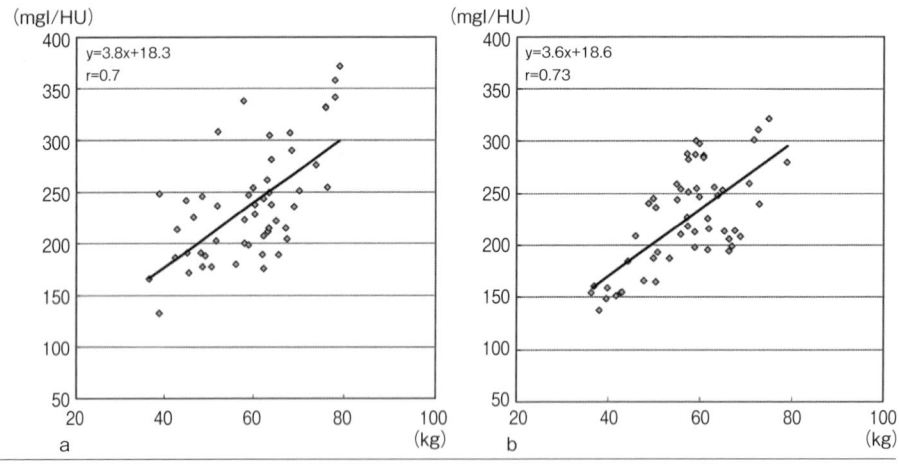

図15 門脈相：腹部大動脈における体重（kg）と単位CT値当たりヨード使用量（mgI/HU）の関係
a：時間固定法、b：BT法。

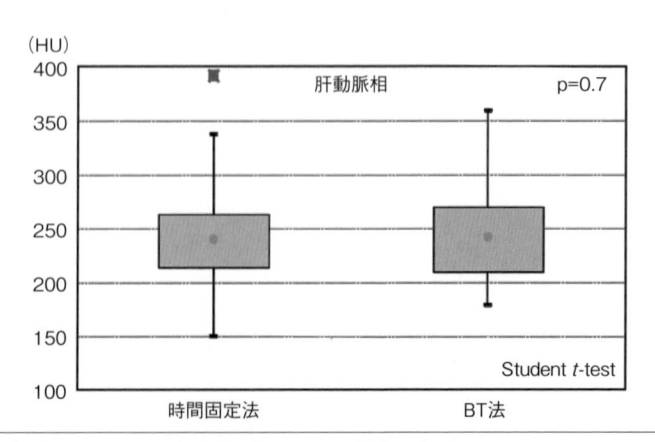

図16 肝動脈相における腹部大動脈の上昇CT値（HU）

得ることしかできなかった反面、この時間でバラツキを補正できていたと考えられる。撮像時間を基準に考えると、撮像時間が短くなるほど繊細にピークをとらえる必要が出てくる。要は、肝動脈相には撮像中心が存在するのである。それゆえ、撮像開始時間は便宜的な時間と考えるべきであり、撮像プロトコールは同一にはならないのである。このことから、時間固定法は肝動脈相を再検討し、35秒とした。よって、64列MDCT程度までは注入プロトコールは普遍的と考えるが、撮像プロトコールは撮像時間によって変化させることが重要になってくる。

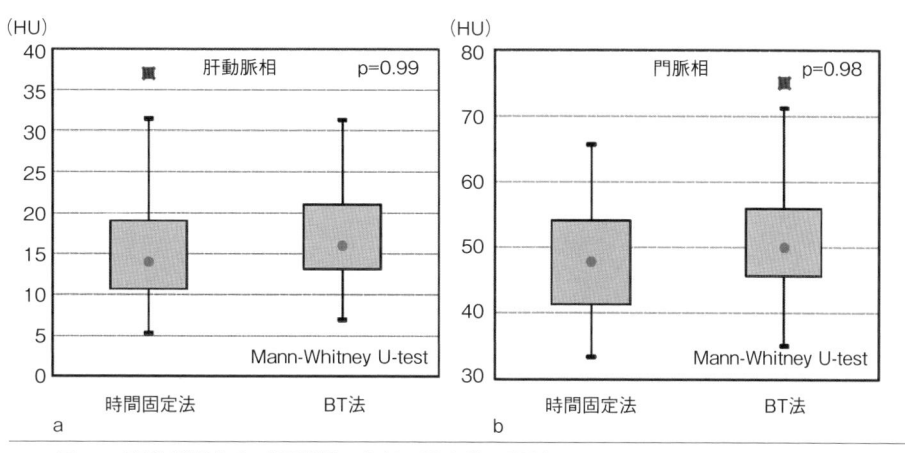

図17 肝動脈相および門脈相における肝実質の関係
a：肝動脈相における肝実質の上昇CT値(HU)、b：門脈相における肝実質の上昇CT値(HU)。

CHAPTER 3 ▶ 2 体幹部 ⑩

腹部ダイナミックCTにおける心胸郭比によるBT法

はじめに

　腹部ダイナミックCTにおける造影剤注入条件は、TECの形状を一定にそろえて検査の再現性を確保することが必要であり、体重当たりのヨード量と造影剤注入持続時間を一定とすることである。また、TECが一定にそろえられるため、検査目的に応じた撮像開始時間を決定することができる。一般的には、腹部ダイナミックCTにおける造影剤注入持続時間が30秒に設定され、動脈相（後期動脈相）は撮像開始時間が35〜40秒と時間固定法で撮像されている。しかし、TECの形状を一定にそろえるために、体重当たりのヨード量と造影剤注入持続時間を一定に設定した場合でも、心機能など被検者のパラメータにより造影剤到達時間が変化する。そのため、TECの形状はそろうが、時間軸が変化したTECとなり、撮像タイミングも変化する。そこで、造影剤到達時間の変化を把握して正確なタイミングで撮像するために、BT法が使用されている。特に、CT装置が多列化するほど撮像時間が短いため、適切な撮像タイミングで撮像するためには造影剤到達時間をとらえる重要性が高く、BT法を使用した腹部ダイナミックCTを行う施設が多くなってきている。しかし、BT法は時間固定法に比べて造影剤到達時間を把握できる利点はあるが、造影剤注入開始10〜20秒後から同一断面を連続撮像してCT値のモニタリングを行うために、被検者の被ばくが増加する。また、造影剤注入開始から医師または看護師が被検者のそばで観察を行い造影剤血管漏出の有無や造影剤による副作用を確認するが、BT法では観察時間が短く、造影剤血管漏出や造影剤による副作用に対する安全性が低くなる。そのため長野赤十字病院では、腹部ダイナミックCTに対して時間固定法で行っている。

　時間固定法は被検者のパラメータにより造影剤到達時間が遅延し、動脈相において撮像タイミングが早くなる場合がある。そのため、適切な撮像タイミングで撮像できる被検者に対しては時間固定法、造影剤到達時間が遅延し撮像タイミングが早くなる被検者に対しては、選択的にBT法を使用することが理想である。必要最低限のBT法の使用により適切なタイミングで撮像できる割合を向上させるため、BT法を使用する基準として利用できるパラメータとして心胸郭比（Cardio Thoracic Ratio：CTR）に着目した。腹部ダイナミックCTにおいて、位置決め画像のCTRと動脈相の撮像タイミングとの関係を比較し、BT法を使用するCTRの基準について検討した。

　CT装置は東芝メディカルシステムズ製Aquilion 64とAquilion CX（64列MDCT）、インジェクタは根本杏林堂製DUAL SHOT GXを使用した。また、CTRやCT値の計測は、ピ

ー・エス・ピー製画像ビューアEV Insite Rを使用した。

心胸郭比によるBT法

　CTRは、胸部立位・吸気・PA方向で撮像したX線写真において評価する。しかし、腹部ダイナミックCTの位置決め画像は、腹部臥位・呼気・AP方向で撮像を行っている。そこで、異なる撮像方法におけるCTRの違いを把握するために、胸部立位・吸気・PA方向撮像と腹部臥位・呼気・AP方向撮像におけるCTRの関係を比較した。127名を対象として、画像ビューアで同一被検者におけるX線写真のCTRの測定を行った（**図1**）。

　次に、腹部ダイナミックCTにおいて874名を対象に検討を行った。撮像条件は、X線管電圧は120kV、X線管電流は自動露出機構（AEC）を使用して、画像スライス厚5mmにおいて画像SDを12に設定し、ガントリ回転速度0.6秒、ピッチファクター（PF）＝0.83、画像再構成関数FC13で行った。撮像開始時間は時間固定法により、動脈相（後期動脈相）が35秒、平衡相が120秒で行った。また、呼気による撮像を行った。造影剤注入条件は、注入ヨード量が450mgI/kg、造影剤注入持続時間が30秒と一定とし、造影剤濃度は51kg以下が240mgI/mL・100mL、52〜63kg以下が300mgI/mL・100mL、64〜78kg以下が370mgI/mL・100mL、79kg以上が300mgI/mL・150mLと体重に応じて使用した。

　検討項目として、位置決め画像においてCTRを測定した。また、単純と動脈相の肝門部において、大動脈、門脈（本幹）、肝臓（右葉と左葉の平均値）のCT値を測定し、動脈相のCT値から単純のCT値を引き、上昇CT値（EU）を求めた（**図1**）。そして、参考文献から、動脈相において撮像タイミングが早い条件として上昇CT値が門脈50EU以下、かつ肝臓10EU以下と決めて、位置決め画像のCTRと撮像タイミングとの関係について検討した。

　X線写真のCTRの結果を**図2**に示す。胸部CTRと腹部CTRとの間に正の相関関係（R=0.89）を認め、腹部CTRは胸部CTRに比べて高くなった。これは、立位から臥位、PA方向から

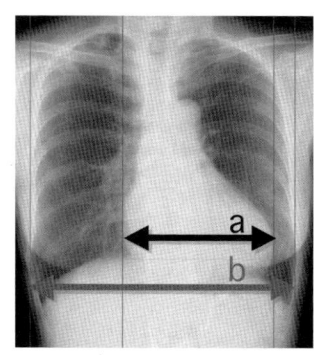

CTRの測定
CTR=a／b×100（%）
　a：心陰影左縁〜右縁
　b：胸郭最大内径

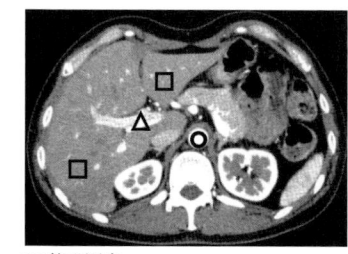

CT値の測定
　○：大動脈
　△：門脈（本幹）
　□：肝臓（右葉と左葉の平均値）
　上昇CT値＝（動脈相のCT値）−（単純のCT値）

図1　CTRおよびCT値の測定
X線写真とCT位置決め画像のCTRを測定した。また、大動脈、門脈、肝臓のCT値を測定して上昇CT値（EU）を求めた。

CHAPTER 3 ▶ 2 体幹部 ▶ ⑩ 腹部ダイナミックCTにおける心胸郭比によるBT法

　AP方向に撮像方法が違うために心陰影が大きくなり、また吸気から呼気に呼吸方法が違うために胸郭の大きさが小さくなるからである。このことから、撮像方法が異なることにより、腹部CTRが胸部CTRに比べて高くなることを考慮すれば、腹部CTRにおいても心臓の評価を行うことができると考える。心拡大の評価基準は胸部X線写真のCTRが50%以上だが、回帰直線(y=0.90x+10.27)から胸部CTRが50%のとき腹部CTRが55%となった。そのため、腹部CTRにおいて心拡大の評価基準はCTRが55%となる。

　腹部ダイナミックCTにおける位置決め画像のCTRと撮像タイミングの関係を**表1**、**図3**に示す。撮像開始時間が時間固定法の場合、撮像タイミングが早い被検者の割合は11.2%(98/874)となり、造影剤到達時間が遅延して撮像タイミングが早い被検者は1割程度であった。今回、位置決め画像のCTRを基準としたBT法の使用により撮像タイミングが早い被検者の割合を低減するために、位置決め画像のCTRを50%未満、50%以上55%未満、55%以上60%未満、60%以上に分けて比較した。その結果、CTRが50%未満(6.0%)、50%以上55%未満(7.0%)、55%以上60%未満(7.7%)と有意差を認めなかった。しかし、CTRが60%以上では58.3%となり、CTRが60%未満に比べて高くなった(p<0.01)。このことから、位置決め画像のCTRが60%以上になると造影剤到達時間が遅延し、撮像タイミングが早くなる被検者の割合が高くなると考える。腹部CTRにおいて心拡大として評価されるCTRは55%となったが、腹部ダイナミックCTにおいて撮像タイミングが早くなる被検者の割合が高くなったCTRは60%以上であった。そのため、心拡大として評価されるCTRより高い60%以上になると心拡大による心機能の低下により、造影剤到達時間が遅延する被検者が増加すると考えられる。また、CTRが60%以上の被検者の割合は8.2%(72/874)であったことから、必要最低限の被検者に対してBT法を使用できると考えられる。このことから、腹部ダイナミックCTにおいて位置決め画像のCTRが60%以上は、撮像開始時間が時間固定法の場合においてBT法を使用する基準となり、心拡大により心機能の低下した被検者に対して適切なタイミングで撮像できる割合を向上できると考えられる。

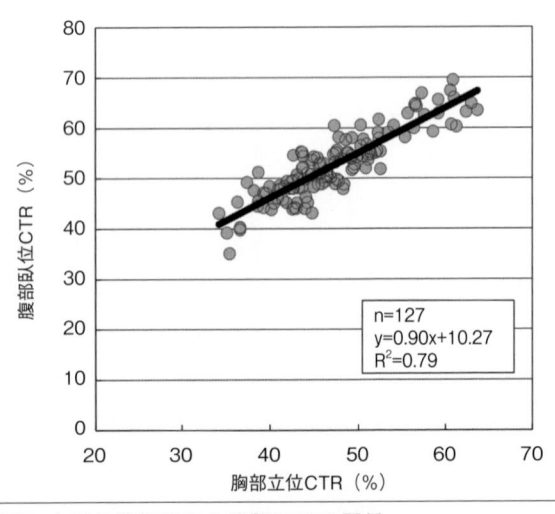

図2　X線写真における胸部CTRと腹部CTRの関係
X線写真において、胸部CTRと腹部CTRとの間に正の相関関係を認めた。

表1 腹部ダイナミックCTにおける位置決め画像のCTRと撮像タイミングの関係

腹部ダイナミックCTにおいて、動脈相の撮像タイミングが早い割合は11.2%であった。また、位置決め画像のCTRが60%以上になると、動脈相の撮像タイミングが早い割合が高くなった。

	全体	CTR<50%	50%≦CTR<55%	55%≦CTR<60%	60%≦CTR
総数	874	199	356	247	72
撮像タイミングが早い被検者	98	12	25	19	42
撮像タイミングが早い被検者割合 (%)	11.2	6.0	7.0	7.7	58.3 **

χ^2 test、**p<0.01

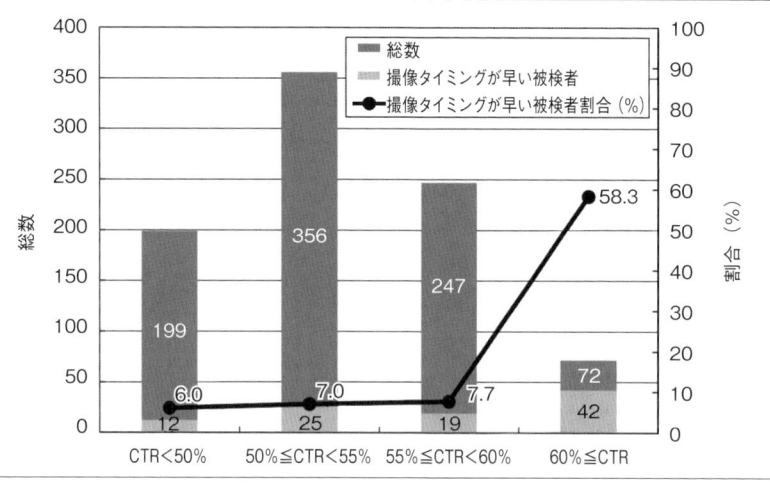

図3 腹部ダイナミックCTにおける位置決め画像のCTRと撮像タイミングの関係
腹部ダイナミックCTにおいて、CTRが60%以上になると動脈相の撮像タイミングが早い割合が高くなった。

　図4は位置決め画像のCTRが60%以上で、時間固定法とBT法で撮像された臨床例である。動脈相の撮像開始時間が35秒時間固定において、撮像タイミングが早くなった。しかし、6ヶ月後、BT法により最適なタイミングで撮像できた。このとき、撮像開始時間は51秒であった。

　CTRが60%未満においても撮像タイミングが早い被検者を認めたことから、心機能の低下以外にも造影剤到達時間が遅延する被検者のパラメータがある。他のパラメータとして、造影剤が注入される上肢静脈から造影剤が心臓に流入する上大静脈の静脈経路による影響が考えられる。上肢静脈から心臓に造影剤が流入する経路において、静脈の狭窄などによる側副血行路の発達により、心臓に造影剤が流入する時間が遅延することがある(**図5**)。また、上大静脈から右心房に流入する造影剤が右心房に流入しきれずに下大静脈に突き抜ける現象(造影剤逆流現象)がある。この現象により、心臓に造影剤が流入する時間が遅延する場合がある(**図6**)。

　腹部ダイナミックCTにおいて、撮像開始時間が時間固定法の場合、位置決め画像のCTRが60%以上はBT法の使用基準として利用可能である。心拡大により心機能の低下した被検者に対して適切なタイミングで撮像できる割合を向上させるためにBT法の使用を適正化できる。

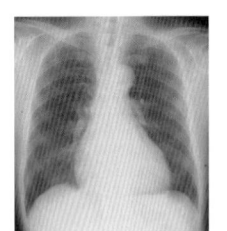

CHAPTER 3 ▶ 2 体幹部 ▶ 10 腹部ダイナミックCTにおける心胸郭比によるBT法

胸部立位X線写真
CTR=55.7%

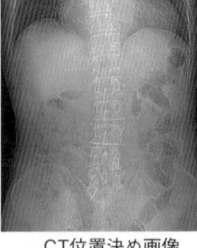

CT位置決め画像
CTR=68.4%

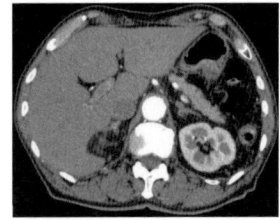

撮像開始時間=35秒時間固定法
大動脈=264HU
門脈=29HU
肝臓=1HU

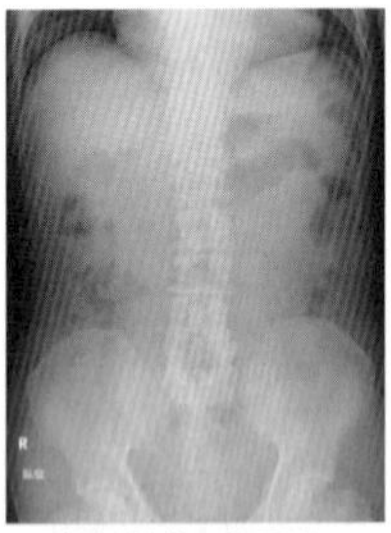

腹部臥位X線写真
CTR=61.3%

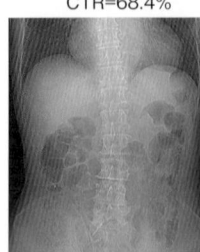

CT位置決め画像
CTR=64.4%

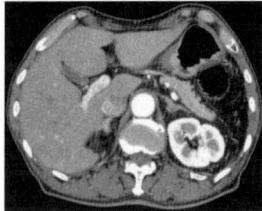

6ヶ月後
BT法、撮像開始時間=51秒
大動脈=180HU
門脈=109HU
肝臓=16HU

図4　位置決め画像のCTRが60%以上の臨床例（60歳代、男性）
60歳代男性で、撮像開始時間が35秒の時間固定法では撮像タイミングが早かった。しかし、6ヶ月後、BT法により適切なタイミングで撮像できた。

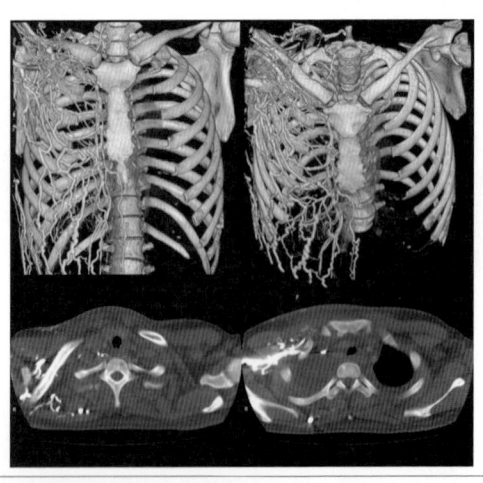

図5　静脈の側副血行路が発達した臨床例
静脈の狭窄により側副血行路が発達している。

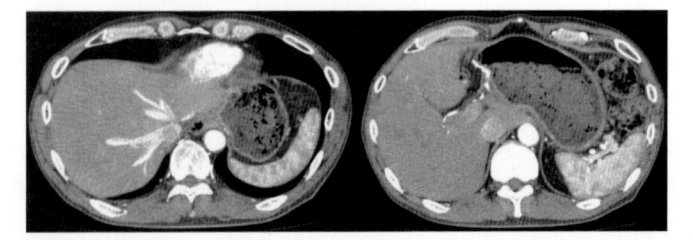

図6　造影剤逆流現象を認めた臨床例
上大静脈から右心房に流入する造影剤が右心房に流入しきれず、下大静脈や肝静脈に逆流を認めた。動脈相の撮像タイミングは早かった。

CHAPTER 3 ▶ 2 体幹部 ▶ 11

可変注入による肝臓造影検査の撮像タイミング適正化の検討

はじめに

　長野赤十字病院では、肝質的診断検査において主に動脈相での描出能向上のため、可変注入を行っている。しかし検査開始時間は一段注入時の条件である後期動脈相を30秒、門脈優位相を60秒、平衡相を180秒で行っていた。そこで可変注入による肝臓造影検査の撮像タイミングの適正化について検討した。使用した機器は、東芝メディカルシステムズ製 Asteion Multi（4DAS）、および根本杏林堂製DUAL SHOT GXである。

仮想時間濃度曲線の検討による動脈相の描出能向上

　造影剤を450mgI/kg使用し、可変係数0.3の可変注入法にて35秒注入固定とした。各相の撮像タイミングは動脈相25、30、35秒、門脈相60、65、70、75秒、および平衡相175、180、185秒とし、上昇CT値（EU値）を測定した。そこから上昇CT値の平均値およびSDを求め、TECを作成した。撮像条件は管電圧120kV、最大管電流350mA、回転速度0.75秒、撮像スライス厚3mm、ヘリカルピッチ5.5、再構成間隔5mm。得られた画像より大動脈、門脈、肝実質（右葉、左葉、尾状葉）でROIを設定し測定した（**図1**）。

　仮想TECによると動脈相は25秒において腹部大動脈のEU値が最大となった。門脈相は65秒において門脈のEU値、70秒において肝実質のEU値が最大となった。平衡相においては明らかな差は認められなかった（**表1、図2**）。

　肝質的診断検査において、肝実質へ造影剤が移行する直前のタイミングの後期動脈相は、肝動脈、門脈が造影され肝実質が造影されていないタイミングで30秒である。門脈優位相では門脈が少しピークから落ち、肝実質が最大に造影されたタイミングが最適となるが、撮像時間を考慮すると65秒となる。なお、各撮像時間は10秒としている。平衡相において明らかな違いはなく、必要CT値30EUおよび十分な平衡状態を確保する必要から180秒とした。なお、平衡相における肝実質の上昇CT値30EUにより当院の体重当たりヨード量が450mgI/kgと規定されている。また、今回1回の撮像時間を10秒前後と考えてこのプロトコールを規定したが、撮像範囲や回転速度、ヘリカルピッチなどによって1回の撮像時間が異なる装置を用いた場合は、仮想TECを再度検討する必要があるだろう。

　仮想TECの検討より、長野赤十字病院の肝質的診断検査における撮像タイミングは、

CHAPTER 3 ▶ 2 体幹部 ▶ 11 可変注入による肝臓造影検査の撮像タイミング適正化の検討

後期動脈相を30秒、門脈優位相を65秒、平衡相を180秒とした。この撮像タイミングは1回の撮像時間により考慮する必要があると考えられる。

臨床データを用い日常業務に反映することや、診断に必要な撮像タイミングをとらえることは、今後さらに高速化する検査には必要不可欠であり、検査の適性化につながる。この検討は実際の循環動態を反映しているため、今後ほかの部位のダイナミック検査でも活用できると考えられる(**図3、4**)。

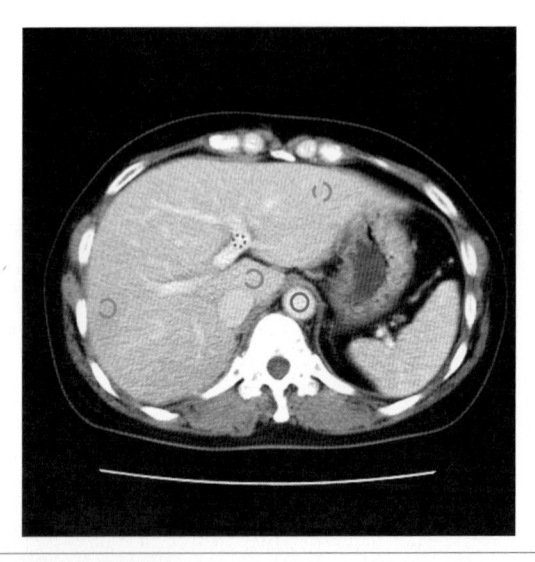

図1　EU値の各測定部位

表1　各測定部位、時間における測定値

大動脈

時間(秒)	25	30	35	60	65	70	75	175	180	185
平均EU	250.3	244.7	238.5	122.1	117.8	110.4	97.2	75.2	74.0	65.1
SD	36.0	38.2	27.6	22.4	21.5	18.9	22.4	12.6	18.8	21.9

肝実質

時間(秒)	30	35	40	65	70	75	80	180	185	190
平均EU	10.8	12.7	19.9	44.3	50.5	45.5	46.4	32.6	32.2	32.5
SD	6.2	5.3	10.2	9.8	7.8	7.0	5.9	6.2	4.8	5.7

門脈

時間(秒)	30	35	40	65	70	75	80	180	185	190
平均EU	50.4	65.8	106.5	128.3	124.5	119.4	106.7	69.7	70.5	65.1
SD	28.7	30.2	30.5	15.6	16.0	18.5	19.3	10.0	14.8	10.0

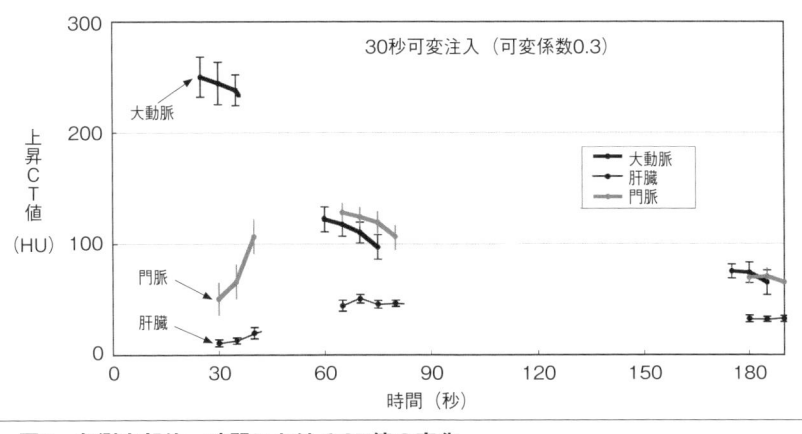

図2　各測定部位、時間におけるCT値の変化

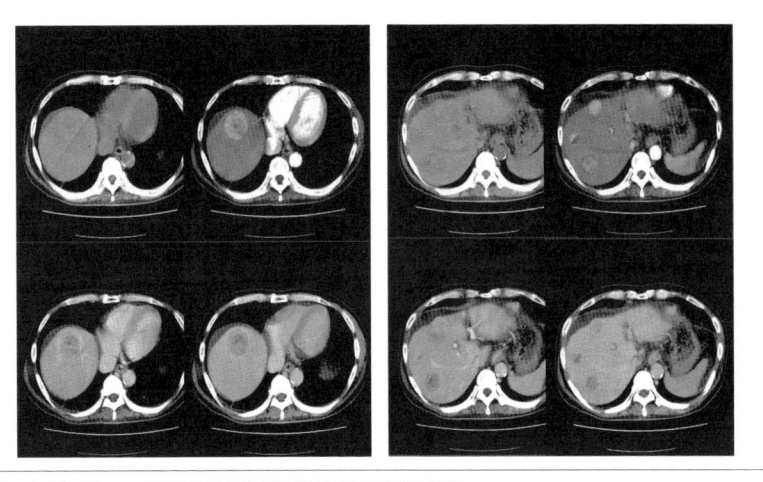

図3　本プロトコールによる肝臓造影検査の臨床画像
　　　肝細胞癌

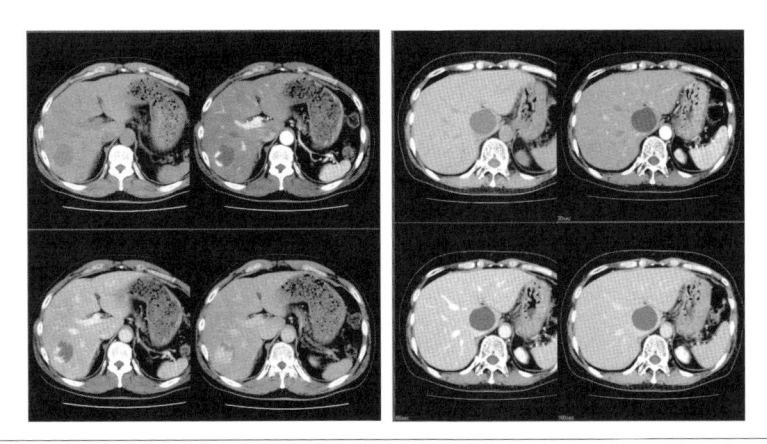

図4　本プロトコールによる肝臓造影検査の臨床画像
　　　左：肝血管腫　右：肝嚢胞

64列MDCT心臓造影検査における造影剤使用量

はじめに

　64列MDCTによる心臓造影検査では、冠動脈の評価と心機能解析を行っている。しかし、造影剤使用量はヨード量24gI一定で行っている。そのため、心機能解析を行ううえで冠動脈の評価を行うことができる造影剤使用量を適正化する必要がある。造影剤使用量の適正化を図るためには、検査目的に応じて必要な造影効果を把握し、その造影効果の確保と再現性を得ることができる方法を追求する必要がある。心臓造影検査において、必要な造影効果は冠動脈が評価できるCT値である。また、冠動脈は、Curved Multiplanar Reconstruction（CPR）画像およびVR画像において評価を行う。そこで、冠動脈の模擬血管ファントムを作成し、CPR画像とVR画像において模擬血管ファントムの抽出能を評価することにより、冠動脈の評価に必要なCT値について検討した。また、冠動脈の評価と心機能解析を行うことができる造影剤注入方法のため、造影効果の再現性を確保するために被検者側の因子が造影効果に与える影響について検討することにより、心臓造影検査における造影剤使用量の適正化を図った。
　CT装置は東芝メディカルシステムズ製Aquilion64、インジェクタは根本杏林堂製DUAL SHOT GX V、WSはZIOSOFT製ZIOSTATIONを使用した。

冠動脈の評価に必要なCT値の検討

　2.5mm径のストローに、CT値50、100、150、200、250、300HUに調整した造影剤希釈液を入れて冠動脈の模擬血管ファントムを作成し、水中において撮像した。撮像条件は、X線管電圧が135kV、ガントリ回転速度0.35秒、スライス厚0.5×64mm、ピッチファクターが0.2、Half再構成、画像SDが20、30、40、50になるようにX線管電流を調整した。
　そして、画像SDが20、30、40、50において、CPR画像およびVR画像の模擬血管ファントムの抽出能について評価した。VR画像作成条件は、心臓造影検査に使用している条件とした。
　模擬血管ファントムのCPR画像とVR画像は、画像SDと模擬血管ファントムのCT値により描出能に違いを認めた（**図1、2**）。このことから、冠動脈は画像SDと冠動脈のCT値により描出能が変化すると考える。また、画像SDが被検者の体格に依存するため、体格が大きく画像SDが高い場合を想定して、画像SDが50の場合で模擬血管ファントムの描

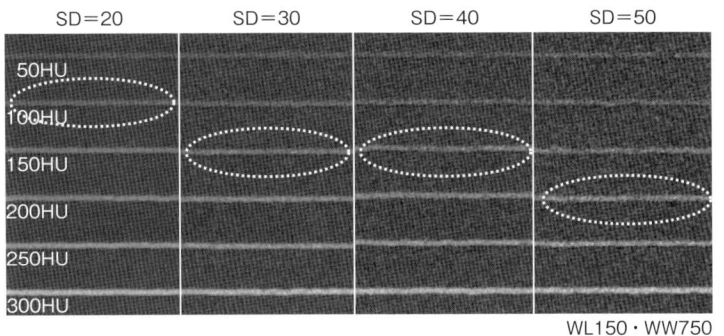

図1　CPR画像における模擬血管ファントムの描出能の違い
模擬血管ファントムの描出能は、CT値および画像SDにより違いを認める。画像SDが50において、描出能を確保するためには200HUのCT値が必要であった。

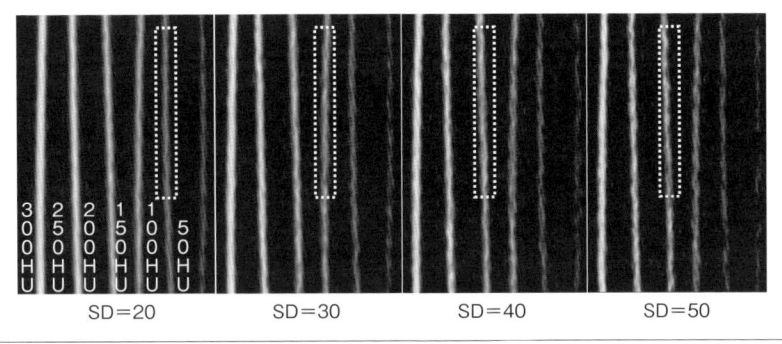

図2　VR画像における模擬血管ファントムの描出能の違い
模擬血管ファントムの描出能は、CT値および画像SDにより違いを認める。画像SDが50において、描出能を確保するためには200HUのCT値が必要であった。

出能を確保するためには200HUのCT値が必要であったことから、冠動脈の描出に必要なCT値は200HUとした。

心臓造影検査における造影剤使用量の検討

　長野赤十字病院における心臓造影検査は、基本的に前処置としてβブロッカーを投与し、またニトログリセリンを舌下投与して5L/分の酸素吸入後に検査を実施している。撮像条件は、X線管電圧135kV、X線管電流430mA、スライス厚0.5mm、回転速度およびビームピッチはHeart NAVIによる推奨条件を使用し、上大静脈からのアーチファクト低減のため足頭方向で撮像した。また、BT法により、目視にて造影剤が左心室に到達した時点において、呼吸停止の音声からdelay time5秒で撮像開始した。造影剤注入方法は、冠動脈の評価と心機能解析を行うために、造影剤を最初10秒間1段注入し、その後造影剤と生食を20秒間同時に可変注入する台形クロス注入法で行った。
　造影剤使用量をヨード量24gI一定による心臓造影検査において、冠動脈分岐部における上行大動脈のCT値を測定し、ヨード当たりのCT値（HU/gI）を求めた。次に、冠動脈解析により描出した冠動脈CPR画像において、右冠動脈（RCA）、左前下行枝（LAD）、

CHAPTER 3 ▶ 3 ▶ 心臓 ▶ 1　64列MDCT心臓造影検査における造影剤使用量

　左回旋枝（LCX）のCT値を測定し、平均値を冠動脈CT値とした。なお、ステントや高度石灰化の場合は測定の対象から除外した。また、ヨード量当たりのCT値と被検者側の因子である年齢、体重、身長、体表面積、左駆出率、1回拍出量、心拍出量、心拍数との関係について検討した。なお、左駆出率、1回拍出量、心拍出量は、心機能解析の結果を使用した。そして、ヨード量当たりのCT値と被検者側の因子との関係から、被検者側の因子により造影剤使用量の適正化を図って心臓造影検査を施行し、造影剤使用量がヨード量24gI一定の場合と比較検討を行った。

　上行大動脈におけるCT値の平均値が250、300、350、400HUのCPR画像における冠動脈のCT値を**図3**に示す。模擬血管ファントム実験から冠動脈の評価に必要なCT値は200HUのため、冠動脈の末梢において200HUを得ることができる上行大動脈のCT値は300HUとなった。このことから、長野赤十字病院における撮像条件および造影剤注入方法において、冠動脈の評価を行うためには、冠動脈のCT値が200HU、上行大動脈のCT値が300HU必要であると考える。

　被検者側の因子とヨード量当たりのCT値との関係（**図4、5**）を比較すると、単位ヨード量当たりのCT値は年齢、1回拍出量、心拍出量、心拍数と弱い相関関係を認めた。また、体重、身長、体表面積と相関関係を認めた。このことから相関関係が高く、造影剤使用量の適正化において他部位でも使用している体重を指標として造影剤使用量の適正化を図ることにした。造影剤使用量を体重により決定するため、体重当たりのヨード量と上行大動脈におけるCT値との関係について評価した。その結果、体重当たりのヨード量と上行大動脈におけるCT値との間に正の相関関係を認めた（**図6**）。また、回帰直線（$y=0.4x+174.9$）より、冠動脈の評価に必要な上行大動脈のCT値300HUを得るためには、体重当たりのヨード量が313mgI/kgとなった。そのため、被検者による造影効果のバラツキを考慮し、造影剤使用量は体重当たりのヨード量を360mgI/kgと決定した。

　実際に体重当たりのヨード量360mgI/kgにより心臓造影検査を施行し、ヨード量24gI一定の場合と比較した。上行大動脈のCT値における平均値は24gIと360mgI/kgとの間において有意差は認めず、CT値におけるSDは360mgI/kgのほうが24gIより小さくなった

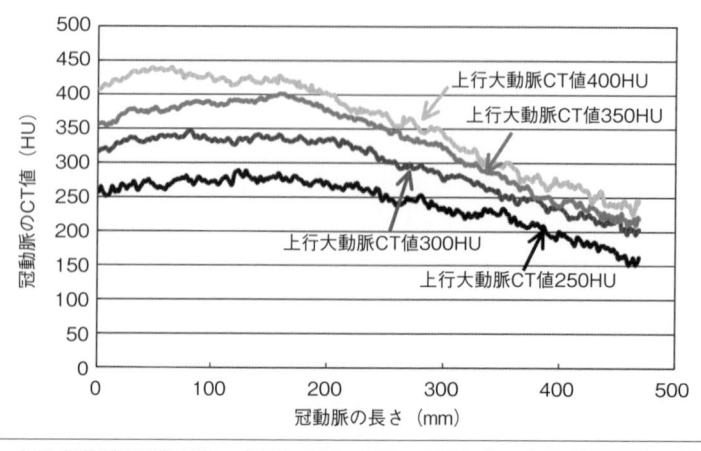

図3　上行大動脈CT値の違い（250、300、350、400HU）における冠動脈CT値
冠動脈末梢のCT値200HUを確保するためには、上行大動脈のCT値は300HU必要であった。

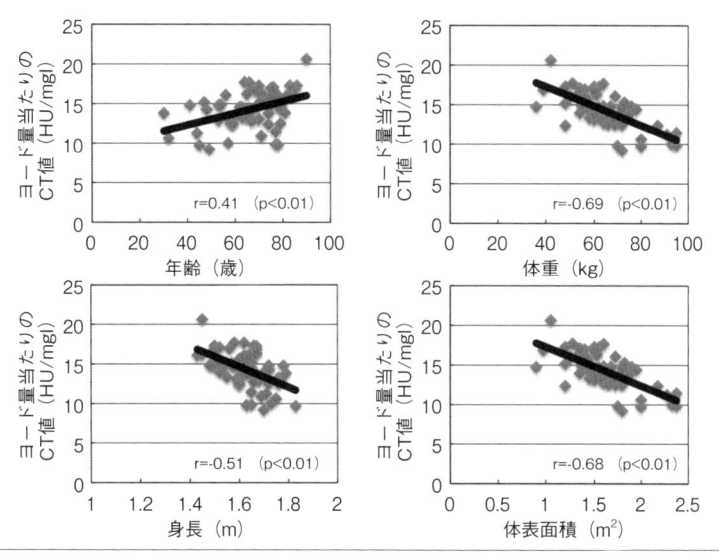

図4 年齢、体重、身長、体表面積とヨード量当たりのCT値との関係
ヨード量当たりのCT値は、年齢、体重、身長、体表面積と相関関係を認めた。

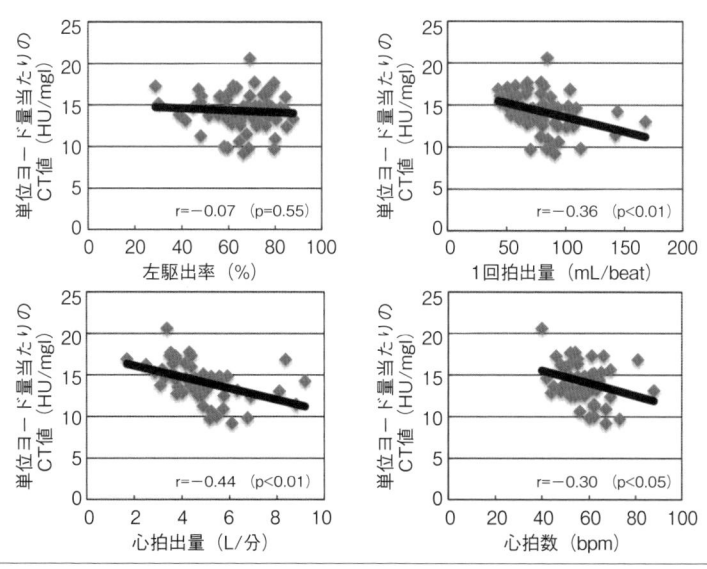

図5 左駆出率、1回拍出量、心拍出量、心拍数とヨード量当たりのCT値との関係
ヨード量当たりのCT値は、1回拍出量、心拍出量、心拍数と相関関係を認めた。

（図7）。このことから、造影剤使用量360mgI/kgは、冠動脈の評価に必要な上行大動脈のCT値300HUを被検者による造影効果のバラツキを考慮して確保できたと考えられる。また、造影剤使用量を体重により変化させることで造影効果のバラツキを低減できたため、造影効果の再現性を向上でき、造影剤使用量の適正化を図ることができると考えられる。

なお本稿では、体重により造影剤使用量の適正化を行ったが、他の被検者側の因子で造影効果と相関関係を認めた年齢、身長、体表面積、心拍出量などの心機能を考慮することにより、造影効果の再現性を向上できるのではないか。

CHAPTER 3 ▶ 3 ▶ 心臓 ▶ ① 64列MDCT心臓造影検査における造影剤使用量

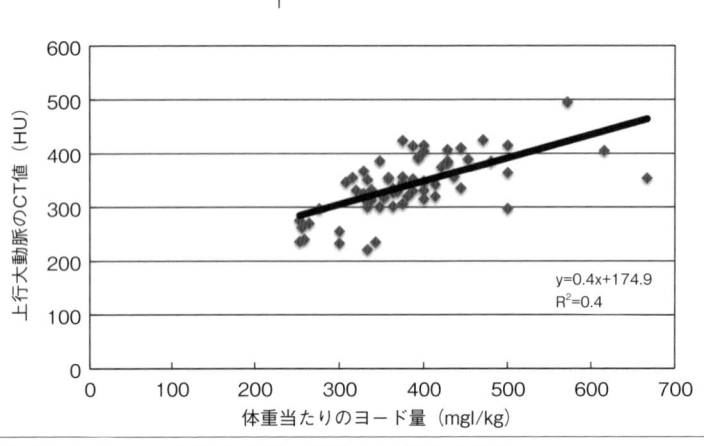

図6 体重当たりのヨード量と上行大動脈のCT値との関係
上行大動脈のCT値300HUを得るためには、体重当たりのヨード量が313mgI/kgとなった。

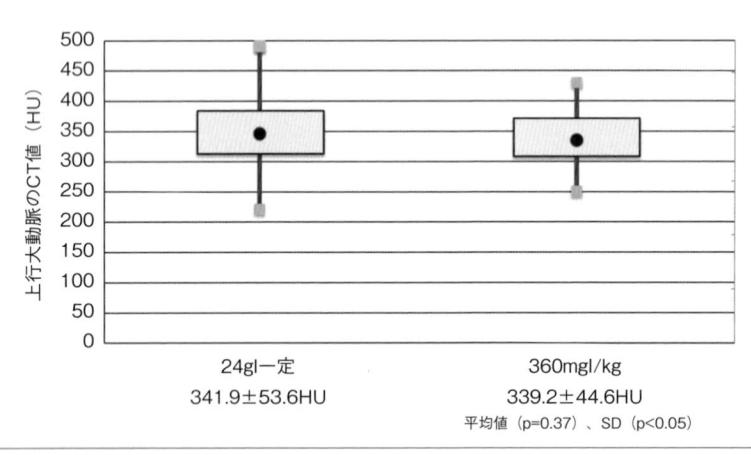

図7 心臓造影検査における造影剤使用量24gI一定と360mgI/kgの上行大動脈CT値の結果
上行大動脈のCT値において、平均値は有意差を認めなかったが、SDはヨード量24gI一定より体重当たり360mgI/kgのほうが小さくなった。

24gI一定 341.9±53.6HU
360mgI/kg 339.2±44.6HU
平均値 (p=0.37)、SD (p<0.05)

おわりに

64列MDCTによる心臓造影検査において、冠動脈の評価に必要な冠動脈CT値は200HUである。長野赤十字病院の撮像条件および造影剤注入条件において、冠動脈末梢におけるCT値200HUを確保するためには、上行大動脈で300HU必要である。また、体重を指標として造影剤使用量を決定することにより、冠動脈の評価に必要な造影効果を確保し造影効果のバラツキを低減できるため、造影効果の再現性を向上でき、造影剤使用量の適正化を図ることができる。

CHAPTER 3 ▶ 3 心臓 ▶ 2

64列MDCTにおける ヘリカル撮像による心臓CT検査
―冠動脈と心機能の同時評価に適した造影法の検討

はじめに

　64列MDCTの登場により、心臓CT検査において画像を静止させること、特に冠動脈の形態評価においてその精度が飛躍的に向上してきた。ここでは、64列MDCTにおいてさまざまな撮像技術がある中で、ヘリカル撮像における心臓CT検査について述べる。

　ヘリカル撮像においてレトロスペクティブに画像再構成する方法は、すべての心位相があり冠動脈だけを対象とした場合、収集されたデータの一部しか利用されず、残りのデータは被検者に還元されてはいない。この時相別のデータは、時相順に抽出して再構成された三次元画像を作成することにより、心室の壁運動と壁収縮を評価することが可能になる。これは従来の血管造影による左室造影法と比較しても、投影像のように拡大補正などの補正を必要としないため、理論上は計測容量精度が高い。それゆえ、ヘリカル撮像による心臓CT検査は、冠動脈のみならず心機能解析を行うことによりほぼすべてのデータを利用することができ、被検者データを最大限に有効化することができる。ところが、ポンプである心臓は造影剤を一相性に注入（一段注入）した場合、右心系において造影剤原液からのアーチファクトが問題になる。また、これを解消するために生食を後押しするといった方法もあるが、右心系の極端な造影剤の濃度低下をまねく。これも右心系にある程度の造影効果がないと正確な心筋を抽出できないといった問題になる。よって、一段注入法による造影法は統合的に形態診断および機能診断を行う手法と合致しないのである。

　心臓CT検査における心機能診断の精度向上のためには、心筋の収縮と拡張とを鮮明に画像化することが必要であり、心内腔と心筋外壁の輪郭抽出が重要になる。しかし、心腔と心筋の自動領域抽出するためには、右心系と左心系を同時に濃染させて十分なコントラストの差が必要になる。このため、右心系と左心系を同等に濃染させ、左右心腔内における造影剤のCT値（HU）差を小さくする造影方法が求められた。右心系は、造影剤と生食を段階的に同時混合注入（以下、同時注入）する希釈注入法を組み合わせることによりヨード濃度（mgI/mL）をコントロールすることが可能になる。ただ、段階的な部分がバラツキの要因になりかねない。そこで、64列MDCTを用い、冠動脈と心機能の同時評価に適した造影方法として右心系と左心系を同時造影する各種造影法の検討を行った。

　CT装置は東芝メディカルシステムズ製Aquilion64を使用した。画像処理アプリケー

ションとして、心機能診断には東芝メディカルシステムズ製CT心機能解析ソフトウェアCSCF-002Aを、冠動脈形態診断にはザイオソフト製ZIOSTATIONを使用した。インジェクタは根本杏林堂製DUAL SHOT GXおよびオートエンハンスA-250を使用した(**図1a、b**)。撮像プロトコールはインジェクタと同期させて開始し、トリガータイミングはBT法により造影剤が左心室に到達したところで、息止めの音声が入る(**図2a**)。そして、ヘリカル撮像は息止めの音声から5秒後とするdelay timeを用いた。また、高濃度時の造影剤による上大静脈からのアーチファクトの影響を回避する理由から、撮像方向は足頭方向とした(**図2b**)。撮像条件は、管電圧135kV、スライス厚0.5mmで、管電流、ピッチファクター(PF)および管球回転速度はHeart NAVIによる推奨条件である。ヨード使用量は被検者パラメータとの関係を観察するために24gI一定とした。これはヨード濃度から算出すると、ヨード含有量300mgI/mL製剤は80mL、370mgI/mL製剤は65mLの使用量となる。比較するプロトコールは次のとおりである。

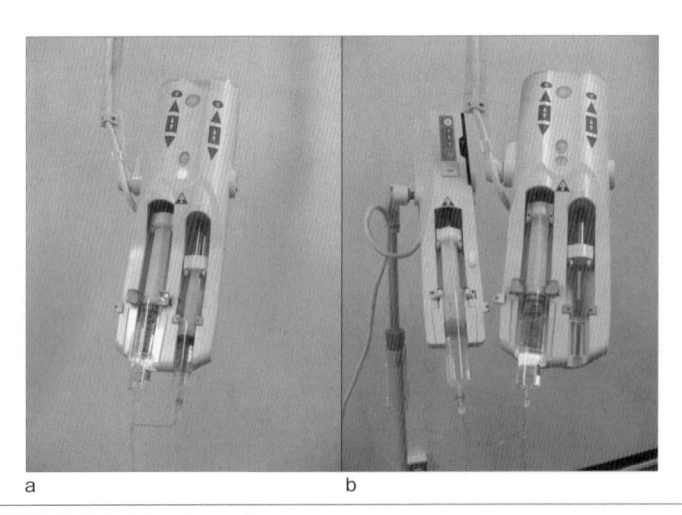

図1 造影剤と生食のセッティング
a:DUAL SHOT GX、b:DUAL SHOT GX＋オートエンハンスA-250。

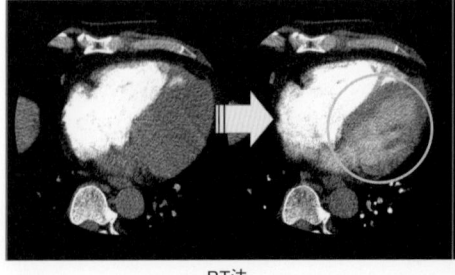

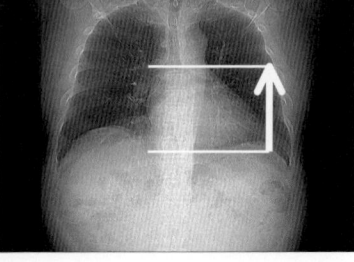

図2 リアルプレップによるトリガータイミング(a)、撮影範囲と撮影方向(b)

各種注入プロトコール

注入プロトコールは、同時注入による希釈注入法を組み合わせる方法である。総注入時間は30秒で、注入プロトコールa：多段注入法、b：クロス注入法、およびc：台形クロス注入法のそれぞれをグループ化してデータを取得した。

・注入プロトコールa：多段注入法(multi-stage injection method)

ヨード含有量300mgI/mLの造影剤を、最初に15秒かけて注入速度4mL/秒で60mL一段注入、続けて造影剤と生食を10秒かけて2mL/秒で20mLずつ同時注入し、最後に生食20mLを4mL/秒で5秒間注入する方法で、このときの注入速度は常時4mL/秒となる。

・注入プロトコールb：クロス注入法(cross injection method)

ヨード含有量370mgI/mLの造影剤65mLと生食65mLを最初から30秒かけて同時に可変注入する方法で、このときの注入速度は常時4mL/秒となる。なお、DUAL SHOT GXのB側は60mL以上の用量を使用できないためDUAL SHOT GXとオートエンハンスA-250を並べ、造影剤をDUAL SHOT GXに、生食をオートエンハンスA-250にセットして使用した(**図1b**)。

・注入プロトコールc：台形クロス注入法(trapezoidal cross injection method)

ヨード含有量300mgI/mLの造影剤を最初に10秒かけて4mL/秒で40mL一段注入、続けてプロトコールb同様に造影剤40mLと生食40mLを20秒かけて同時に可変注入する方法で、このときの注入速度は常時4mL/秒となる。

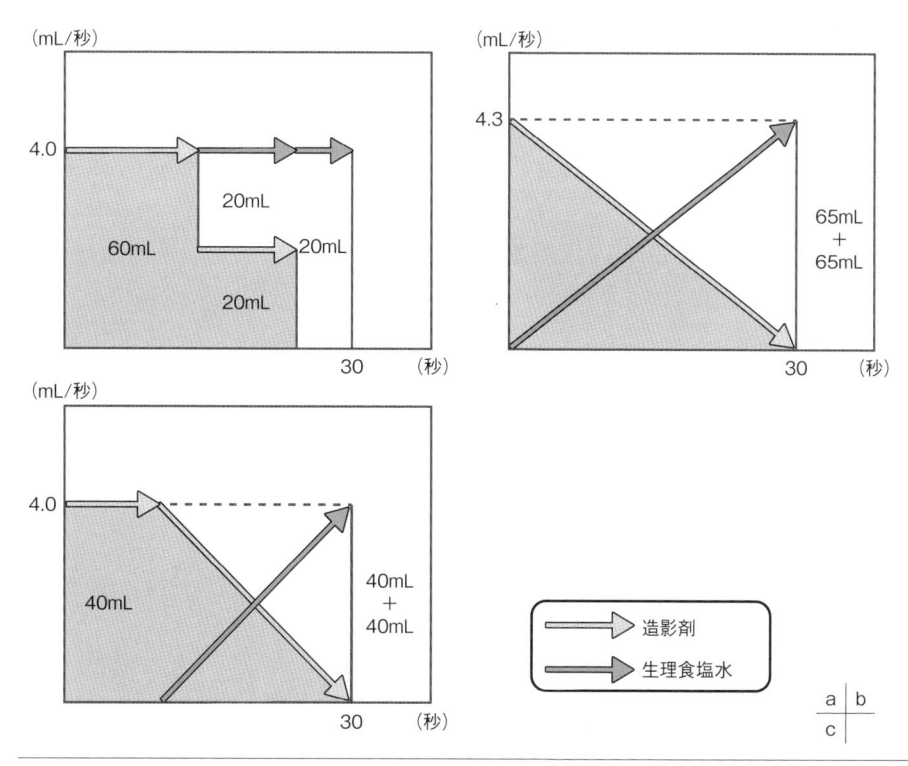

図3 同時注入による希釈注入法における造影剤と生食の注入速度(mL/秒)と注入時間(秒)の関係
a：多段注入法、b：クロス注入法、c：台形クロス注入法。

図3は各種注入プロトコールにおける注入速度(mL/秒)と注入時間(秒)の関係を模式している。また、図4は実際の注入インジケーター画面である。なお、注入プロトコールa～c各グループ間において、体重(kg)、年齢(歳)、撮像時間(秒)に統計学的有意差はなかった。

右心系と左心系のTECによる評価

図5は、注入プロトコールa～cのファントム実験によるTECである。右心系においてTECは、注入プロトコールa～cによる注入方法の変化の影響を強く受けている。このこ

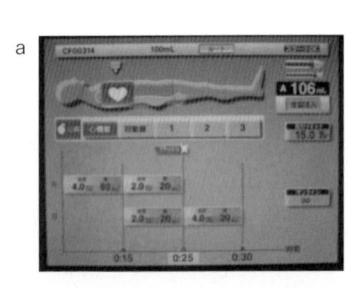

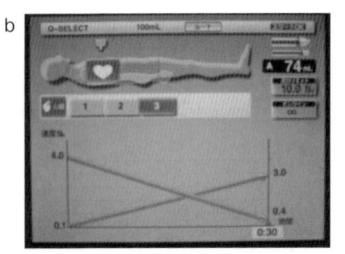

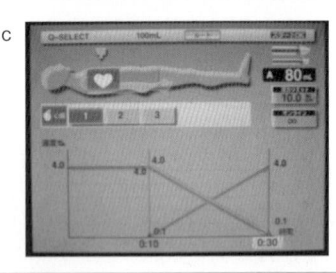

図4 実際の注入インジケータ画面
a：多段注入法、b：クロス注入法、c：台形クロス注入法。

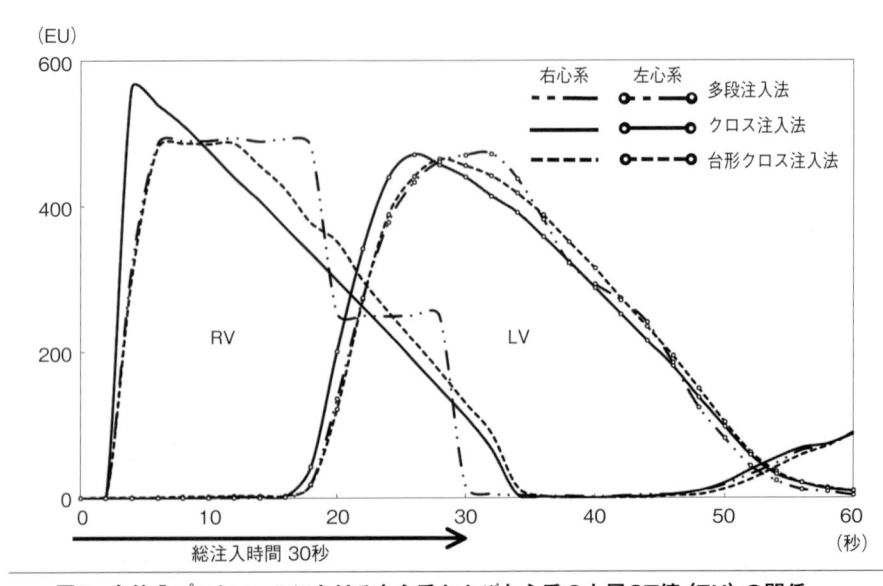

図5 各注入プロトコールにおける右心系および左心系の上昇CT値(EU)の関係

とから、右心系のヨード濃度は血液による撹拌をほとんど受けず、直接極端な濃度の変化を反映することが理解できる。反対に左心系は右心系のような極端な変化はない。これは、肺循環による大量の血液によって撹拌希釈されヨード濃度の大きな変化もある程度平滑化されるためである。TECの変化としては、注入プロトコールbがa、cに比べピークまでの立ち上がりが早くなっている。一方で、注入プロトコールa、cはピークまでの立ち上がりがほぼ同様のカーブを示している。なお、台形クロス注入法における一段注入部分の注入時間は①5秒、②10秒、③15秒と調整して評価し、TECのピーク値、ピーク幅から10秒以下が適当と考えられたため注入プロトコールcでは10秒とした（**図6**）。

評価部位は、心機能解析用（機能診断）として左心系と右心系の造影効果を評価するために右心室（Right Ventricle：RV）と左心室（Left Ventricle：LV）の心腔（**図7a**）、冠動脈解析用（形態診断）として左心系の造影効果を評価するために右冠動脈（Right Coronary Artery：RCA）、左冠動脈主幹部（Left Main Trunk：LMT）および上行大動脈（Ascending Aorta：aA）内とした（**図7b、c**）。評価方法は、造影剤注入前と後のCT値（HU）をそれぞれの評価部位にROIをおいて測定し、単位体重当たりに単位ヨード量を投与したときの上昇CT値［造影効果指数（HU・kg /gI）：以下、CEindex][14]、左心系と右心系については、心腔内のCT値の高い側を分母、低い側を分子とした割合による左右心室造影効果比（%）とする以下の式による評価変数を用いた。

左右心室造影効果比（%）＝（左右心腔のCT値の低い側/左右心腔のCT値の高い側）×100

これによって、左右心腔内のCT値の変動が小さく、その割合が1（100%）に近いほど心腔と心筋におけるCT値の差があり、自動領域抽出精度の向上が期待できる。また、各注入方法と上大静脈（**図7d**）のCT値についても評価した。

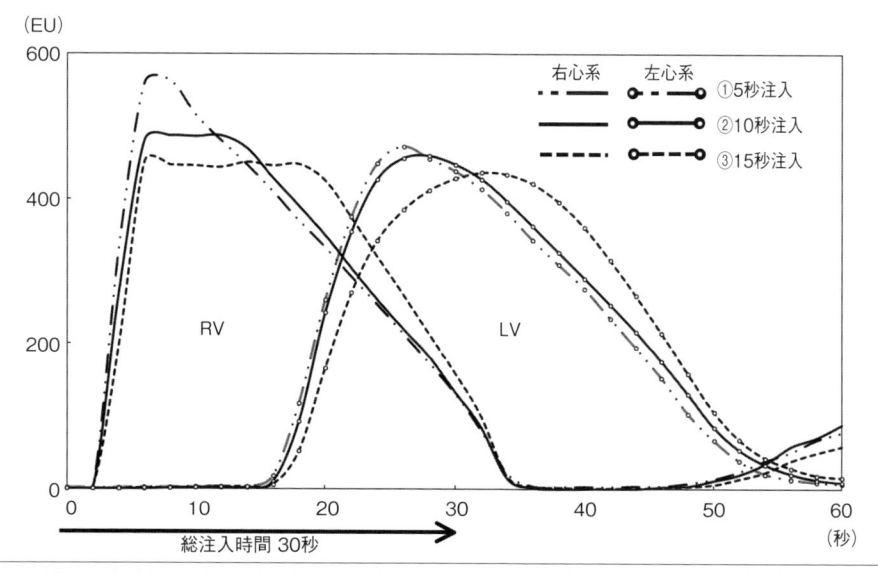

図6 台形クロス注入法における右心系および左心系の上昇CT値（EU）の関係
　一段注入部分の時間：①5秒、②10秒、③15秒。

各注入プロトコールにおける造影効果

1. 左右心室（心内腔）とCT値の関係

　図8に、注入プロトコールa〜cと左右心室造影効果比の変化を表示した。注入プロトコールb、cでは左右心室造影効果比が、89.6±15.4*（％）、87±9.8*（％）となり、注入プロトコールa：73.8±16.5*（％）に比べ、統計学的に有意に高値を示した（p＜0.01）。注入プロトコールb、cの間に統計学的有意差は認められず、左右心室造影効果比より注入プロトコールb、cは右心系、左心系ともに造影剤濃度が均一に近い状態であった。この中で、注入プロトコールaにおけるRVのCT値変動は269.2±81.3HU（586.2±193.9）となり、特にバラツキが大きくRVが不明瞭となる場合があった（図9）。なお、図10のように左心系の造影効果が低下するといった症例は観察されなかった。また、表1に注入プロトコ

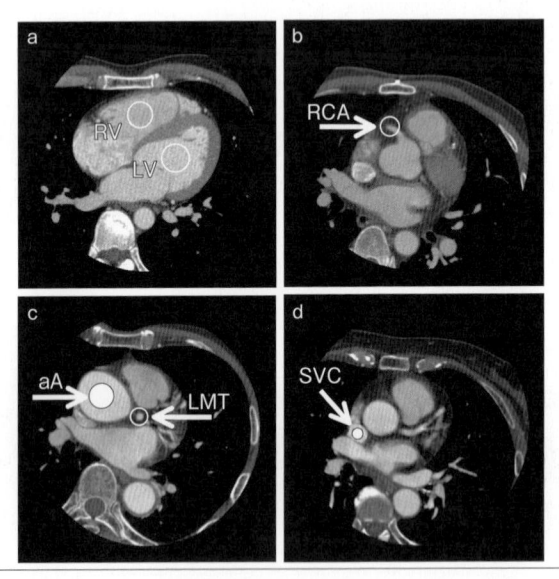

図7　評価部位（a〜d）
RV：右心室、LV：左心室、RCA：右冠動脈、aA：上行大動脈、LMT：左冠動脈主幹部、SVC：上大静脈

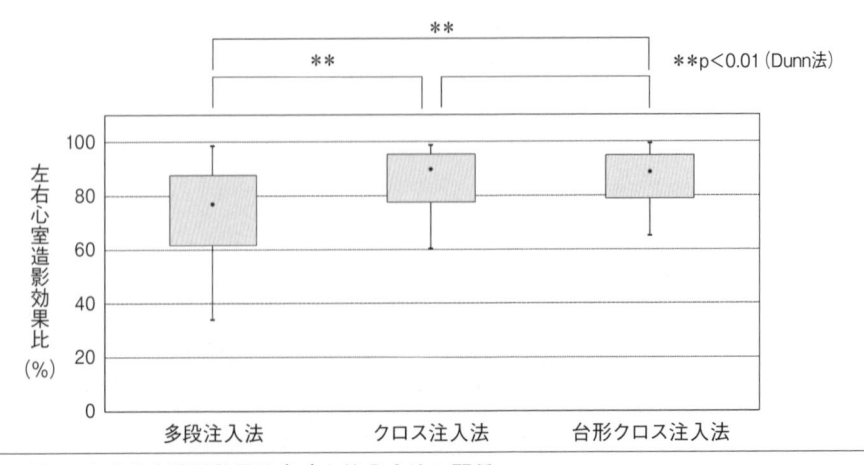

図8　左右心室造影効果比（％）と注入方法の関係

**p＜0.01（Dunn法）

ールa 〜 cにおけるRV、LV内腔のCT値とCEindexの平均値およびSD、左右心室造影効果比を示した。

　左右の心腔を同時に濃染させることにより心機能評価を行う造影方法の評価法として、右心系と左心系の造影効果をRVとLVの上昇CT値の割合（比）としたが、注入プロトコールa 〜 cにおいて造影剤原液によるアーチファクトの影響はなかった。従来法[15]ともいえる注入プロトコールaの段階的に同時注入する希釈注入法と組み合わせる方法でも、右心系のアーチファクトの低減と心筋の壁構造を良好に抽出できた。しかし、左右心室造影効果比より段階的にヨード濃度を変化させた注入プロトコールaが連続的にヨード濃度

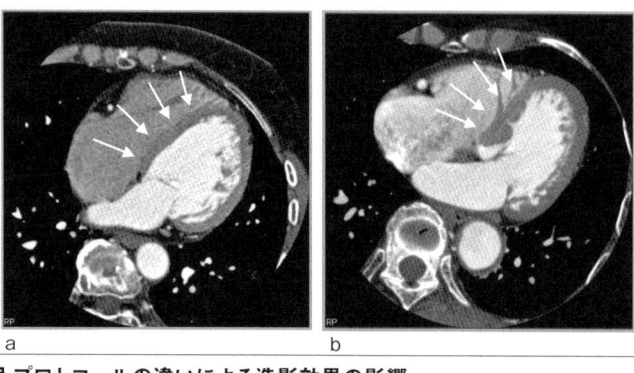

図9　注入プロトコールの違いによる造影効果の影響
a：多段注入法、b：クロス注入法

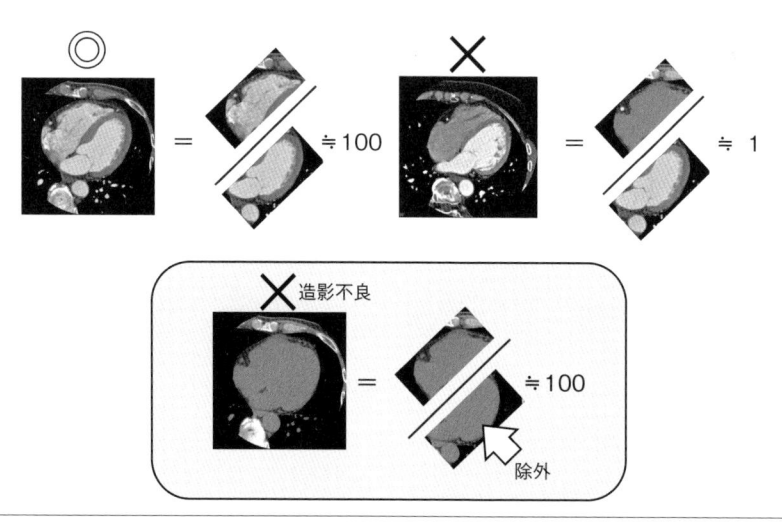

図10　BT法を用いた左右心室造影効果比（%）の関係（造影不良はない）

表1　各注入プロトコールにおけるRVとLVのCT値（HU）、CEindexの平均値とSDおよびCEindexを用いた左右心室造影効果比（%）

注入方法	多段注入法		クロス注入法		台形クロス注入法	
測定部位	RV	LV	RV	LV	RV	LV
CT値（HU）	269.2±81.3	324.3±48.6	263.6±55.8	291.4±59.1	335±47.3	326.9±44.7
CEindex*	586.2±193.9	723±113.1	578.8±118.9	652.3±123.6	664.9±90.5	755.5±114.4
左右心室造影効果比（%）	73.8±16.5*（77.5±14.2）		89.6±15.4*（88.3±9）		87±9.8*（88.8±8.5）	

＊はCEindexにおける左右心室造影効果比。（　）内はHUによる左右心室造影効果比。
　RV：右心室、LV：左心室

を変化させた注入プロトコールb、cに比べ、RVとLVの造影効果において上昇CT値（EU）の差が大きく統計学的にも有意差を認められた。このことは、**図5**のファントムによるTECより右心系は段階的に変化するヨード濃度の影響を大きく受けたことによると考えられ、各注入プロトコールの上大静脈におけるCT値のバラツキからもその影響が理解できる（**図11**）。このことから、右心系における造影剤濃度のバラツキを小さくする方法として注入プロトコールb、cは有効と示された。

2. 冠動脈・上行大動脈とCT値の関係

図12に、各評価部位における注入プロトコールa～cのCEindexの変化を表示した。注入プロトコールb、cにおいて、LMT（$p<0.05$）とaA（$p<0.05$）に有意なCT値上昇を認めた。RCAは、いずれの注入方法においても有意な差は認められなかったが、注入プロトコ

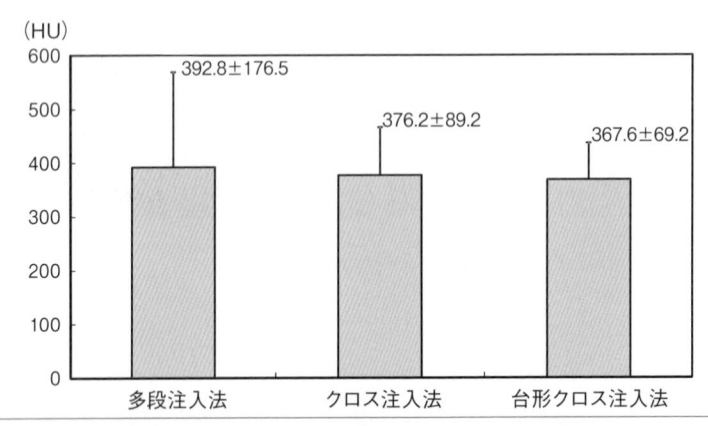

図11 各注入プロトコールにおける上大静脈のCT値（HU）の関係

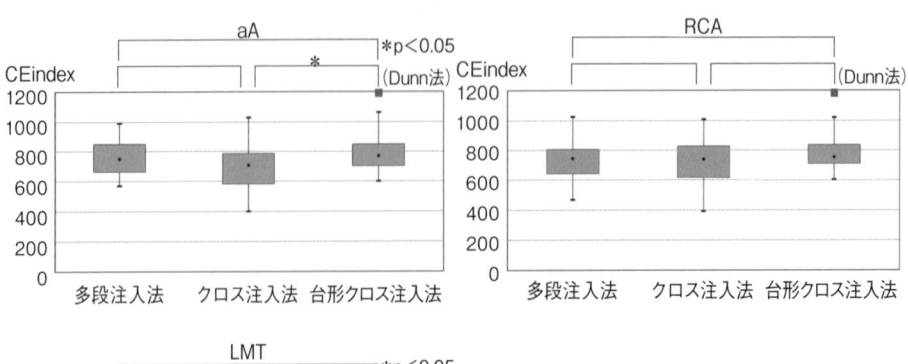

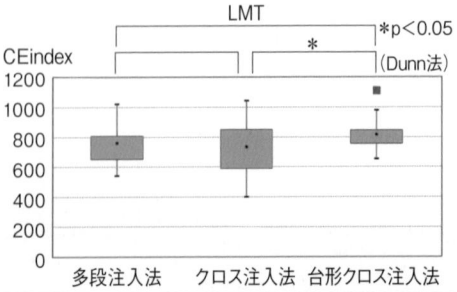

図12 各評価部位（aA、RCA、LMT）におけるCEindexと注入方法の関係
aA：上行大動脈、RCA：右冠動脈、LMT：左冠動脈主幹部

ールa：324.1±53.5HU（731.5±129.1）、b：313.7±64.3HU（722.3±153）、c：338.3±54.2HU（781±104.6）となり、注入プロトコルcはグループ中最も高い上昇CT値が得られていた。表2に注入プロトコルa～cにおけるRCA、LMTおよびaAのCT値とCEindexの平均値およびSDを示す。

　冠動脈、上行大動脈は左心系の造影効果によって評価したが、各評価部位（aA、RCA、LMT）を比較すると注入プロトコルa、bおよびa、cには有意差は認められず、注入プロトコルb、cのaAとLMTにおいて有意なCT値上昇が認められた。注入プロトコルcはRCAにおいても高い変数値であったが有意差を認めなかった。各注入プロトコルの造影効果を比較すると、注入プロトコルaは左心系において、ピーク以降の時間帯に二相性に下降し、特に注入終期の生食だけの部分がCT値に影響を与えると考えられたが、図5からも濃度変化の影響は右心系のように急激な変化は示さなかったと考えられる。次に、注入プロトコルbは注入初期における単位時間当たりのヨード量（mgI/秒）が増加するためピーク到達時間が早くなった。また、図5より右心系においてX軸方向に常にCT値が下降状態であることで個体差によるパラメータ、特に造影剤到達時間によるバラツキの影響を大きく受けると考えられた。これに対し、注入初期に一段注入がある注入プロトコルcは、個体差によるパラメータを吸収する時間帯として一段注入部分がTECを安定させる効果となり、注入プロトコルbとの差異を生じると考えられた。例えば、左心系に造影剤が10秒で到達する場合と20秒で到達する場合、10秒の時間差があり、その間CT値が下降しながら注入される場合と、一定に注入される場合とである。つまり、撮像時間を10秒程度とした場合、注入プロトコルbはピークをとらえる最適なタイミングで撮像できていないことになり、今検討における撮像時間の注入方法として不十分となりうるのである。このことから、左心系の上昇CT値において注入プロトコルbに差が出たと考えられる。以上のことから、注入プロトコルa～cの中で、注入プロトコルcが臨床上、最も有効な方法と考えられた。したがって、同時注入による希釈注入法は台形クロス注入法が左心系と右心系において被検者の個体差によるCT値変動の影響が最も小さくなる方法であり、左心系において最も高い上昇CT値を得ることできる。

3. 被検者体重とCT値の関係

　図13に、冠動脈のCT値と被検者体重の関係を注入プロトコル別に示す。この散布図より、注入プロトコルa～cの相関係数は、注入プロトコルaでr=0.63、bでr=0.54、cでr=0.8となり、すべて負の相関関係が認められた。特に、注入プロトコルcにおい

表2　各注入プロトコルにおける評価部位（aA、RCA、LMT）のCT値（HU）およびCEindexの平均値とSD

注入方法	aA CT値（HU）	aA CEindex	RCA CT値（HU）	RCA CEindex	LMT CT値（HU）	LMT CEindex
多段注入法	333.6±49.8	755.7±112.9	324.1±53.5	731.5±129.1	327.9±49.4	742.1±118.6
クロス注入法	304±58.3	697.6±145	313.7±64.3	722.3±153	309.3±62.7	714.8±154.7
台形クロス注入法	335±42.8	778.4±112.3	338.3±54.2	781±104.6	349.7±55	809.6±81.9

aA：上行大動脈、RCA：右冠動脈、LMT：左冠動脈主幹部

CHAPTER 3 ▶ 3 ▶ 心臓 ❷ 64列MDCTにおけるヘリカル撮像による心臓CT検査
―冠動脈と心機能の同時評価に適した造影法の検討

てその関係が強くなった。このことから、血管系の検査においてCT値が心機能による個体差の影響を最も強く受ける部位でありながら、単位体重当たりのヨード使用量によって造影効果がほぼ規定できることになる。なお、さらにバラツキを低減させるには、被検者側の因子（体脂肪率、体表面積、心拍出量など）を考慮して取り入れることも必要になる。また、CT値はX線エネルギーの影響を受け変動し、ヨードもこれらの因子によって特異的なCT値の変化をする。さまざまな要因を加味し合理的な検査手法を検討することは必要であるが、煩雑な検査手技が解消できなければ実用的ではない。このため現段階では体重当たりヨード使用量が妥当と考える。

ヨード使用量に関しては、左前下行枝（LDA:#6）の認識にはCT値が250HU以上必要であるが、冠動脈においてCT値が350HUを超えると石灰化との区別ができなくなることから不適当とされている。現段階ではこれらをもとに各評価部位においてCT値の変動を考慮し300HUを目標とするヨード使用量が適当と考えられる。**図14**に単位体重当たりのヨード使用量とaAにおけるCT値との関係について示す。これにより、300HUを確保するには最低でも300mgI/kg以上必要でありバラツキを考慮すると360mgI/kg程度と考える。ちなみに、**図15**は、台形クロス注入法により体重を考慮しないグループ（24gI投与）vs体重を考慮したグループ（360mgI/kg）である。体重によりヨード使用量を規定することによってCT値が安定し、高い再現性が得られていることが実証できている（**図16**）。

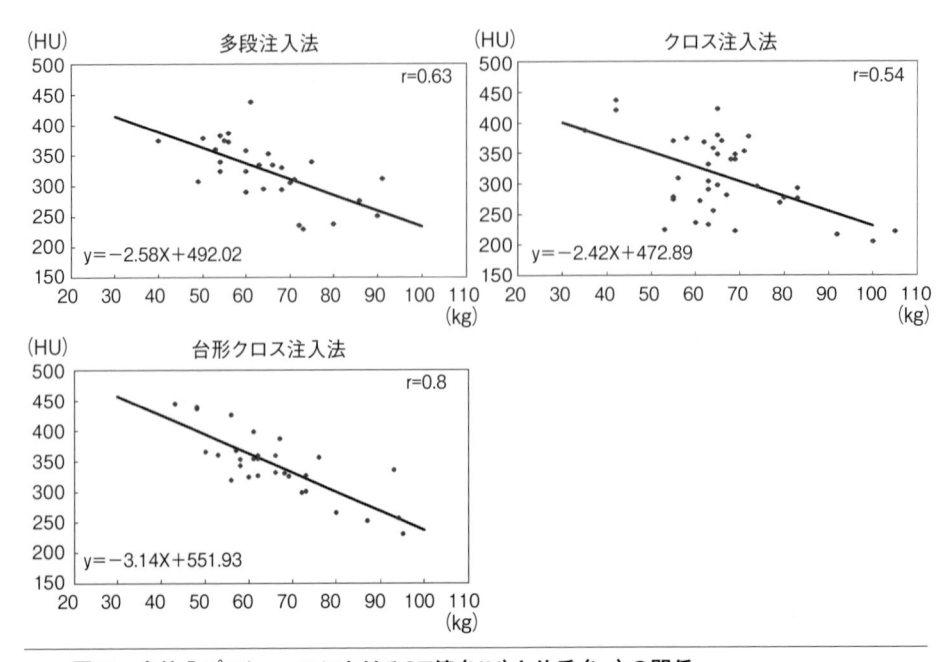

図13 各注入プロトコールにおけるCT値（HU）と体重（kg）の関係

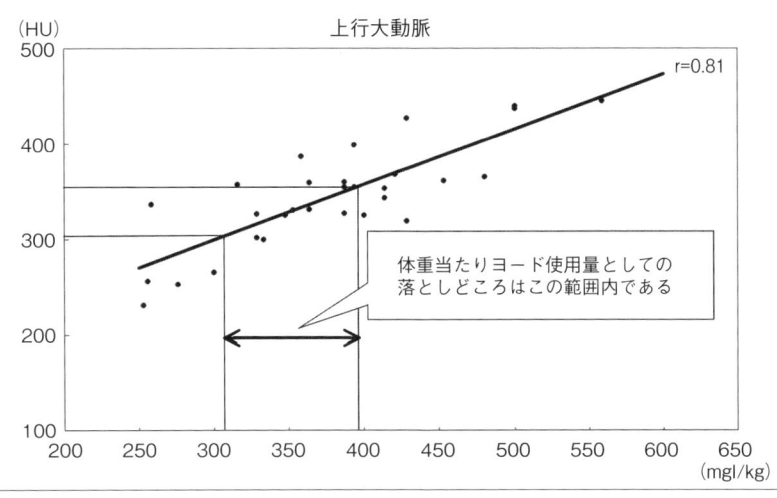

図14　台形クロス注入法におけるCT値（HU）と体重ごとヨード量（mgI/kg）の関係

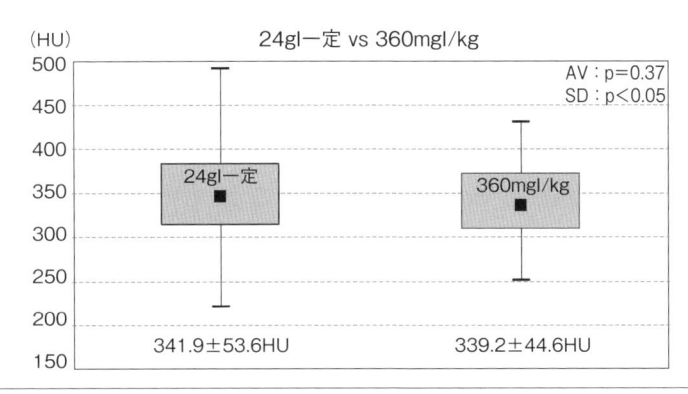

図15　24gI一定投与したグループと360mgI/kgで投与したグループの上昇CT値（HU）の関係（平均値とSD）

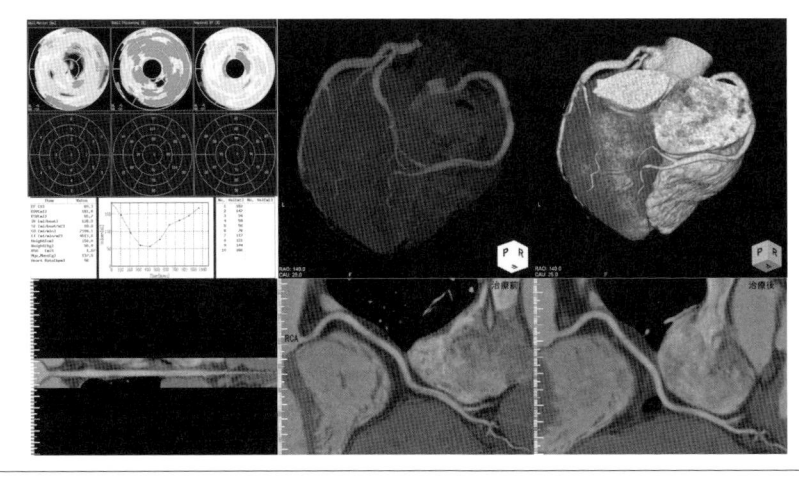

図16　原発性冠動脈解離

心臓造影TBT

はじめに

　心臓CT検査は、主に冠動脈の狭窄病変の有無を評価する目的で行われることが多く、冠動脈CTAとも称される。64列相当のCT装置を用いた場合、冠動脈CTAの一般的な撮像時間は10秒前後と短く、体軸方向に回転中心で16cmの検出器配列をもった装置に至っては、1回転(約0.3秒程度)で撮像が終了する場合もある。このように撮像時間は大幅に短縮されてきたが、造影方法やその撮像タイミング取得方法に関しては、TI法やBT法のどちらかを用いるしかなかった。

　冠動脈CTAでは、精度の高い息止めに加えて安定した心拍数内での撮像が理想的とされている。したがって、バルサルバ効果[16]によって安定した低心拍数となるまでの心拍変動を避ける時間も加味した撮像タイミングの設定がより良い画像の取得に繋がる。

　TI法では、安定した心拍数となるまでの時間を加味した設定は容易ではあるものの、test injectionでTECのピークが不明または不明瞭となったり、そのピークのタイミングで撮像を行っても造影不良となるなど、予期しない検査の不具合に遭遇し、対応に苦慮する場合を少なからず経験する(**図1**)。これには、注入ルート不良や弁逆流、シャントなどによるボーラス性の欠如や、test bolusとmain bolusの異なる総注入量、test bolus時とmain bolus時における還流環境の相違(心拍数および心拍出量の変化)などによる影響が考えられる。

　一方、BT法における上行大動脈でのモニタリングでは、造影剤の到達を確認した後から息止めを開始させるため、その後の心拍数が安定するまでに設ける時間は、造影剤使用量の増加に繋がってしまう。そのため、心拍数安定が不十分のままで撮像を開始せざるを得ない場合がある。また、モニタリング位置を左心室などに置き撮像タイミングの取得を前倒しする方法も考えられるが、モニタリング位置から撮像部位までの造影剤到達の個体差への対応はできず、理論的には不完全である。

TBT法による冠動脈CTA

　Test Bolus Tracking法(TBT法)は、BT法のリアルタイム性を保持しながら、TI法以上の精度でより正確にTECピークをとらえられる方法[17]であり、TEC形状を意識した撮像条件設定が可能である(**CHAPTER 2-1-6参照**)。したがって、TI法と同様に心拍

数安定までの時間などを、個人差を加味して容易に設定することが可能であり、BT法のような造影効果持続時間の延長や、息止めを早期に開始させるためのモニタリング位置の変更も必要はない。また、一連の造影剤注入をリアルタイムに観察しながらタイミングを取得するため、TI法でのtest bolusとmain bolusとの時間差によって生ずる還流環境の違いによるタイミングのズレもない。

我々が使用している64列CT装置における標準の冠動脈CTAのプロトコールでは、main bolusは12秒注入で、CT装置の遅延時間を15秒とすることで、main bolusのピークの2秒手前から撮像が開始される設定となっている（**図2**）。

TI法とTBT法における64列CT装置を用いた冠動脈CTAの造影効果を比較したところ、main bolusの使用造影剤量と注入時間は同じでありながら、TI法と比較してTBT法で有意に冠動脈の造影効果が高く、そのバラツキも少なかった（**図3**）。また、冠動脈のCT値計測部位における変動も少なかったことから、TECのピークを常に安定してとらえたタイミングで撮像されていたものと考えられる。また、この検討の中では、TBT法で施行した群において、その直前にTI法と同様のtest bolusを行い、TI法から想定される撮像タイミングと、実際のTBT法によるRTTBでの撮像タイミングを比較したところ、±2秒以上の不一致率は43.2%であり、その多くはTI法で長いという結果であった（**図4**）。このように、これまでのTI法による撮像タイミングは、バラツキを多く含んでいたと考えられ、この観点からもTBT法の有用性が理解できる（**図5**）。

冠動脈バイパスグラフト術後では、通常の冠動脈CTAと比較して撮像範囲が長く、それによる造影持続時間の延長が必要となる。TBT法は、main bolusの部分にさまざま

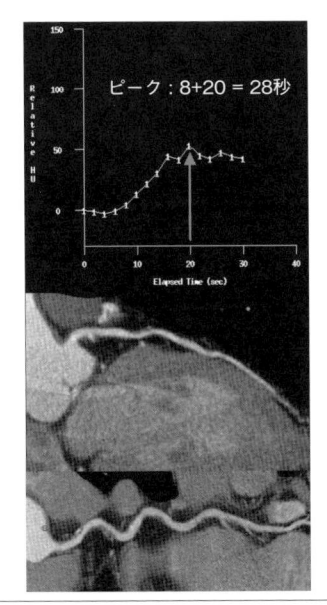

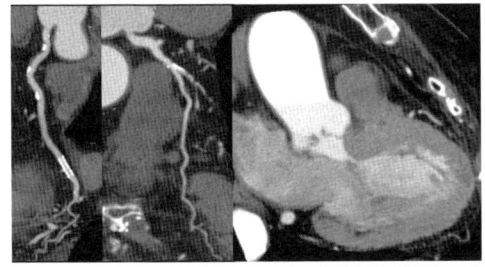

図1　TI法で造影不良となった例
左の例では、test bolusでピークが28秒と計測されたが、本scanでは撮像タイミングがかなり遅く、下方での冠動脈の評価が困難であった。右上の例では、test bolus時には心拍数が65bpmであったが、本scanでは54bpmとなり、撮像タイミングが早く著明な造影ムラが認められた。一方、右下の例では、test bolus時には心拍数が53bpmであったが、本scanでは60bpmとなり、撮像タイミングが遅く、造影不良となった。

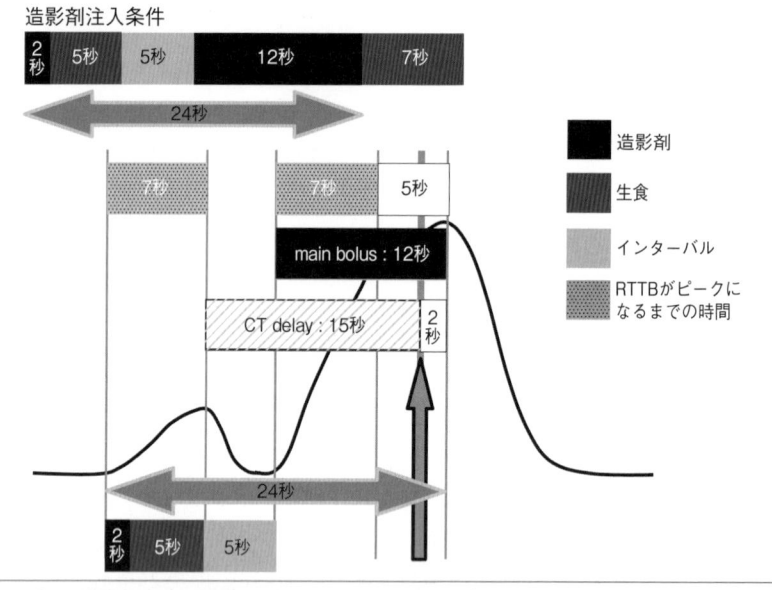

CHAPTER 3 ▶ 3 心臓 ▶ 3 | 心臓造影TBT

図2　64列CT装置を用いた標準心臓CTAにおけるTBTプロトコールの時間軸
RTTBの造影剤到達からピークまでの時間を7秒(図7を参照)と設定すると、main bolusは12秒注入、CT装置のdelay timeは15秒であるため、main bolusのピークの2秒手前から撮像が開始されることになる。

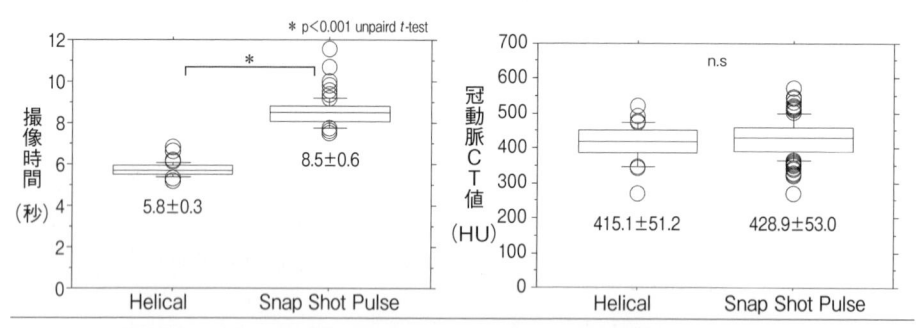

図3　冠動脈CT検査におけるTI法とTBT法との造影効果の比較
2法ともに280mgI/kgの造影剤を12秒間で注入した結果である。TI法に比べてTBT法では平均の冠動脈CT値が有意に高く(左)、各測定部位における造影効果のバラツキは有意に小さかった(右)[17]。

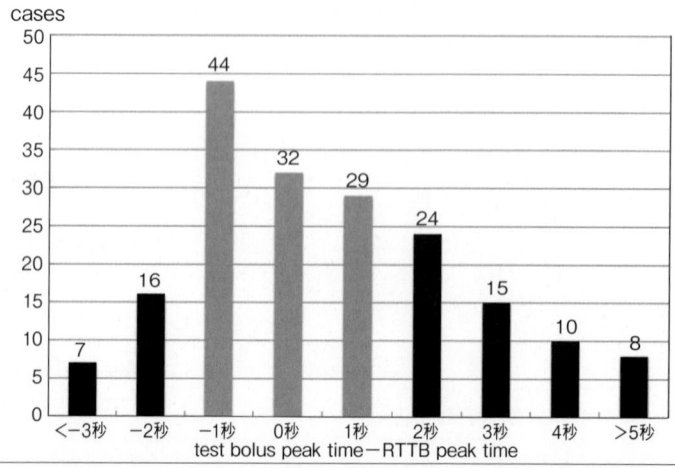

図4　TI法から想定されるtest bolusで得られた撮像タイミング(test bolus peak time)と、実際のTBT法によるRTTBでの撮像タイミング(RTTB peak time)の比較
±2秒以上の不一致率は43.2%であり、その中の71.3%でtest bolus peak timeのほうが長かった。

な注入方法を組み合わせることができるので、可変注入法などを併用した造影持続時間の延長で対応することが可能である。また、RTTBのモニタリング位置と撮像開始位置が異なる場合であっても、タイミング取得から撮像開始までには一定の遅延時間があり、この間に寝台移動が行えるため、上行大動脈などの適切な部位でモニタリングを行うことができる（図6）。

また、冠動脈CTAのさらなる短時間撮像に対しては、造影剤のより短い注入方法の適応を考えることができる。これまでの文献報告から、ある程度長い造影剤の注入時間においては、目的部位における造影剤の到達から最大CT値までの時間と一致することが知られているが、それと同時に、10秒を下回る造影剤の注入時間においては、その関係が認められず、造影剤の到達から最大CT値となるまでの時間は、ほぼ一定となることも報告され

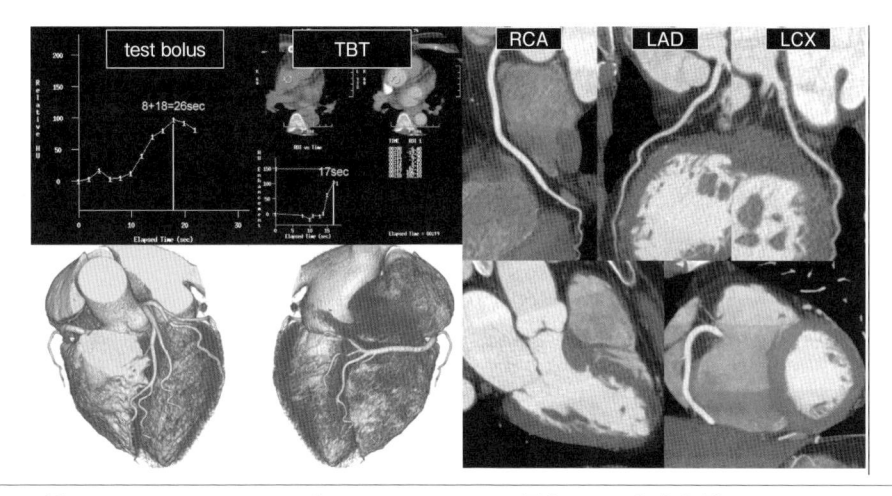

図5 test bolus peak timeとRTTB peak timeが異なっていた臨床例
test bolus peak timeは26秒であったが、TBT法施行時のRTTB peak timeは17秒であり、9秒の違いを認めた。しかしTBT法の17秒のタイミングで、良好な造影効果が得られた。

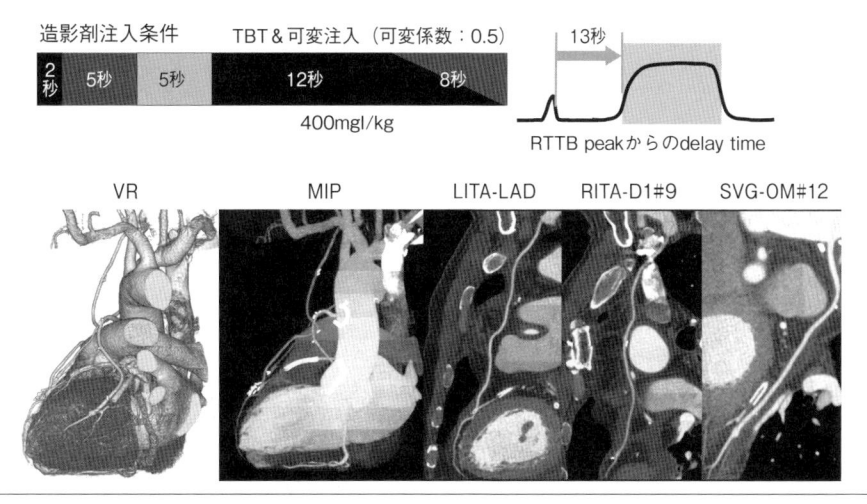

図6 TBT法による冠動脈バイパスグラフト術後CTAのTBTプロトコールと臨床例
main bolusには可変注入法を追加し、造影持続時間を延長している。モニタリングは上行大動脈で行い、13秒のdelay time内に鎖骨下動脈上方まで寝台を移動させて撮像を行った。TECの立ち上がり途中から撮像開始となるタイミングとしており、計画どおりの造影効果が得られている。

ている[18～20]。そこで、この時間を明らかにすべく、TBT法で冠動脈CTAが行われた際のモニタリングから、RTTBの造影剤到達からピークとなるまでの時間を計測したところ、その時間は約7秒であった（**図7**）。RTTBの造影剤注入時間は2秒であり、これが肺循環（小循環）系の通過による拡散の影響で7秒程度まで延長していると考えられる。したがって、7秒を下回る造影剤注入時間の短縮は、造影剤到達からピークとなるまでの時間には影響しない可能性が高い。この結果から、造影剤注入時間を7秒とし、撮像時間が平均で5.8秒となる高いピッチファクターによる冠動脈CTAへ応用したところ（**図8**）、造影持続時間と撮像時間がほぼ等しい条件にもかかわらず、良好な造影効果が得られた（**図9**）。これも、正確にTECピークをねらった撮像が可能なTBT法の効果であると考えられる。

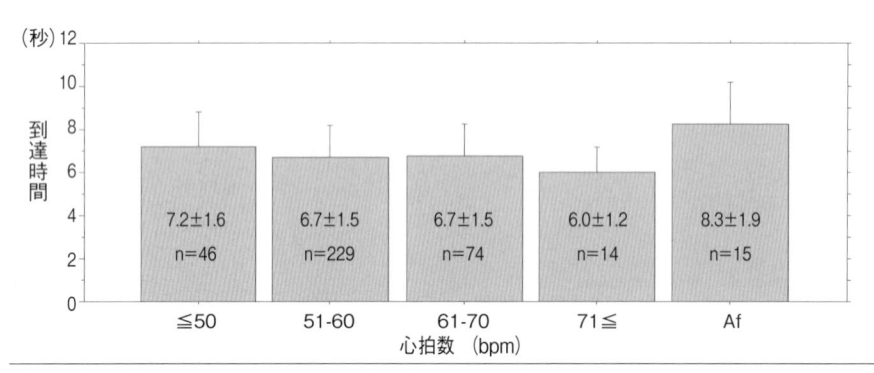

図7 冠動脈CTAにおけるRTTBの造影剤到達からピークとなるまでの時間と各心拍数との関係
2秒注入のRTTBにおいて、造影剤の到達からピークまでの時間は、心房細動でやや長い傾向ではあったが、全体では約7秒程度と考えられる。

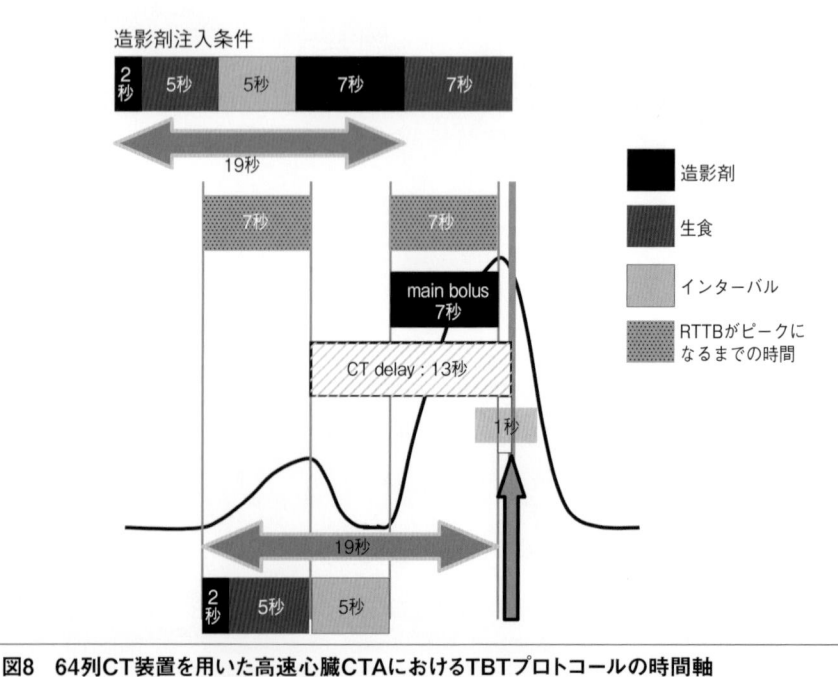

図8 64列CT装置を用いた高速心臓CTAにおけるTBTプロトコールの時間軸
main bolusの7秒の造影剤注入時間に対して、delay timeを13秒とすることで、main bolusのピークの1秒後から撮像が開始される設定となっている。非分割ハーフ再構成法の適応が可能な心拍数60bpm以下を対象とし、北海道社会保険病院でのCT装置の最速ピッチファクター（0.24）を用いた場合、撮像時間の平均は約5.8秒であるため、冠動脈の造影効果がピークとなるタイミングとなるようにdelay timeを設定している。

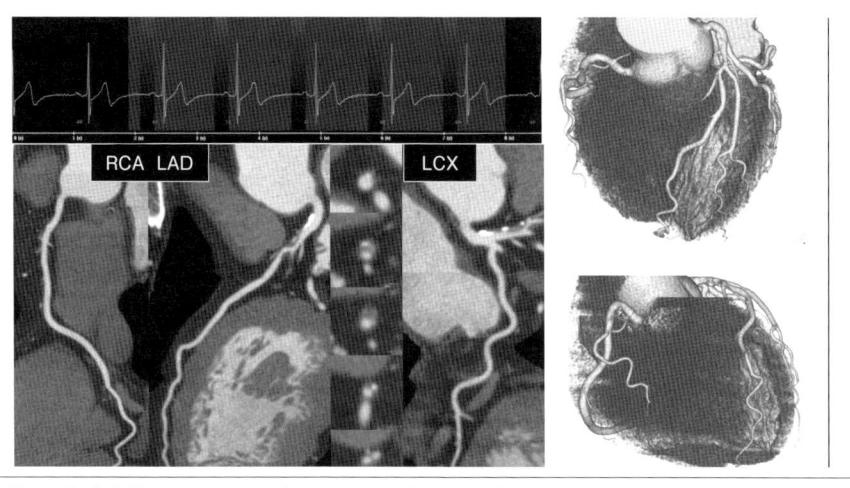

図9 高速心臓CTAのTBTプロトコールを用いた臨床例
撮像時心拍数が49bpmであり、ピッチファクター0.24を用いて6.1秒間での撮像を行った。造影剤は190mgI/kgとし、ECG modulationと逐次近似応用再構成法を併用し、造影剤使用量と被ばく線量の低減の両立を可能とした。

CHAPTER 3 ▶ 3 心臓 ▶ 4

冠動脈CTにおける造影剤量適正化の検討

はじめに

　長野赤十字病院の心臓CT検査では、台形クロス注入を用いて冠動脈を造影し、かつ心臓の右室と左室も造影することにより、冠動脈の評価と心機能解析を同時に行ってきた。しかし、循環器内科より、冠動脈のみの評価を行う検査の依頼があり、撮像方向や検査方法などの再考が必要となった。そこで今回、造影剤の一段注入での造影剤使用量について検討を行った。
　CT装置は東芝メディカルシステムズ製Aquilion64DAS、インジェクタは根本杏林堂製DUALSHOT GXを使用し、造影剤はイオヘキソール300シリンジを用いた。

一段注入による造影剤量適正化

　今回行った冠動脈CT検査の造影プロトコールは、被検者の身長、体重に関係なく造影剤（300mgI/mL）60mLを4mL/秒で15秒注入後、同じレートにて生食40mLを10秒で一定注入した。撮像タイミングは、BT法によるオートスタートを用いた。閾値（trigger）は、上行大動脈（Ao）にて上昇CT値が200HUにて開始するよう設定し、頭尾方向にて撮像した（図1）。対象は、冠動脈疾患を疑う63名（男40名、女23名）で、それぞれ上行大動脈（Ao）、左冠動脈主幹部（LMT）、右冠動脈（RC）のCT値を測定し評価した（図2）。

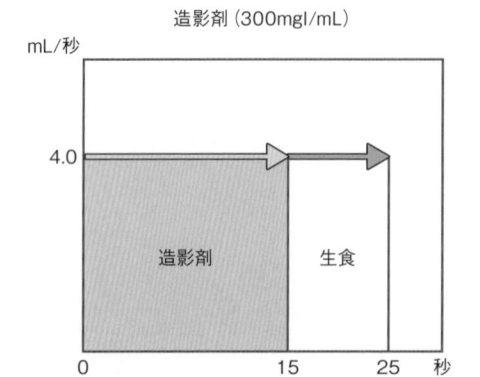

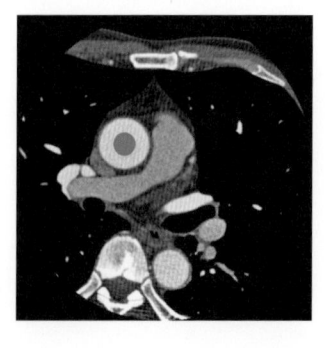

図1　造影剤注入の模式図とtrigger部位

撮像条件は、管電圧135kV、管電流〜480mA（体格により可変）、回転速度0.4秒〜、スライス厚0.5mm、ヘリカルピッチ10前後、撮像範囲120mm前後、撮像方向頭尾方向、撮像時間はおおむね12〜16秒とした。

　得られたデータより、今回は上昇CT値（EU）と体重および体表面積（デュボア式＝身長0.725×体重0.425×0.007184）のそれぞれの相関を確認したが［VS体重―Ao（r＝−0.7152）LMT（r＝−0.6092）RC（r＝−0.6562）、VS体表面積―Ao（r＝−0.6837）LMT（r＝−0.5953）RC（r＝−0.6595）］、両者で同様の傾向と相関が得られた。両者とも左右冠動脈より上行大動脈で強い相関を示し、その結果、若干ではあるが体重のほうがより強い負の相関があることがわかった（**図3、4**）。

　また、各測定部位におけるCT値はAo（354.1±45.4HU）、LMT（373±55.3HU）およびRC（381.5±66.7HU）となった（**図5**）。

　上昇CT値（EU）と体重、体表面積両者とも、左右冠動脈より上行大動脈のほうが強い相関が認められた理由には、測定範囲（ROI）が小さすぎることや、冠動脈内の微細な石灰化の影響を受けやすいための測定誤差などが考えられる。左右冠動脈と上行大動

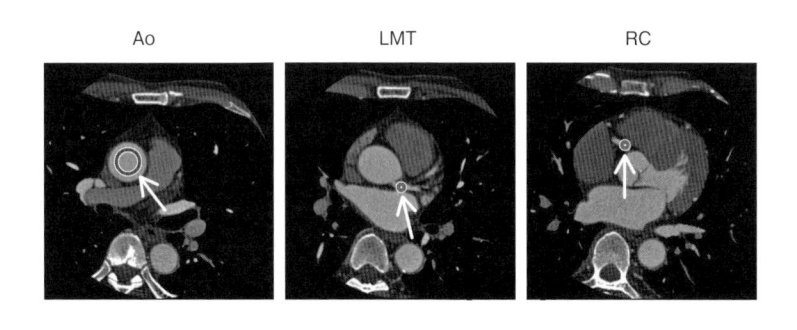

図2　計測部位（→）
　Ao：上行大動脈、LMT：左冠動脈主幹部、RC：右冠動脈

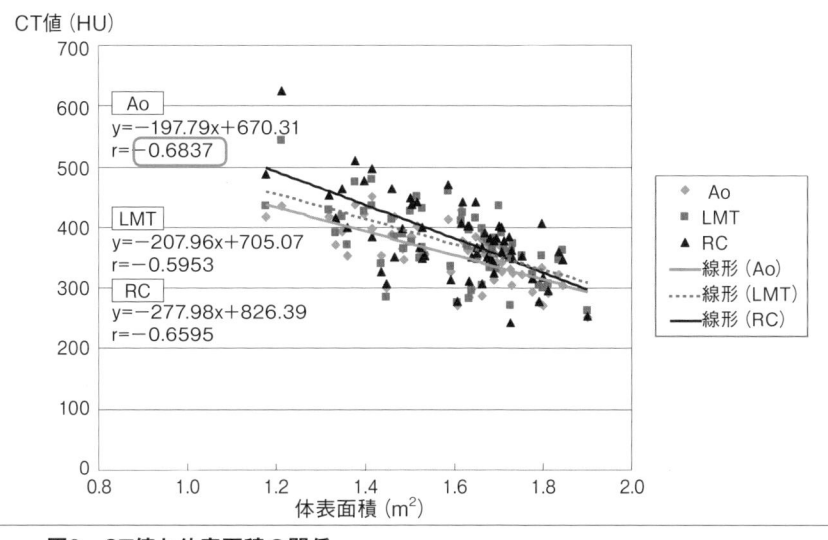

図3　CT値と体表面積の関係
　Ao：上行大動脈、LMT：左冠動脈主幹部、RC：右冠動脈

脈の上昇CT値（EU）には相関があるため、測定は上行大動脈で行うことが望ましい。

冠動脈のCT値が上昇しすぎると、冠動脈内腔に存在するプラークの性状を適切に評価できなくなるおそれがあり、500HU以上の高いCT値は石灰化病変との区別が困難になる可能性があるため、冠動脈のCT値は300〜350HUが至適であるといわれている[21,22]。また、50％以上の有意狭窄の診断精度は326HU以上が優れているなどの報告もなされている。それらを踏まえ長野赤十字病院では、冠動脈解析に必要なCT値を300HUとしている。

結果より、造影剤投与量が被検者体重と強い負の相関がある。そこで左右冠動脈の平均のCT値と体重の関係（図6）を示す。その図の横軸を体重当たりヨード量にし、その回帰式（図7、$y = 0.38x + 186$）を用いて体重当たりヨード量を求めると、300mgI/kg程度と考察された。

冠動脈のみを描出する場合、従来の尾頭方向の台形クロス注入における撮像（造影剤

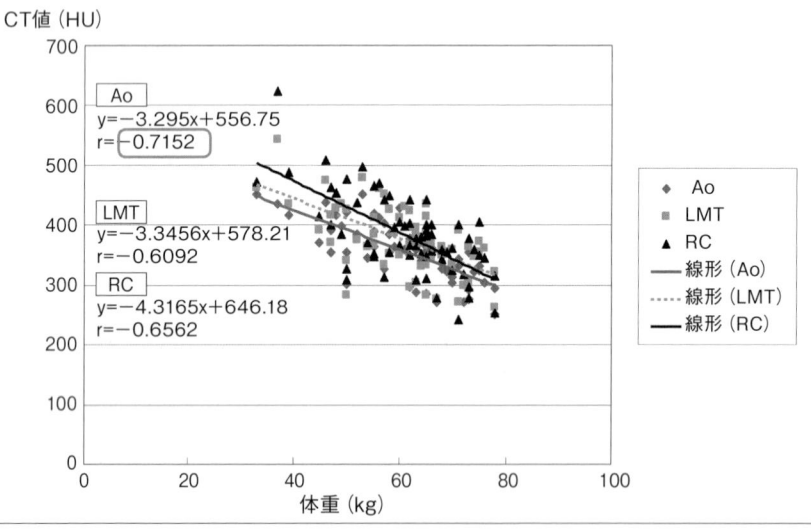

図4　CT値と体重の関係
Ao：上行大動脈、LMT：左冠動脈主幹部、RC：右冠動脈

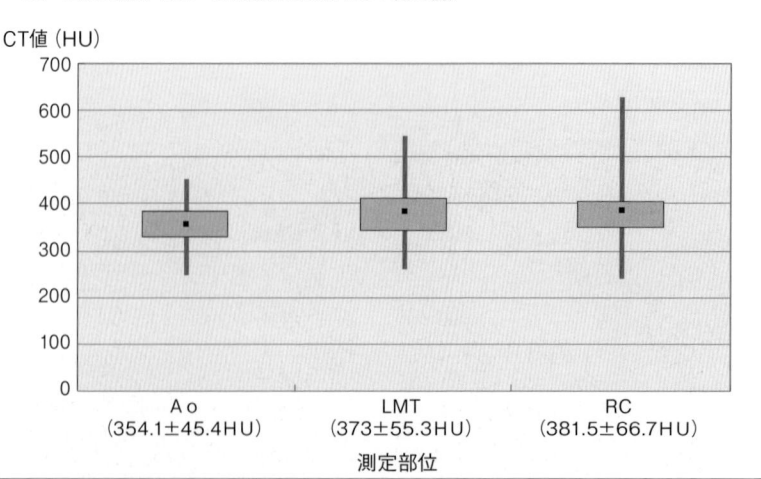

図5　各測定部位におけるCT値の平均とSD
Ao：上行大動脈、LMT：左冠動脈主幹部、RC：右冠動脈

量360mgI/kg）に比べヨード量が減少した。これは右心系を造影させる必要がないことによる影響と考えられた。

冠動脈CTにおいて造影剤の量を体重によって適正化することは、安定したCT値を得ることができ、診断能向上に繋がる。ただし、ヨード使用量の妥当性を検証するためには、300mgI/kgで規定した検討と比較する必要がある（**図8**）。

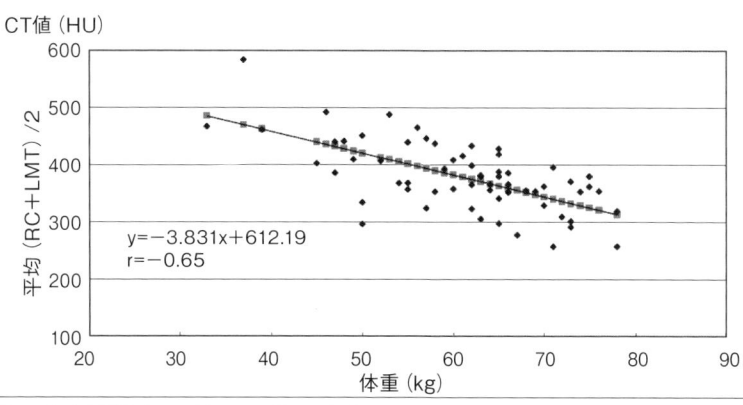

図6　左右冠動脈の平均のCT値と体重の関係
RC：右冠動脈、LMT：左冠動脈主幹部

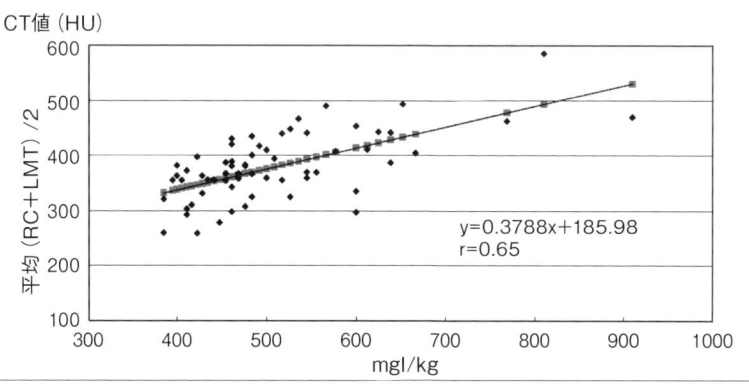

図7　左右冠動脈の平均のCT値と体重当たりヨード量の関係
RC：右冠動脈、LMT：左冠動脈主幹部

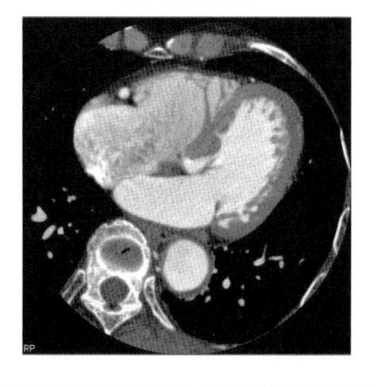

台形クロス注入　　　　　造影剤→生食（一段注入）

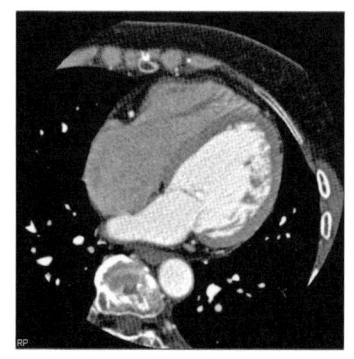

図8　それぞれの注入方法における臨床画像

CHAPTER 3 ▶ 3 ▶ 心臓 ▶ 5

CABG後心臓CTにおける造影剤注入方法の比較検討
―台形クロス注入vs一段注入

はじめに

CABG後心臓CTにおいて、台形クロス注入と一段注入の比較検討を行った。

CT装置は東芝メディカルシステムズ製Aquilion64、インジェクタは根本杏林堂製DUAL SHOT GXを使用した。

CABG後心臓CTにおける台形クロス注入と一段注入の比較検討

CABG後心臓CTの台形クロス注入における画像（n=14）（**図1**）と一段注入の画像（n=14）（**図2**）より、造影剤の循環を確認するため右心室（RV）、左心室（LV）、肺動脈（PA）、左心房（LA）、上行大動脈（AA）、下行大動脈（DA）、左右冠動脈（LMT、RC）、冠静脈洞（CS）についてCT値の測定をした（**図3、4**）。なお、台形クロス、一段注入両者の使用ヨード量（360mgI/kg）、撮像条件などは同一としたが、ボーラストラッキングのタイミングのみ異なる。台形クロス注入は左心室に造影剤到達を目視にて確認しマニュアルにてスタートするが、一段注入は上行大動脈にROIをとり、200HUにてオートスタートで検査を行った。これは、台形クロス注入の以前の検査の際は心機能解析を行っていたため、左右の心室を同時に造影させるためのタイミングがそれであったが、それを冠動脈のみの検査で使用するには問題があったためである。そのため、一段注入では検査目的にみあったタイ

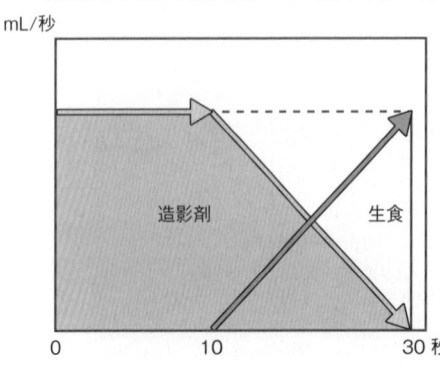

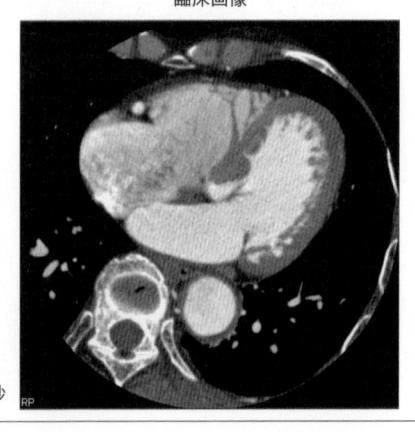

図1 台形クロス注入の模式図と臨床画像

ミングで行う必要があった。

撮像条件は、管電圧135kV、管電流～480mA（体格により可変）、回転速度0.4秒～、スライス厚0.5mm、ヘリカルピッチ10前後、撮像範囲280mm前後、撮像方向尾頭方向、撮像時間は約15～18秒とした。

撮像方向を心臓のみの検査と異なり尾頭方向にした理由は、上大静脈からの造影剤のアーチファクトを避けるためである。そのため撮像開始タイミングを少し遅めの上行大動脈で200HUとした。

図2　一段注入の模式図と臨床画像

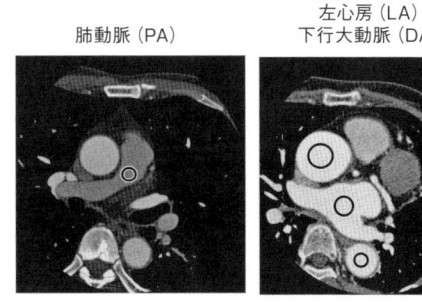

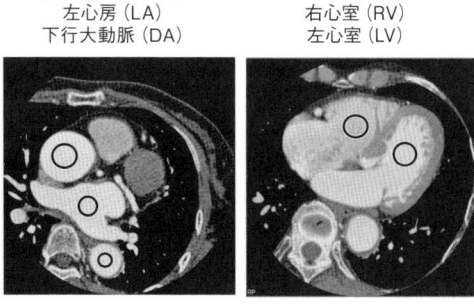

図3　測定部位(1)

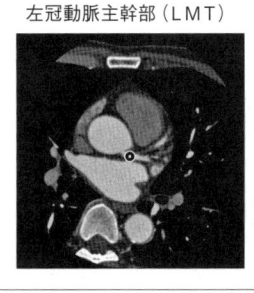

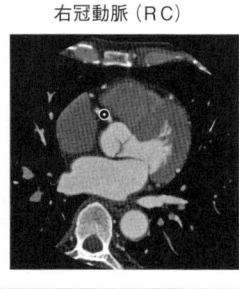

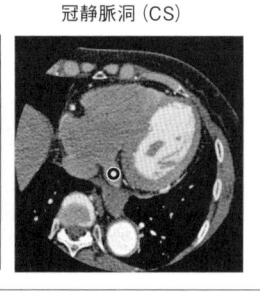

図4　測定部位(2)

測定結果を表とグラフにし(**図5**)、台形クロス注入と、一段注入それぞれの各測定部位におけるCT値のバラツキとその値の有意差を求めた。その結果、肺動脈、右冠動脈でCT値のバラツキの有意差($p<0.05$)が得られ(**図6**)、肺動脈、下行大動脈のCT値で有意差($p<0.05$)が得られた(**図7**)。

結果より、各部位において一段注入のバラツキが小さく、特に肺動脈では有意にその差が現れた。この検討においては体循環に沿って各部位のCT値を細かく計測したことにより判断できたことであるが、一段注入のほうが静脈系に停滞している造影剤を効率よく後押しすることにより、心機能解析のため造影していた右心系の造影剤を有効に使用していると考えられる。それにより動脈のCT値も各部位で上昇した。

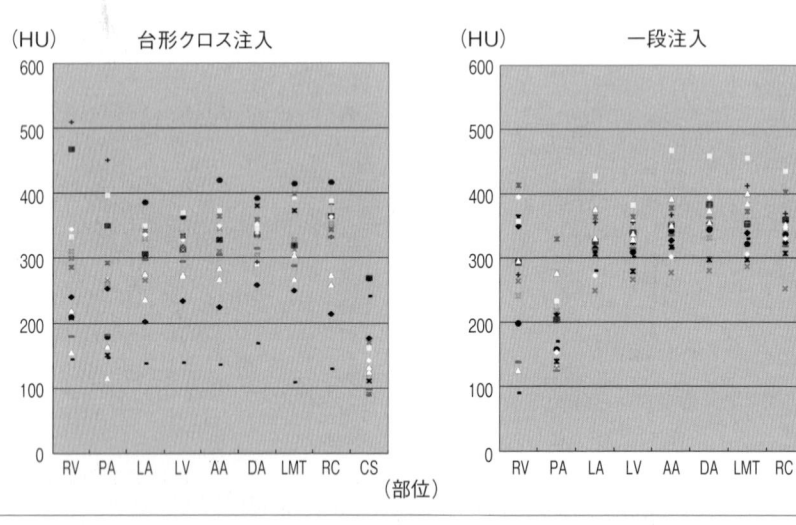

図5 台形クロス注入および一段注入の測定結果
RV：右心室、PA：肺動脈、LA：左心房、LV：左心室、AA：上行大動脈、
DA：下行大動脈、LMT：左冠動脈主幹部、RC：右冠動脈、CS：冠静脈洞

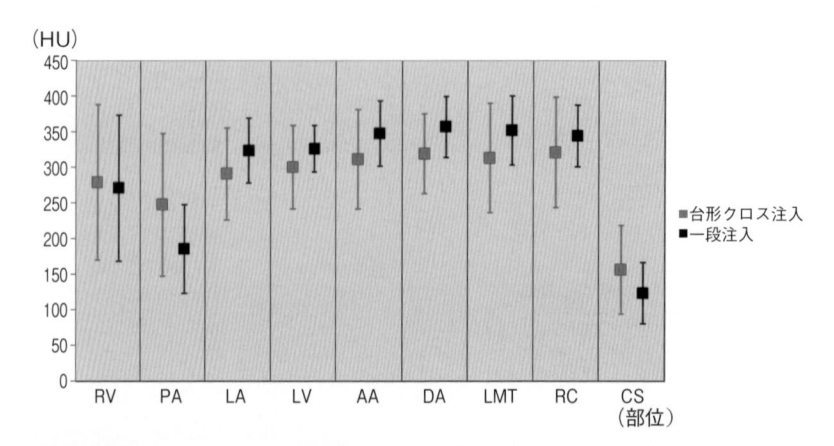

図6 各測定部位におけるバラツキ (F検定)
$p>0.1$(有意差なし)：右心室、下行大動脈、$0.05<p<0.10$：左心房、左心室、上行大動脈、左冠動脈主幹部、冠静脈洞、$p<0.05$(有意差あり)：肺動脈、右冠動脈。
RV：右心室、PA：肺動脈、LA：左心房、LV：左心室、AA：上行大動脈、
DA：下行大動脈、LMT：左冠動脈主幹部、RC：右冠動脈、CS：冠静脈洞

また、前述の台形クロス注入、一段注入の両者のBTのトリガータイミングの違いも出たと考えられる。台形クロス注入では、トリガータイミングがマニュアルであるため検査する側の主観で撮像が始まるが、一段注入では上昇CT値（EU）によりオートスタートするため客観的に検査が行える。そのあたりもCT値のバラツキに現れたと考えられる。

　今回、台形クロス注入と一段注入の症例の数が少なかったため、両者の値の有意差やバラツキの傾向を得ることしかできなかったが、両者の標本数をもう少し増やすことにより、より信頼性のあるデータが得られるだろう。

　CABG後心臓CT検査において、一段注入のほうが容易に造影剤使用量の低減が可能と考えられるが、冠動脈のみと違いCABG後は、バイパスの吻合部など細い血管の描出も重要となる。したがって、どの程度の造影剤量が減らせるかは不明であり、過度な減量は難しい。

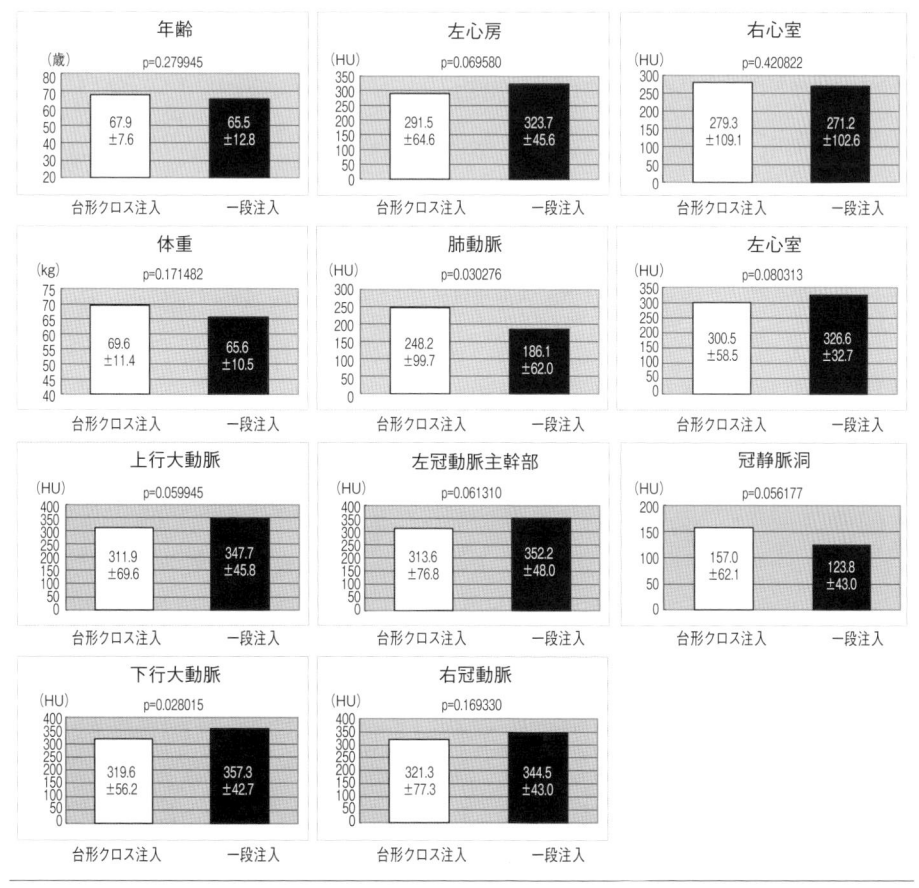

図7　各測定部位における値の有意差検定（T検定）
　　　数値データは平均±標準偏差で表し、分散が等しい場合の平均値の検定はStudent's t-test、分散が等しくない場合の平均値の検定はWelch's t-testで行った。また、有意水準はp＜0.05とした。
　　　p＞0.1（有意差なし）：年齢、体重、右心室、右冠動脈、0.05＜p＜0.10：左心房、左心室、上行大動脈、左冠動脈主幹部、冠静脈洞、p＜0.05（有意差あり）：肺動脈、下行大動脈。

CABG後心臓CTにおける造影剤注入方法の比較検討
―一段注入vs台形クロス注入＋生食後押し

はじめに

　CABG後心臓CTにおいて、一段注入（造影剤を20秒注入後生食を10秒注入）と台形クロス注入＋生食後押し（造影剤を15秒注入後造影剤と生食を5秒でクロス注入し、その後残りの生食を注入。以下、台形クロス生食）の比較検討を行った（図1、2）。
　CT装置は東芝メディカルシステムズ製Aquilion CX、インジェクタは根本杏林堂製DUAL SHOT GX Vを使用した。また、血流動態ファントムを用いた。

CABG後心臓CTにおける一段注入と台形クロス注入＋生食後押しの比較検討

　CABG後心臓CTの一段注入における画像（n=14）と台形クロス生食の画像（n=20）より、造影剤の流入を心臓を中心に考え、上肢静脈から流入するインプット側とし上大静脈（SVC）、肺動脈（PA）、肺循環を経て、造影剤が心臓から全身へ流出するアウトプットに左右冠動脈（LMT、RC）、またそのEU値と相関のある上行大動脈（AA）、造影（撮像）タイミングをみるため冠静脈洞（CS）についてCT値の測定をした（図3）。なお、使用ヨード量（360mgI/kg）、撮像条件、撮像タイミングなどは同一とした。
　撮像条件は、管電圧135kV、管電流〜550mA（体格により可変）、回転速度0.35秒〜、スライス厚0.5mm、ヘリカルピッチ、心電同期/非同期のバリアブルピッチHP（10前後）/

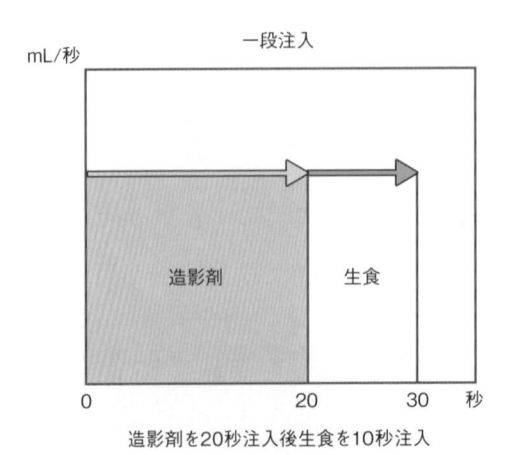

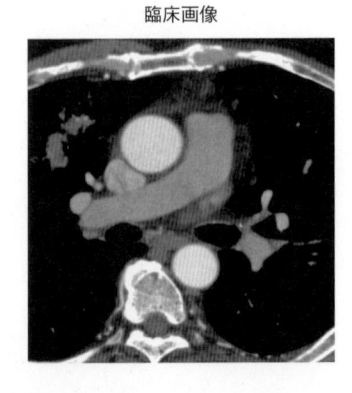

図1　一段注入の模式図と臨床画像

造影剤を20秒注入後生食を10秒注入

上大静脈と肺動脈に造影剤が少し停滞している

(41)、撮像範囲280mm前後、撮像方向尾頭方向、撮像時間は約12〜15秒とした(**図4**)。

撮像方向が冠動脈のみのCTの際と異なり尾頭方向にした理由は、上大静脈からの造影剤のアーチファクトを避けるためである。そのため撮像開始タイミングも、少し遅めの上行大動脈で200HUスタートとしている。

測定結果を表とグラフにし(**図5**)、それら各測定部位のバラツキと有意差を求めた結果、上大静脈でバラツキの有意差($p<0.01$)が得られ(**図6**)、上大静脈、肺動脈、上行大動脈、左右冠動脈の値で有意差($p<0.01$)が得られた(**図7**)。

結果より、上大静脈、肺動脈において台形クロス生食のCT値の値のバラツキが小さく、特に上大静脈では有意にその差が現れた。理由として、静脈系に停滞している造影剤を台形クロス生食のほうが効率よく後押しすることにより、右心系の造影剤を有効に使用しているためと考えられる。また、それにより動脈のCT値も各部位(上行大動脈、左右冠動脈)で上昇した。動脈のCT値が上昇した理由として、もう1つFractional Dose (mgI/

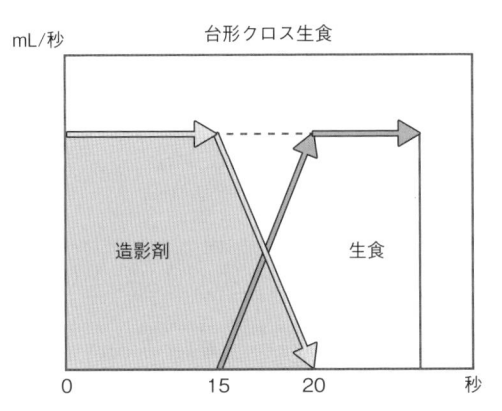

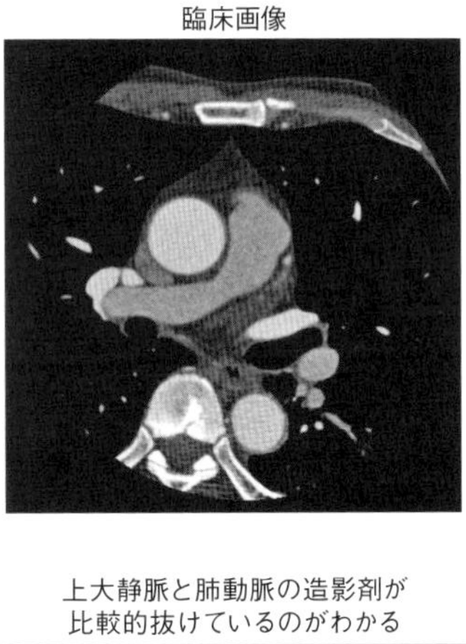

図2 台形クロス生食の模式図と臨床画像

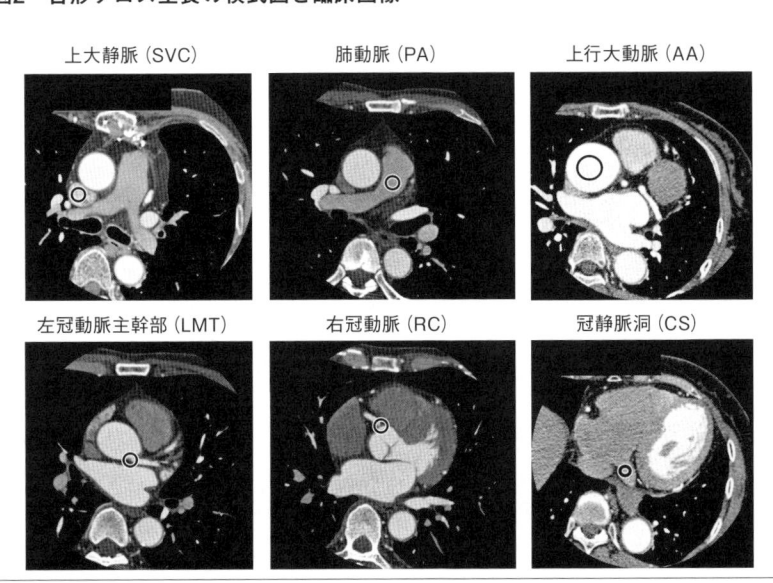

造影剤を15秒注入後造影剤と生食を5秒でクロス注入し、その後残りの生食を注入

上大静脈と肺動脈の造影剤が比較的抜けているのがわかる

図3 各測定部位

上大静脈(SVC)　肺動脈(PA)　上行大動脈(AA)
左冠動脈主幹部(LMT)　右冠動脈(RC)　冠静脈洞(CS)

CHAPTER 3 ▶ 3 ▶ 心臓 ▶ 6　CABG後心臓CTにおける造影剤注入方法の比較検討
――一段注入vs台形クロス注入＋生食後押し

kg/秒）が考えられる。Fractional Doseとは、単位時間当たりの単位投与ヨード量のことで、これをそろえることによりTECをそろえることができる。今回の一段注入と台形クロス生食のFractional Doseを比べると、一段注入が18mgI/kg/秒、台形クロス生食が21mgI/kg/秒となり、台形クロス生食群の動脈のCT値の上昇の理由として考えることができる。

　台形クロス生食のほうがインプット側（上大静脈、肺動脈）に停滞する造影剤を効率よく後押しした。その理由は台形クロス生食の利点として、一段注入では造影剤と生食の切り替わりがTECに反映されてCT値に差が生じたが、台形クロス生食は切り替わりが段階的でスムーズなTECを描くことができるためだと考えられる（体循環ファントムの測定結果による。**CHAPTER 3-3-7**の図6参照）。

　今回の両者の各群の症例数をもう少し数多くとれれば、特にバラツキにおいてより

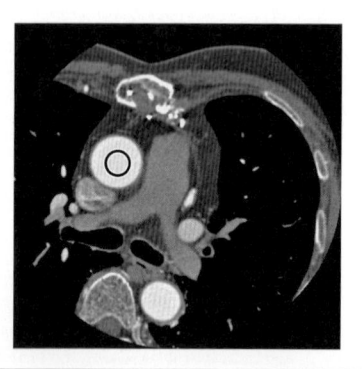

管電圧　　135kV
管電流　　〜550mA（体格により可変）
回転速度　0.35秒〜
スライス厚　0.5mm
ヘリカルピッチ　心電同期/非同期のバリアブルピッチ
　　　　　　　HP（10前後）/（41）
撮像範囲　280mm前後
撮像方向　尾頭方向
撮像時間　約12〜15秒

撮像タイミングはモニタリングにて上行大動脈200HUでオートスタート
体重当たりヨード量は360mgI/kgとした

図4　撮影条件、タイミング（一段注入と台形クロス生食共通）

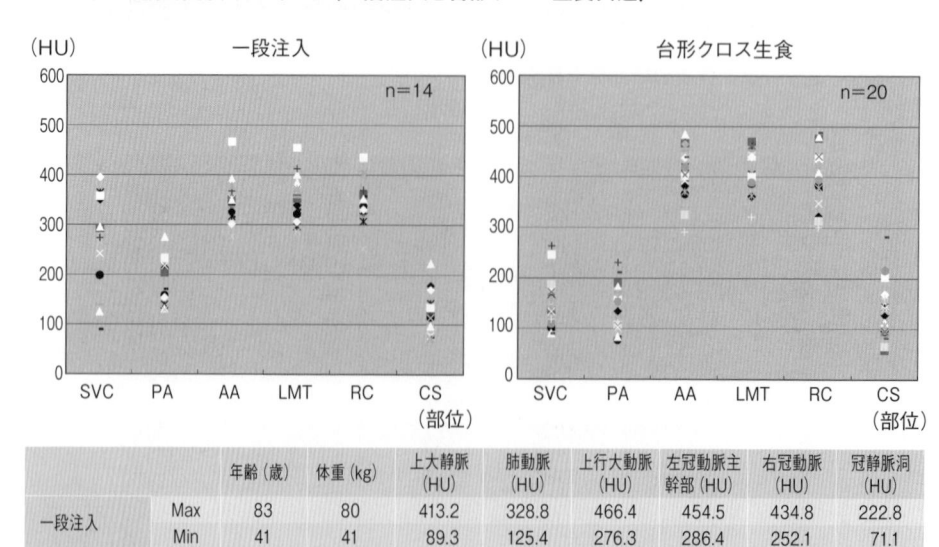

		年齢（歳）	体重（kg）	上大静脈（HU）	肺動脈（HU）	上行大動脈（HU）	左冠動脈主幹部（HU）	右冠動脈（HU）	冠静脈洞（HU）
一段注入	Max	83	80	413.2	328.8	466.4	454.5	434.8	222.8
	Min	41	41	89.3	125.4	276.3	286.4	252.1	71.1
台形クロス生食	Max	84	86	263.1	230.7	484.1	470.3	487.9	282.3
	Min	52	39	89.8	77	290.9	320.7	300.6	57.8

図5　それぞれの注入の測定結果
SVC：上大静脈、PA：肺動脈、AA：上行大動脈、LMT：左冠動脈主幹部、
RC：右冠動脈、CS：冠静脈洞

はっきりした差となって現れたと考える。

　CABG後心臓CT検査において、台形クロス生食で行うほうが描出は良好で、造影剤使用量の低減が可能と考えられる。しかし、CABG後の心臓CTではバイパスとの吻合部の評価が必要不可欠である。そのため極端な造影剤の低減は困難であろう（**図8**）。

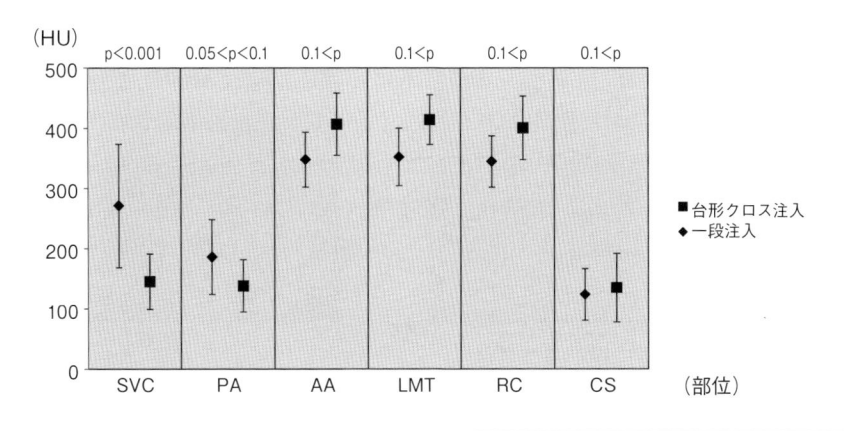

図6　各測定部位におけるバラツキ（F検定）
p<0.001（有意差あり）：SVC、0.05<p<0.1：PA、0.1<p：AA、LMT、RC、CS。
SVC：上大静脈、PA：肺動脈、AA：上行大動脈、LMT：左冠動脈主幹部、
RC：右冠動脈、CS：冠静脈洞

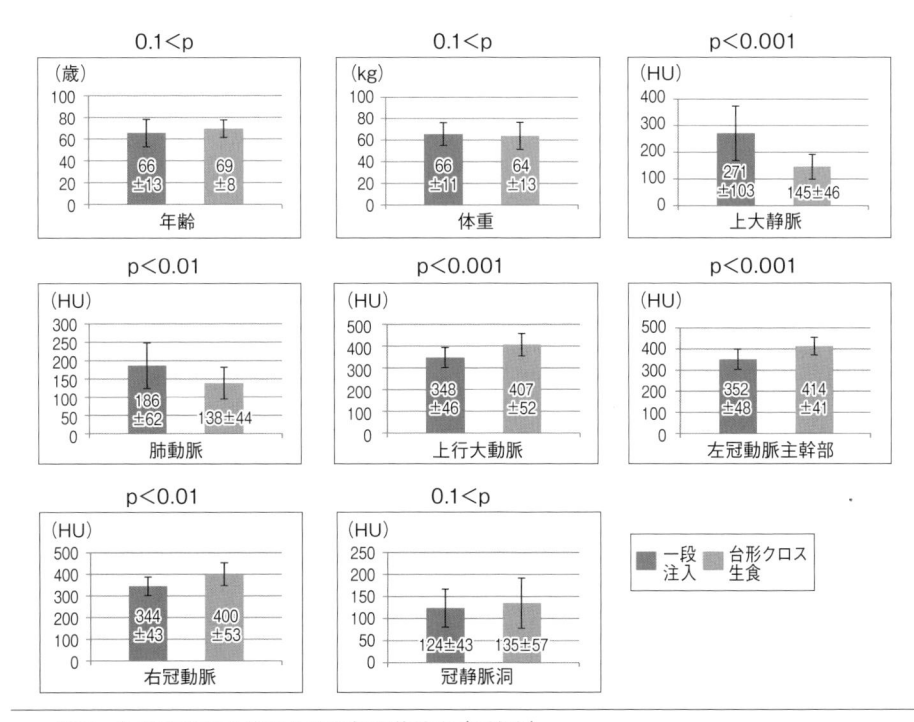

図7　各測定部位の値における有意差検定（T検定）
数値データは平均±SDで表し、分散が等しい場合の平均値の検定はStudent's *t*-test、分散が等しくない場合の平均値の検定はWelch's *t*-testで行った。

CHAPTER 3 ▶ 3 心臓 ▶ 6 **CABG後心臓CTにおける造影剤注入方法の比較検討**
――一段注入vs台形クロス注入＋生食後押し

一段注入　　　　　　　　　　　　台形クロス生食

肺動脈

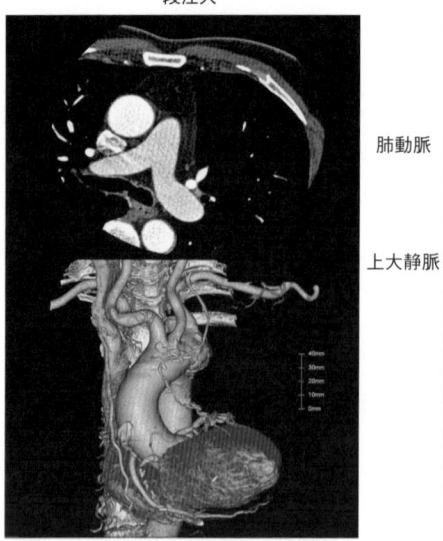

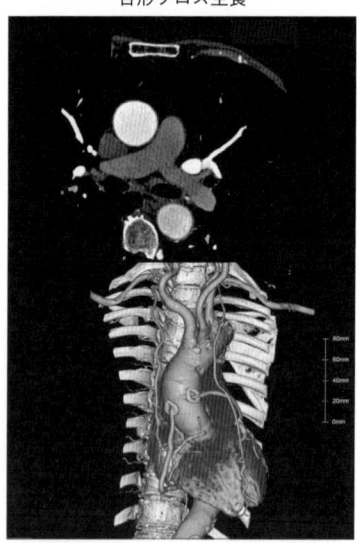

上大静脈

図8　それぞれの注入の臨床画像

心臓CTにおける台形クロス注入＋生食後押し効果の比較検討

はじめに

　冠動脈解析のための造影剤注入方法として、台形クロス注入＋生食後押し効果についての比較検討について紹介する。
　CT装置は東芝メディカルシステムズ製AquilionCX、インジェクタは根本杏林堂製DUAL SHOT GX Vを使用した。血流動態ファントムは、**図1**に示すように自作した。

心臓CTにおける台形クロス注入＋生食後押し効果の比較検討

　以下に示す2つの方法で検討した。

①血流動態ファントムを使用し、一段注入（造影剤を15秒注入後生食を10秒注入）と台形クロス注入＋生食後押し（造影剤を10秒注入後造影剤と生食を5秒でクロス注入し、その後残りの生食を注入。以下、台形クロス生食）によるTECを測定した（**表1**）。造影剤用量は同じである。

②一段注入（n=114）（**図2**）と台形クロス生食（n=68）（**図3**）の臨床画像より、造影剤のインプット側で上大静脈(SVC)、肺動脈(PA)、アウトプット側に冠動脈のEU値と相関のある上行大動脈(AA)、また造影(撮像)タイミングをみるため冠静脈洞(CS)を測定した（**図4**）。なお、撮像開始タイミング（上行大動脈200HU）、撮像方向（頭尾）、使用ヨード量（300mgI/kg）、撮像条件は同一とした。

　撮像条件は、管電圧135kV、管電流〜550mA(体格により可変)、回転速度0.35秒〜、スライス厚0.5mm、ヘリカルピッチ10前後(心拍により可変)、撮像範囲120mm前後、撮像方向頭尾方向、撮像時間は約8〜10秒（**図5**）とした。

　ファントムのTECから、一段注入と比較して台形クロス生食は動脈の最大CT値が高く、TECが安定した（**図6**）。

　臨床データ（**図7**）から各測定部位において台形クロス生食のCT値の値のバラツキが小さく、特に上大静脈、肺動脈ではばらつき、CT値ともに有意差が現れた（$p<0.001$）（**図8**）。また、上行動脈のCT値も有意に上昇した（$p<0.001$）（**図9**）。

　一段注入では、造影剤と生食の切り替わりがTECに反映してしまいCT値に差が生じた。それに比べ、台形クロス生食は切り替わりが段階的なため、スムーズなTECを描いたと考えられる。したがって臨床画像では、静脈系(上大静脈、肺動脈)に停滞して

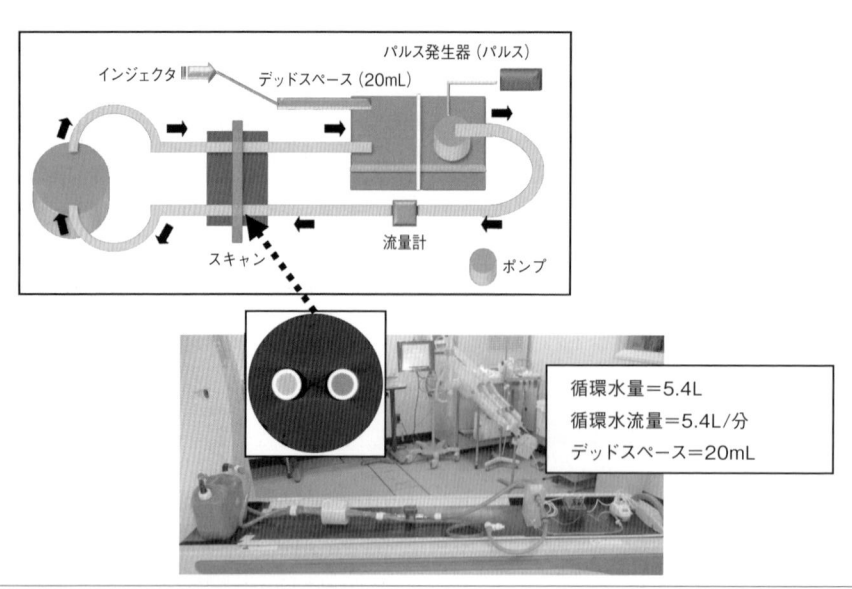

CHAPTER 3 ▶ 3 心臓 ▶ 7　心臓CTにおける台形クロス注入＋生食後押し効果の比較検討

図1　自作TEC測定ファントムの概要

循環水量＝5.4L
循環水流量＝5.4L/分
デッドスペース＝20mL

表1　TEC測定におけるそれぞれの注入条件

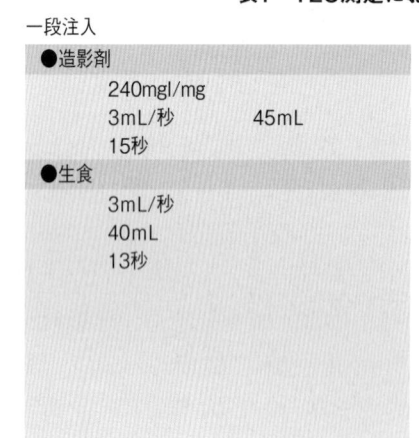

一段注入
- ●造影剤
  - 240mgI/mg
  - 3mL/秒　　45mL
  - 15秒
- ●生食
  - 3mL/秒
  - 40mL
  - 13秒

台形クロス生食
- ●造影剤
  - 240mgI/mg
  - 3.6mL/秒　　36mL
  - 10秒
- ●造影剤＋生食　5秒間可変注入
  - 240mgI/mg

造影剤	生食
3.6 ↘ 0.1mL/秒	0.1 ↗ 3.6mL/秒
9mL	9mL
5秒	5秒

- ●生食
  - 3.6mL/秒
  - 36mL
  - 10秒

一段注入

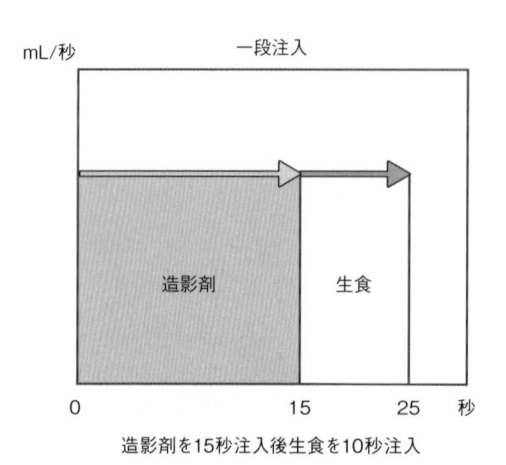

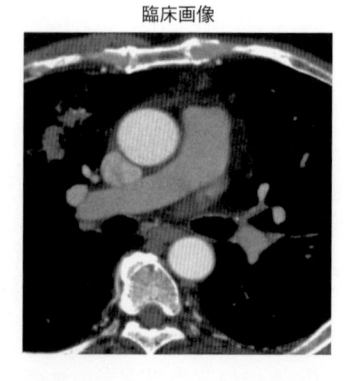

造影剤を15秒注入後生食を10秒注入

臨床画像

上大静脈と肺動脈に造影剤が少し停滞している

図2　一段注入の模式図と臨床画像

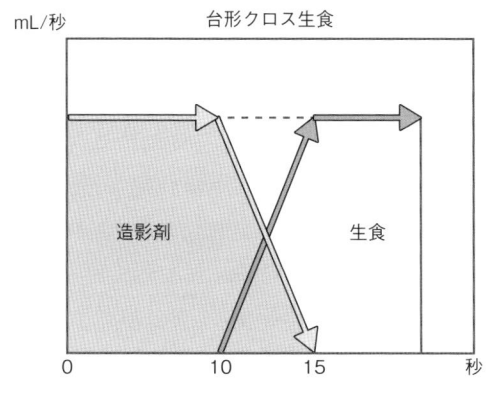

図3　台形クロス生食の模式図と臨床画像

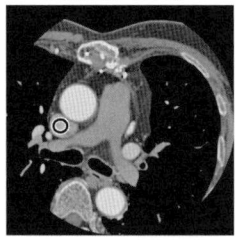

造影剤を10秒注入後造影剤と生食を5秒でクロス注入し、その後残りの生食を注入

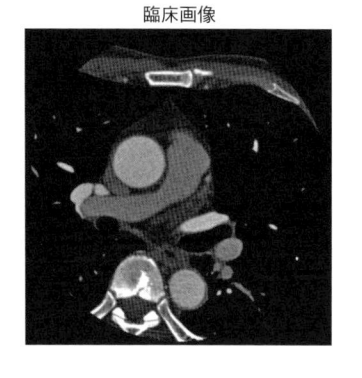

上大静脈と肺動脈の造影剤が比較的抜けているのがわかる

上大静脈（SVC）　　肺動脈（PA）
上行大動脈（AA）　　冠静脈洞（CS）

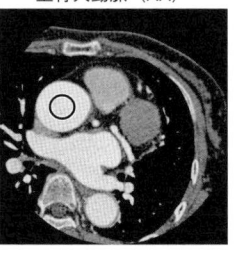

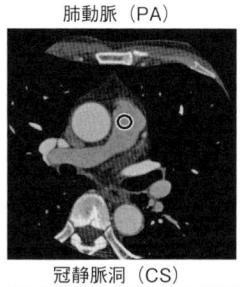

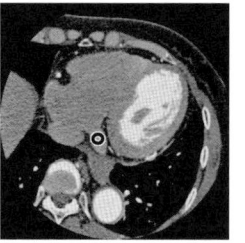

図4　各測定部位

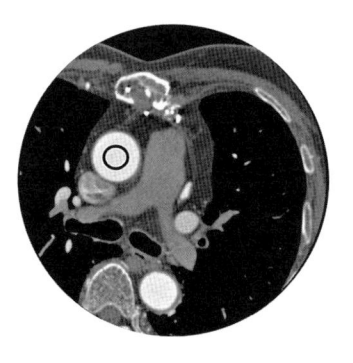

管電圧　　135kV
管電流　　～550mA（体格により可変）
回転速度　0.35秒～
スライス厚　0.5mm
ヘリカルピッチ　10前後（心拍により可変）
撮像範囲　120mm前後
撮像方向　頭尾方向
撮像時間　約8～10秒

撮像タイミングはモニタリングにて上行大動脈200HUでオートスタート
体重当たりヨード量は300mgI/kgとした

図5　撮像条件、タイミング（一段注入と台形クロス生食共通）

CHAPTER 3 ▶ 3 心臓 ❼ 心臓CTにおける台形クロス注入＋生食後押し効果の比較検討

いる造影剤を台形クロス生食のほうが効率よく後押しすることにより、造影剤を有効に使用していると考えられる。またそれにより上行大動脈のCT値が上昇したと考えられる（**図10**）。

CHAPTER 3-3-4 ～ CHAPTER 3-3-6に鑑みて、冠動脈の測定誤差が加味される（ROIが小さいことや、微小石灰化の影響によるバラツキの増大）ことから、ここでは冠動脈を直接測定してはいないが、上行大動脈と冠動脈の上昇CT値には正の相関があるため冠動脈の造影能の向上が期待できる。

動脈のCT値が上昇した理由として、もう1つFractional Dose（mgI/kg/秒）が考えら

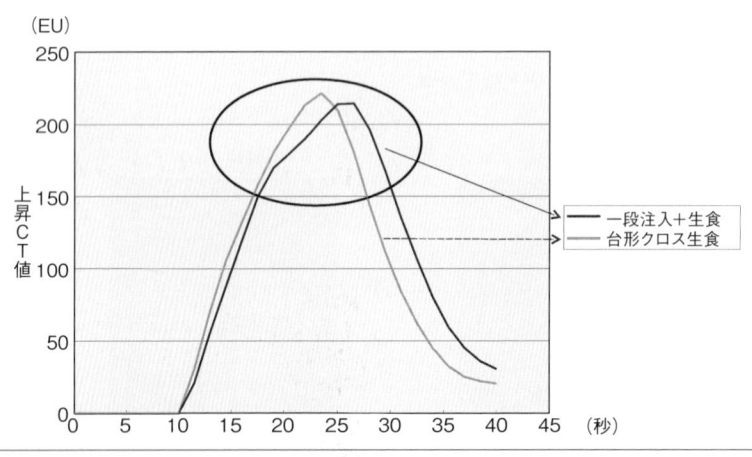

図6　TECファントムの測定結果
一段注入のTECが歪み、台形クロス生食は正弦波を描いた。

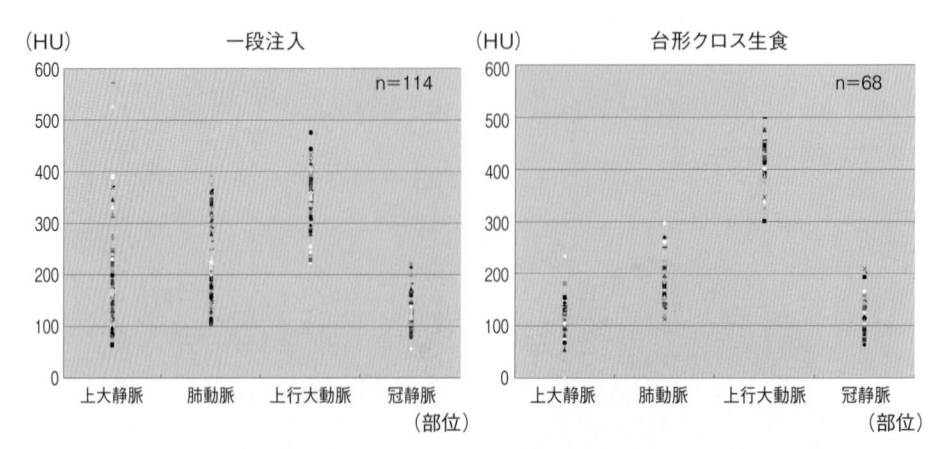

一段注入のうち、特に上大静脈と肺動脈のバラツキが大きく、台形クロス生食はバラツキが小さい

		年齢（歳）	体重（kg）	上大静脈（HU）	肺動脈（HU）	上行大動脈（HU）	冠静脈洞（HU）
一段注入	Max	86	88	572	471	476	222
	Min	19	37	64	104	224	46
台形クロス生食	Max	92	96	234	297	498	209
	Min	30	43	54	113	301	64

図7　それぞれの注入の測定結果

れる。Fractional Doseとは、単位時間当たりの単位投与ヨード量のことで、これをそろえることによりTECをそろえることができる。今回の一段注入と台形クロス生食のFractional Doseを比べると、一段注入が20mgI/kg/秒、台形クロス生食が24mgI/kg/秒となり、台形クロス生食の群の動脈のCT値上昇の理由として考えることができる。

また、上行大動脈のCT値が400HUを超えることから、冠動脈CTにおける台形クロス生食を行う際は、造影剤を現状の300mgI/kgより減量できる可能性が考えられる。なお、それを踏まえ冠静脈洞のCT値をみると、もう少し早いタイミングで撮像したほうがよいこと、それにより造影剤注入時間も短縮できる可能性が示唆され、冠動脈CTにおける造影剤注入法(台形クロス生食)の有用性が確認された。

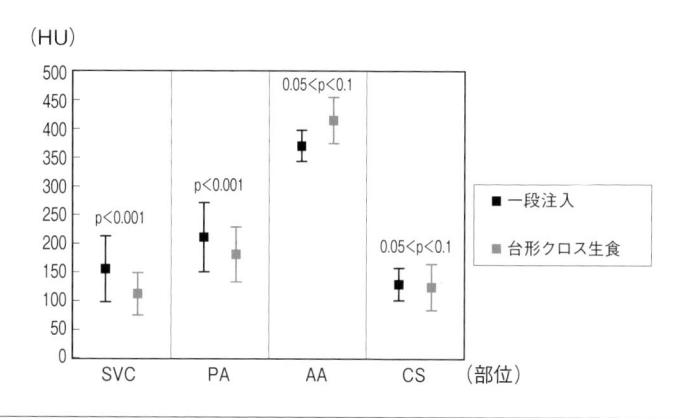

図8　各測定部位におけるバラツキ（F検定）
p<0.001（有意差あり）：SVC、PA、0.05<p<0.1：AA、CS
SVC：上大静脈　PA：肺動脈　AA：上行大動脈　CS：冠静脈洞

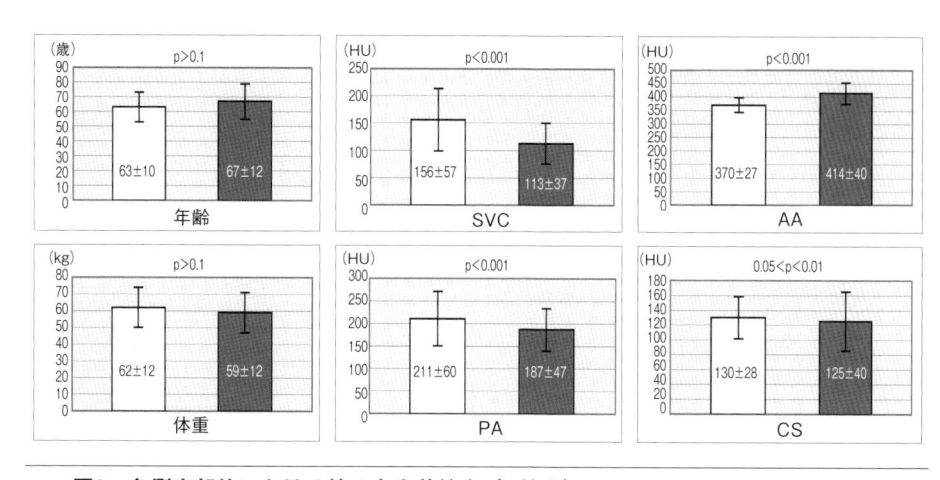

図9　各測定部位における値の有意差検定（T検定）
□ 一段注入、
■ 台形クロス生食。
数値データは平均±SDで表し、分散が等しい場合の平均値の検定はStudent's t-test、分散が等しくない場合の平均値の検定はWelch's t-testで行った。
SVC：上大静脈　PA：肺動脈　AA：上行大動脈　CS：冠静脈洞

CHAPTER 3 ▶ 3 ▶ 心臓 ▶ 7 　心臓CTにおける
台形クロス注入＋生食後押し効果の比較検討

一段注入　　　　　　　　　　　　台形クロス生食

肺動脈

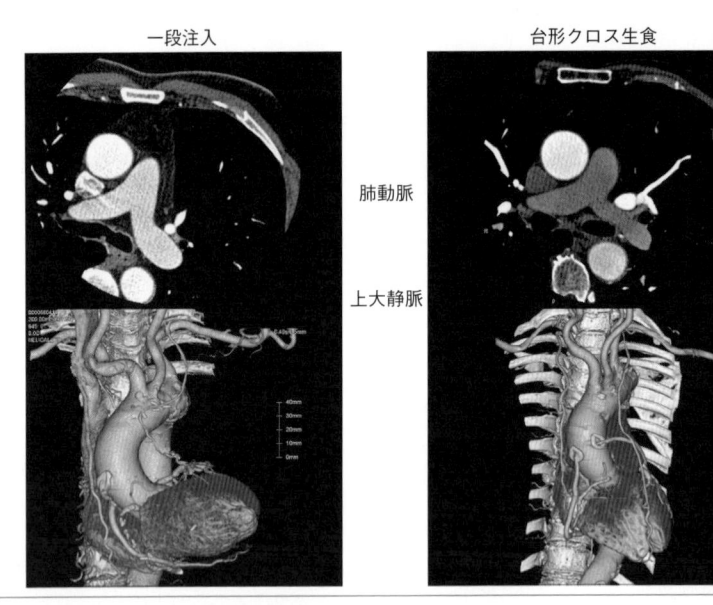

上大静脈

図10　それぞれの注入の臨床画像

CHAPTER 3 > 3 心臓 > 8

心臓造影CTにおける撮像時間に合わせた造影方法の検討

はじめに

　64列以上の列数のMDCTが普及して数年、保険点数の加算もあり、近年心臓造影CT（冠動脈CT）が普及している。さらに、CTの性能が向上し撮像時間が短縮され、それに伴って造影剤の注入方法や注入時間、またそれらに付随するさまざまな撮像技術に関する検討がなされている。

　そうした中、長野赤十字病院でもさまざまな要因により冠動脈の造影不良の症例が散見されるようになり、簡便かつ有用な造影剤注入方法が必要となった。そのため体循環ファントムを用い、いくつかの注入方法によるTECを得て、それを解析し、撮像時間に合わせた2つの注入方法を行った。

　長野赤十字病院の心臓造影CTでは、動脈の造影効果を上げるため台形クロス注入＋生食後押し（台形クロス生食）で行っている。また、冠動脈CTでは撮像時間が短いため、それに合わせ造影剤注入時間を最小限に設定している。しかし、時間分解能を確保するため被検者によってはヘリカルピッチを小さくする必要があるため撮像時間が延長し、造影濃度が低下する症例が出てきた。そこで、そのような症例に対する造影方法の検討を行った。

　CT装置は東芝メディカルシステムズ製AquilionCXを、インジェクタは根本杏林堂製DUAL SHOT GX Vを使用した。また、血流動態ファントムを用いた。

ヘリカルピッチを小さくする必要がある症例での造影方法の検討

　体循環ファントムを用いたTECより、同一mgI/kg/秒で注入時間を延長した際は最大CT値が上昇し、造影持続時間が延長することがわかっている（**図1**）。

　そこで造影剤注入方法を**表1**に記載する①、②の2通りの台形クロス生食で撮像し（**図2**）、各部位におけるCT値を計測した。

表1　造影剤注入方法

	撮像時間	造影剤注入方法	体重当たりヨード量	症例数
①	12秒未満	造影剤を8秒間注入→造影剤+生食を5秒間可変注入→生食を注入	250mgI/kg	102
②	12秒以上	造影剤を10秒間注入→造影剤+生食を5秒間可変注入→生食を注入	300mgI/kg	38

なお、撮像時間は息止め後のdelay timeも含める。また、①、②ともfractional doseは24mgI/kg/秒

CHAPTER 3 ▶ 3 ▶ 心臓 ▶ 8 　心臓造影CTにおける撮像時間に合わせた造影方法の検討

　①と②の閾値を12秒とした理由は、過去の造影不良症例が撮像時間12秒以上であること、ファントムのTECより①の造影方法でEU値の50%を12秒間保てること、またHeart Naviで得られたヘリカルピッチで通常行われる検査が12秒までで終わることから、これを閾値とした。

　心臓CTにおいて造影剤の短時間注入を行っている施設では、実際規定の撮像時間より延長した分だけ造影剤注入時間を延長して検査している施設が多いが、今回の検討で2種類に大別した理由は、検査の簡便性を重視したからである。確かに撮像時間の延長分だけ造影剤注入時間を延長すれば確実だが、ただでさえ心臓CTは撮像手技が特殊でその分不慣れな診療放射線技師ではかなりのストレスを感じると考える。長野赤十字病院ではCT室勤務がローテーションのため、より簡便な今回の2群に大別した方法をとった(冠動脈CTのルーチン検査のみ)。

　測定部位は、造影剤のインプット側とし上大静脈(SVC)、肺動脈(PA)、アウトプット

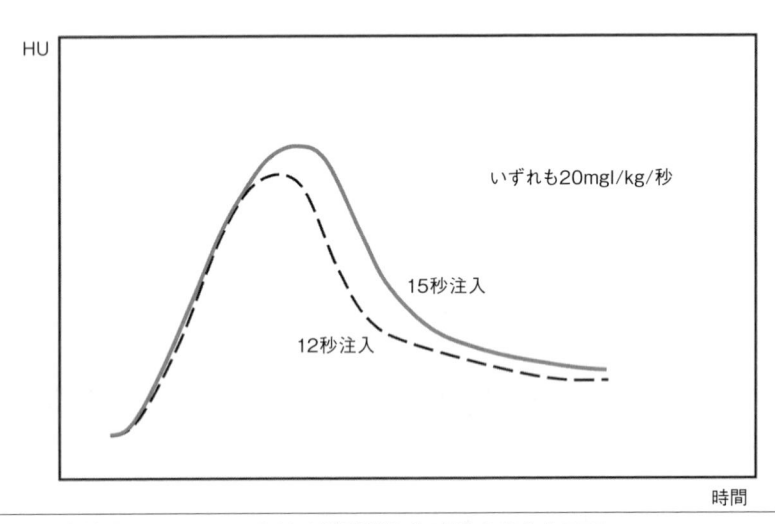

図1　体循環ファントムにおける造影剤注入時間を変えたTEC

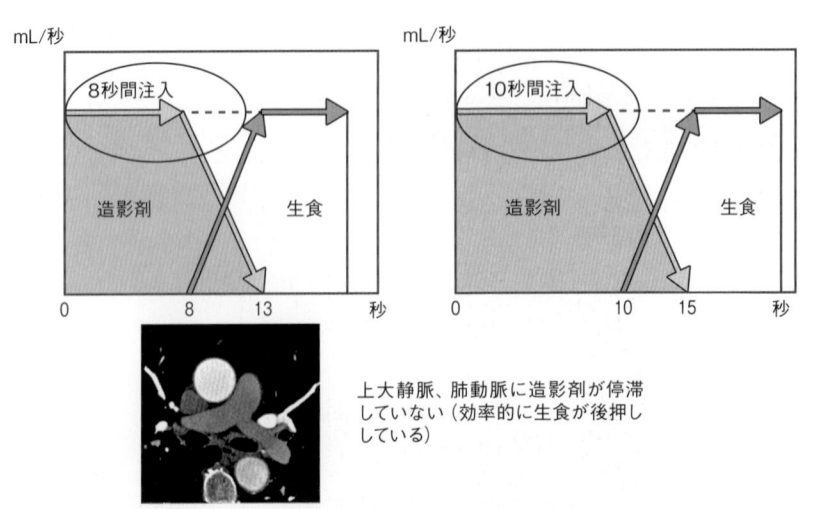

上大静脈、肺動脈に造影剤が停滞していない(効率的に生食が後押ししている)

図2　今回行った2通りの台形クロス生食

に冠動脈のEU値と相関のある上行大動脈(AA)、これからエンハンスにかかわる左心房(LA)、また造影(撮像)タイミングをみるため冠静脈洞(CS)を測定した(**図3**)。

なお、①、②とも撮像条件、撮像開始タイミングはヘリカルピッチ以外同一とした。

また、今回用いる台形クロス生食という造影剤注入方法は、造影剤の右心房までのインプット側を効率よく生食が後押しする方法で、造影剤と生食の切り替わりが段階的なためTECのひずみのない、結果的に動脈のCT値上昇が得られる注入方法である。

撮像条件は、管電圧135kV、管電流～550mA（体格により可変）、回転時間0.35秒～、スライス厚0.5mm、ヘリカルピッチ10前後（心拍により可変）、撮像範囲120mm前後、撮像方向頭尾方向、撮像時間は約8～10秒とした。

結果を**図4**に示す。両者の上大静脈、肺動脈の値とバラツキに有意差($p<0.01$)はあったが(**図5**)、上行大動脈、左心房の値とバラツキで有意差($p>0.1$)は認められなかった(**図6**)。

結果より①、②を比較すると、造影剤注入時間を延長させたため上大静脈、肺動脈では有意差が出て、左心房では有意差がなかった。また、上行大動脈では体循環ファントムのTECで最大CT値が上昇しているため、②でCT値の上昇が考えられたが、実際は有意差なしだった。これは、②の症例に高心拍症例が多数存在したため、心機能解析のデータから心拍出量とハートレートに弱い負の相関関係を確認しており、心拍出量と上昇CT値に負の相関関係があるため最大CT値の低下がみられ、結果的に相殺され有意差なしになったものと考えられる。そのため、①、②の動脈のTECをそろえることができた。なお、②では撮像時間が延長するため、撮像タイミングが遅くなり冠静脈洞のCT値は上昇する(**図7**)。

一段目の造影剤注入時間を撮像時間の違いにより変化させることで、再現性のある造影

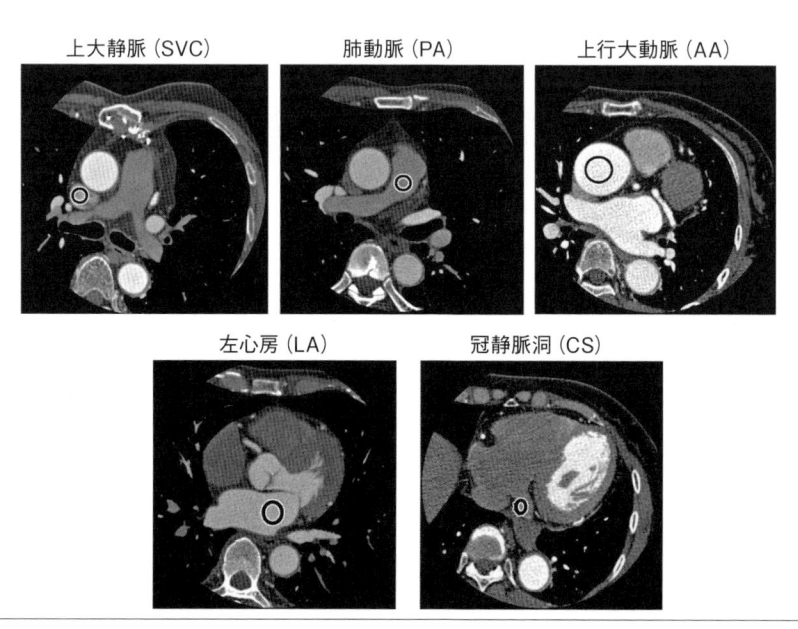

図3 各測定部位

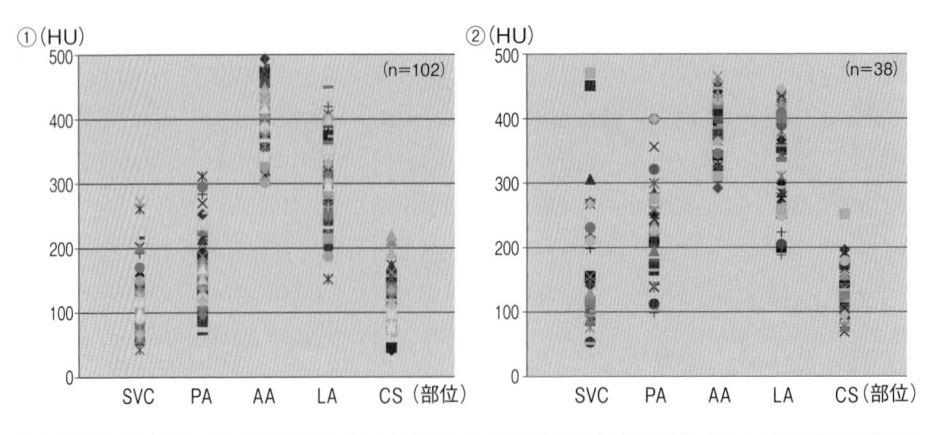

		年齢（歳）	体重（kg）	上大静脈 (HU)	肺動脈 (HU)	上行大動脈 (HU)	左心房 (HU)	冠静脈洞 (HU)
①	Max	83	78	272.9	311.5	507	450.1	219.5
①	Min	35	39	42.8	67.7	301.9	151.8	45.5
②	Max	85	76	470.9	399.5	465	445.1	251.5
②	Min	34	37	51.4	102.9	291.8	188.7	69

図4 それぞれの群における各測定部位のCT値
SVC：上大静脈　PA：肺動脈　AA：上行大動脈　LA：左心房　CS：冠静脈洞

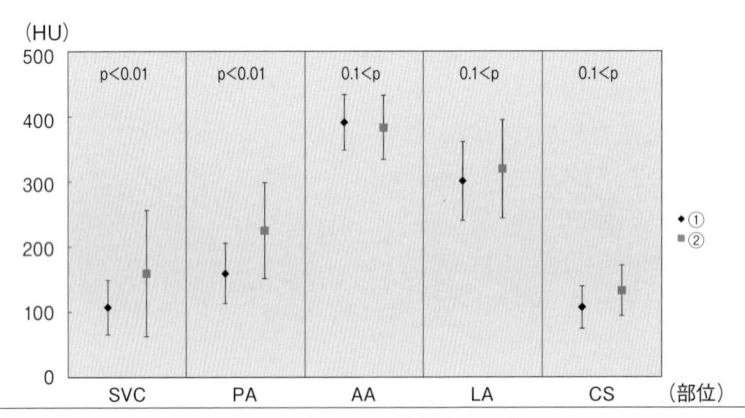

図5 2群間における各測定部位のバラツキの検定（F検定）
$p<0.01$（有意差あり）：SVC、PA。
SVC：上大静脈　PA：肺動脈　AA：上行大動脈　LA：左心房　CS：冠静脈洞

方法が得られた。今後、撮像時間を延長させた症例（高心拍や心房細動などによりヘリカルピッチを変更した症例）についてより詳細な検討が必要である。それにより最適な造影剤注入方法の選定が可能となる。

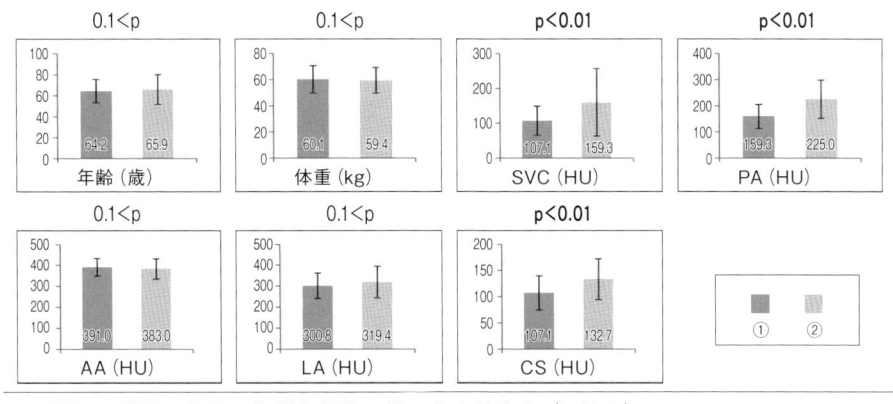

図6　2群間における各測定部位の値の有意差検定（T検定）
数値データは平均±SDで表し、分散が等しい場合の平均値の検定はStudent's t-test、分散が等しくない場合の平均値の検定はWelch's t-testで行った。有意差あり：SVC、PA、CS。
SVC：上大静脈　PA：肺動脈　AA：上行大動脈　LA：左心房　CS：冠静脈洞

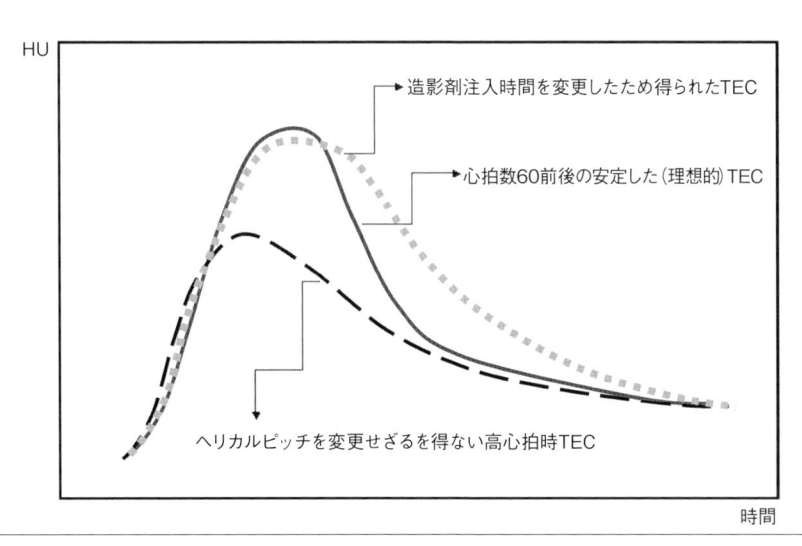

図7　心拍数、撮像時間による造影剤注入時間変更によって得られたTEC

CT装置間における造影効果

はじめに

　CT造影検査は、X線吸収値に差を持たせ、組織間コントラストを向上させる目的においてヨード造影剤を使用する。造影剤で得られる造影効果は被検者や造影剤注入方法により違いを認めるが、体重当たりのヨード量と造影剤注入持続時間を一定にすることにより、造影効果を一定に保つことができ造影剤使用量を適正化できる。しかし、CT装置の性能や特性により実効エネルギーが異なるため、造影剤注入条件が一定の場合でもCT装置間において造影効果や造影剤使用量に違いを認めるのではないか。そのため、異なるCT装置において、造影効果を一定にそろえて再現性を確保し、造影剤使用量を適正化するためには、CT装置の実効エネルギーの違いによる造影効果の違いを把握する必要があると考えられる。

　そこで、自作ヨード量-CT値測定ファントムを作成し、CT装置の違いによるヨード量とCT値の関係について評価した。また、CT装置の違いによるTECを評価することにより、CT装置間における造影効果および造影剤使用量の違いについて検討した。

　CT装置は4メーカ、12機種を使用した。東芝メディカルシステムズ製はTCT-900s FLEET、Xvision-SP、Xvigor、Asteion multi(4DAS)、Aquilion 16、GE製 はProSeed

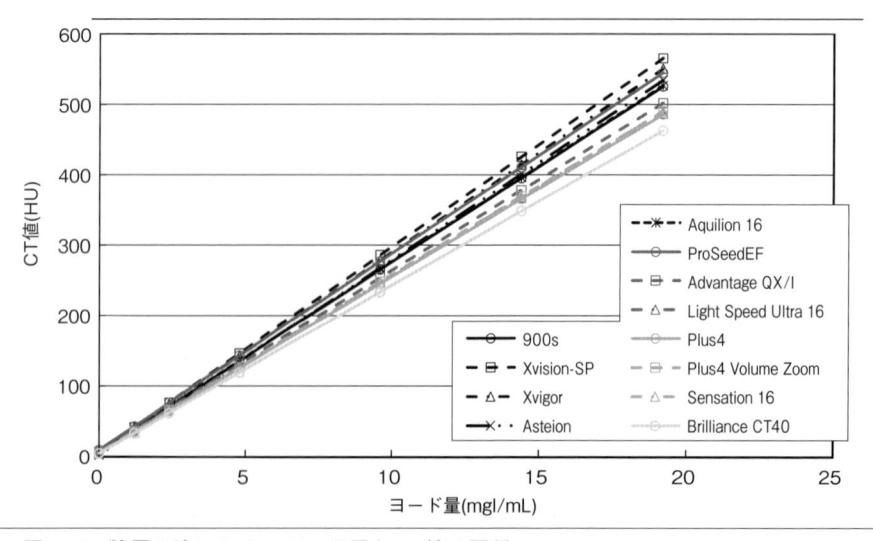

図1　CT装置の違いによるヨード量とCT値の関係
CT装置により実効エネルギーが異なるために、ヨード量とCT値の関係に違いを認めた。

EF、HiSpeed Advantage QX/I、Light Speed Ultra 16、Siemens製はSOMATOM Plus4、SOMATOM Plus4 Volume Zoom、SOMATOM Sensation 16、Philips製はBrillianceCT40を使用した。また、ヨード量の異なる希釈造影剤を入れた自作ヨード量-CT値測定ファントムを使用した。

4メーカ、12機種のCT装置において、自作ヨード量-CT値測定ファントムを撮像して、ヨード量とCT値との関係について評価した。撮像条件は、X線管電圧が120kV、X線管電流が200から400mA、ガントリ回転速度が1.0秒、スライス厚が2mm、コンベンショナルスキャンで行った。また、FOVが180mm、保守用関数か腹部標準関数で再構成した。また、東芝メディカルシステムズ製Asteion multi(4DAS)、GE製HiSpeed Advantage QX/I、Siemens製SOMATOM Plus4 Volume Zoom、Philips社製BrillianceCT40の4メーカ、4機種において、画像再構成関数をビームハードニング補正(以下BHC)ありとなしにより画像再構成を行い、ヨード量とCT値との関係について評価した。そして、ヨード量とCT値との関係から回帰直線の傾きを求め、ヨード量当たりの上昇CT値[HU/(mgI/mL)]とした。

東芝メディカルシステムズ製900sにおいて、自作TEC測定ファントムより、造影剤濃度300mgI/mL、注入量102mL、注入速度2.9mL/秒、注入持続時間35秒におけるTECを測定した。ヨード量とCT値の関係結果から、測定したTECにおいてCT値をヨード量に変換して縦軸がヨード量のTECを求め、CT装置と再構成の違いによるヨード量とCT値の関係から、それぞれの縦軸がCT値のTECを求めた。また、CT装置間においてTECを一定にするための造影剤使用量について検討した。

ヨード量とCT値の関係を理解することが重要

CT装置によりヨード量とCT値との関係に違いを認め(図1)、ヨード量当たりの上昇CT値は最大で、東芝メディカルシステムズ製Xvision-SPとPhilips製BrillianceCT40との間において最大5.2HU/mgI/mLの差を認めた(表1)。これは、CT装置で使用している固有付加フィルター、Bowtieフィルター、X線検出器の種類や検出効率等により、実効エネル

	東芝				GE				Siemens			Philips
ヨード量(mgI/mL)	900s	Xvision-SP	Xvigor	Asteion	Aquilion 16	ProSeed EF	Advantage QX/I	Light Speed Ultra16	Plus4	Plus4 Volume Zoom	Sensation 16	Brilliance CT40
19.2	520	558	544	528	520	538	495	482	481	484	485	457
14.4	402	435	422	410	403	419	385	373	372	376	374	352
9.6	264	283	279	264	264	273	253	245	242	246	245	236
4.8	142	157	150	142	142	153	138	135	133	135	134	124
2.4	73	79	79	70	73	80	71	70	67	68	63	66
1.2	36	38	39	31	35	42	35	37	34	33	33	28
0	0	0	0	0	0	0	0	0	0	0	0	0
ヨード量当たりの上昇CT値[HU/(mgI/mL)]	27.1	29.1	28.3	27.7	27.1	27.9	25.8	25.0	25.0	25.2	25.3	23.9

表1　CT装置の違いによるヨード量とCT値の関係

CT装置によりヨード量当たりの上昇CT値(EU)に違いを認めた。

CHAPTER 3 ▶ 4 その他 ▶ 1 | CT装置間における造影効果

ギーが異なるからであると考えられる。また、造影剤注入条件が一定の場合でも、CT装置により実効エネルギーが異なるためにヨード量当たりの上昇CT値(EU)が変化し、TECの形状に違いを認めた(**図2**)。TECにおける最大CT値は、東芝メディカルシステムズ製Xvision-SPとSiemens製SOMATOM Plus4との間で34HU、東芝メディカルシステムズ製Xvision-SPとPhilips製Brilliance40との間では最大差となる53HUのCT値差を認めた。そのため、SOMATOM Plus4およびBrilliance40におけるTECを、Xvision-SPにおけるTECと同一にするには、注入ヨード量をSOMATOM Plus4では17%、BrillianceCT40では24%増加する結果となった(**図3**)。これを体重当たりのヨード量をXvision-SPが

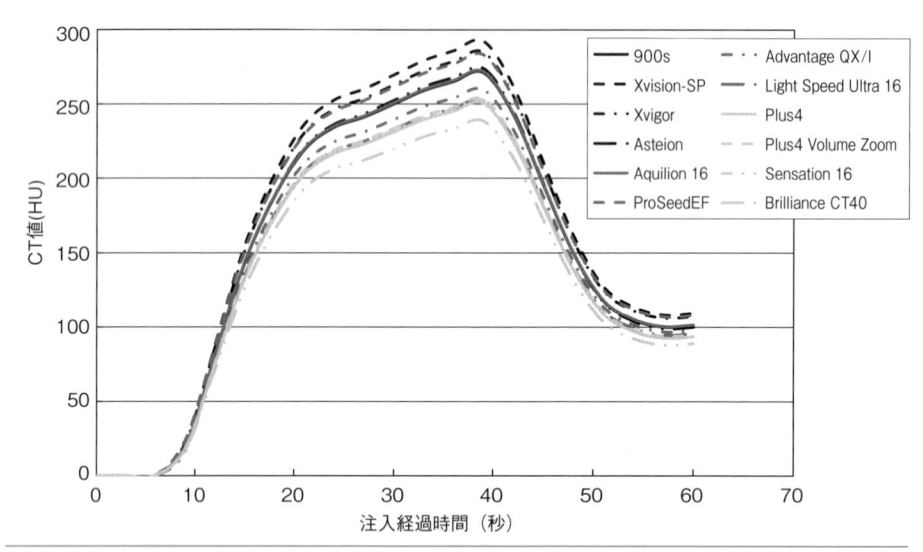

図2 CT装置の違いにおけるTEC
CT装置により、TECに違いを認めた。

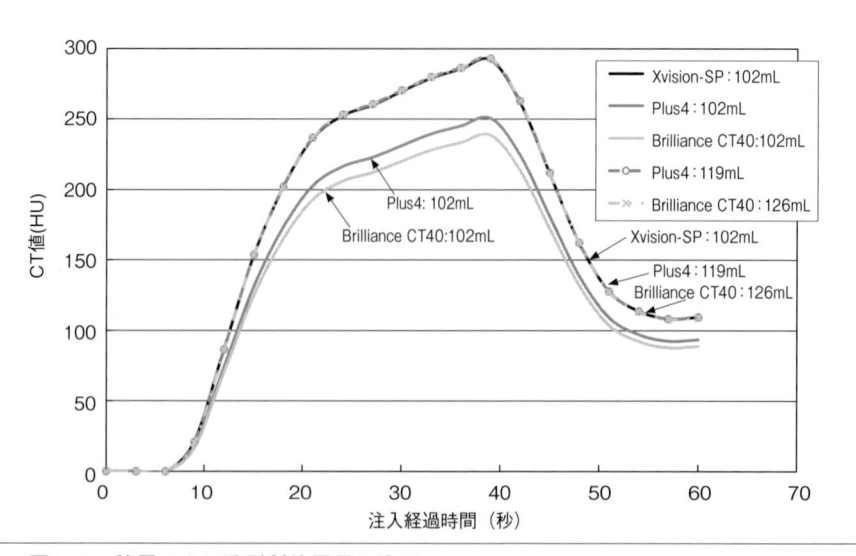

図3 CT装置による造影剤使用量の違い
Xvision-SPと同一のTECを得るためには、造影剤使用量をPlus4が17%、BrillianceCT40が24%増加しなければならない。

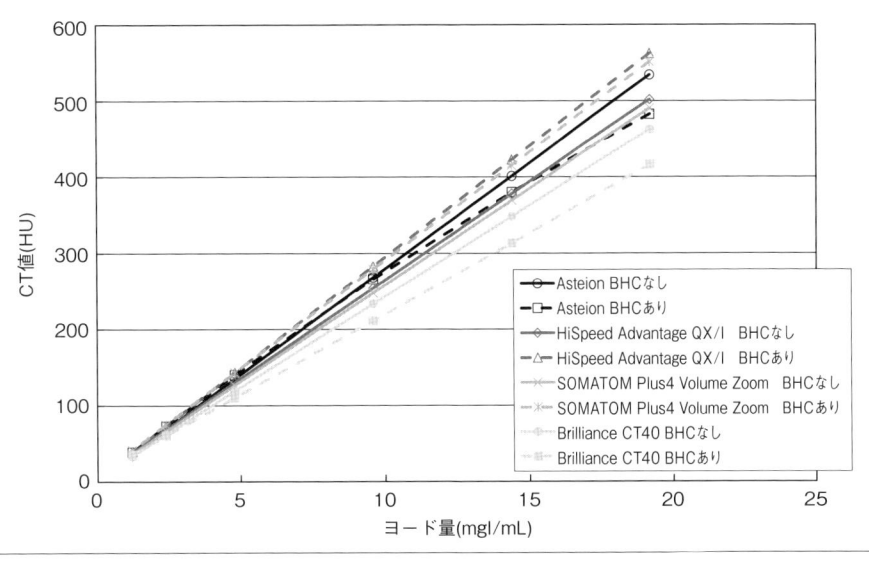

図4 BHCありとなしの違いによるヨード量とCT値の関係
メーカによりBHCありとなしでは、ヨード量とCT値の関係に違いを認めた。

450mgI/kgとした場合、SOMATOM Plus4が525mgI/kg、BrillianceCT40が554mgI/kgと換算できる。このことから、造影剤注入方法が一定の場合でも、CT装置間で造影効果の相違を認め、造影効果を一定にするためにはCT装置間において造影剤使用量の差を認めると考えられる。特に、3D-CTAは、3D画像の抽出能を確保するためCT値を高くする必要があるが、同一ヨード量においても、CT値が大きく変化するため、CT装置間において造影剤使用量の差が大きくなると考えられる。また、メーカ間により単位ヨード量当たりの上昇CT値(EU)に差を認め、GEにおいて最大2.9HU/mgIとなったことから、メーカ間においても造影効果および造影剤使用量に違いを認めると考えられる。したがって、造影剤使用量を適正化する場合、使用するCT装置のヨード量とCT値の関係を把握することが必要である。

　画像再構成関数の違いによるヨード量とCT値の関係を**図4**に示す。GE製のHiSpeed AdvantageQX/IとSiemens製のSOMATOM Plus4 Volume ZoomのCT装置は、再構成関数がBHCありの方が回帰直線の傾きが高く、ヨード量当たりの上昇CT値(EU)が高くなった。東芝メディカルシステムズ製のAsteionとPhilips製のBrilliance40のCT装置においては、再構成関数がBHCありの場合、東芝メディカルシステムズ製のAsteion multi（4DAS）では300HU、Philips製のBrillianceCT40では150から200HU以降から50HU程度のCT値低下を認めた。BHCありの再構成関数は、ビームハードニング効果によるCT値の変化を補正する関数である。各メーカにおいてビームハードニング効果に対する補正方法が異なるため、GE製とSiemens製はヨード当たりの上昇CT値が高くなり、東芝メディカルシステムズ製とPhilips製はCT値低下を認めたと考えられる。したがって、使用するCT装置のメーカによる画像再構成関数の性質および特性を十分把握した上で、画像再構成を行わなければならない。また、ヨード量とCT値の関係が異なるため、造影効果および造影剤使用量に違いを認める（**図5**）。その違いの差はCT装置の違いにより大きい場

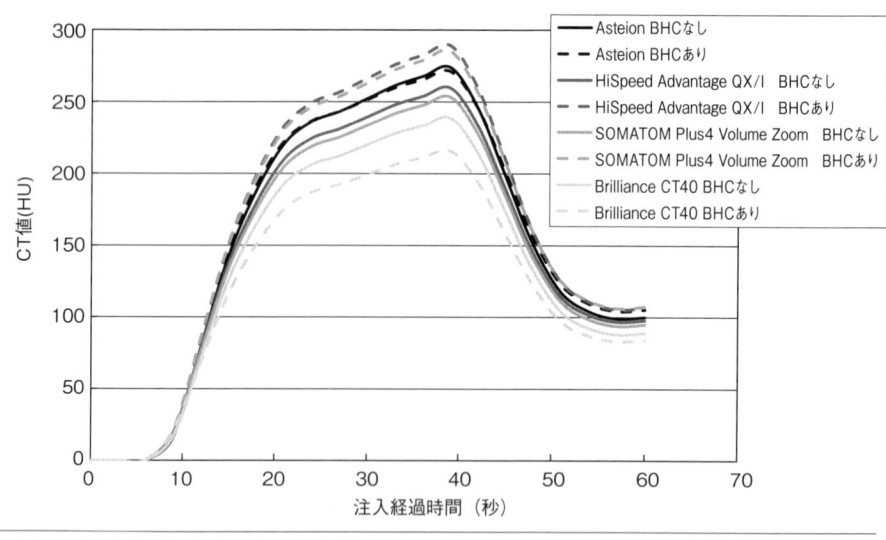

図5 BHCありとなしの違いにおけるTEC
メーカによりBHCありとなしでは、TECに違いを認めた。

合があり、実効エネルギーの違いと同様に、使用するCT装置のメーカごとに再構成関数によるヨード量とCT値の関係を理解することが重要である。

おわりに

　CT装置間において実効エネルギーに違いを認めるために、ヨード量とCT値の関係が異なる。また、各メーカによる画像再構成関数においてもヨード量とCT値の関係が異なる。そのため、CT装置および再構成関数により、造影効果および造影剤使用量に違いを認める。したがって、使用するCT装置および画像再構成関数によるヨード量とCT値の関係を把握することは、造影剤使用量適正化を図る上で重要となる。

体軸方向におけるTEC

はじめに

　従来、造影効果は被検者パラメータや造影剤注入条件の違いにより、1断面のTECにおいて評価を行っていた。しかし、320列など面検出器CT装置の登場により、1回転当たりの体軸方向への撮像範囲は広くなったことから、体軸方向への造影効果も把握する必要がある。そのため、1断面のTECによる造影効果の評価に加え、被検者パラメータや造影剤注入条件による体軸方向の造影効果について評価が必要と考えられた。そこで、1断面のTECに体軸方向の造影効果を加えた曲線を体軸方向の時間−エンハンスメント曲線(Z Axis Time-Enhancement Curve：TECz)と定義し、1断面の連続撮像により異なる体軸方向の位置におけるTECを測定できる循環ファントムを作成した。そして、ファントムおよび造影剤注入条件の違いによるTECzを測定して体軸方向の造影効果について評価することで、体軸方向の造影効果に影響を与えるパラメータについて検討した。

　CT装置は東芝メディカルシステムズ製Aquilion 64、インジェクタは根本杏林堂製DUAL SHOT GX、自作TECz測定用ファントムを使用した。

　自作TECz測定用ファントムを使用して、ファントムの循環水流量および造影剤注入持続時間の違いによるTECzを測定した。はじめに、ファントムの循環水流量を3,600、

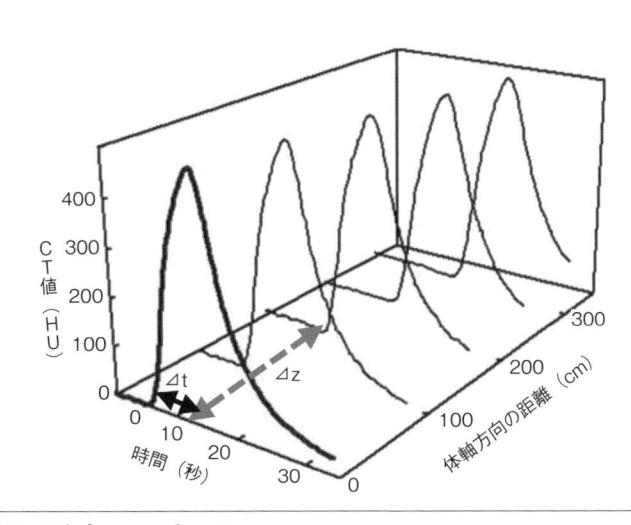

図1　TECzのシミュレーション
1断面のTECと流速から、TECzのシミュレーションを行った。
$\Delta t = \Delta z / V$、Δt：時間差、Δz：体軸方向の距離差、V：流速。

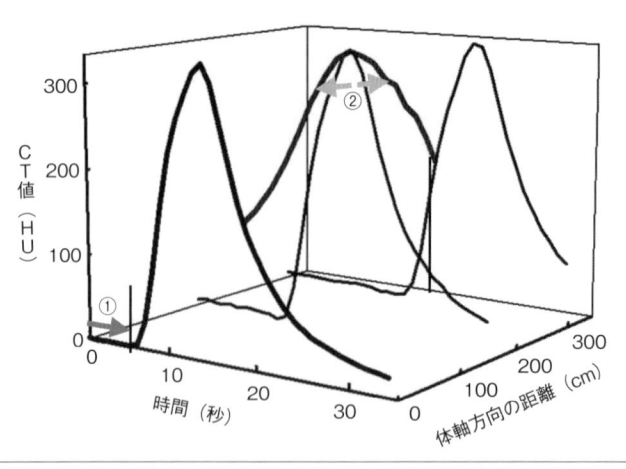

CHAPTER 3 ▶ 4 ▶ その他 ▶ 2 体軸方向におけるTEC

図2　TECzの解析点
TECzにおいて、①造影剤到達時間(造影剤注入開始からCT値が10HU上昇した時間)、②95%持続体軸方向の長さ(最大CT値の95%以上のCT値を持続する体軸方向の長さ)を求めた。

4,200 (mL/分、cm³/秒)と変化させた。循環水流量をQ (mL/秒、cm³/秒)、ファントムのホース断面積をS (cm²)、流速をV (cm/秒)とし、連続の式Q=S×Vから、それぞれの循環水流量における流速を求めた。ファントムのホース断面積は1.77cm²であり、流速は循環水流量が3,600mL/分のとき34.0cm/秒、4,200mL/分のとき39.6cm/秒となる。このことから、循環水流量を変化させることで、流速の違いによるTECzを得ることができた。次に、それぞれの循環水流量において、造影剤注入持続時間を3、5、8、10、15秒と変化させてTECzを測定した。このとき、造影剤濃度が240mgI/mL、注入速度が5.0mL/秒で造影剤注入を行った。

また、「造影剤は体軸方向へ流速で流れるため、造影剤の体軸方向への移動距離に対して、造影剤が到達する時間差は、流速により変化する」という前提で、1断面のTECと流速から、TECzのシミュレーションを行った(**図1**)。

ファントム実験による測定およびシミュレーションから算出したTECzにおいて、①造影剤到達時間(造影剤注入開始からCT値が10HU上昇した時間)、②95%持続体軸方向の長さ(最大CT値の95%以上のCT値を持続する体軸方向の長さ)を求めた(**図2**)。95%持続体軸方向の長さは、時間と体軸方向の距離に対する造影効果(CT値)の均一性を評価する指標として求めた。

体軸方向におけるTECzの検討結果と考察

自作TECz測定ファントムを使用して体軸方向の異なる位置におけるTECを測定し、TECに距離-エンハンスメント曲線を加えることにより、TECzを求めることができる(**図3**)。TECzの解析結果から、造影剤到達時間は循環水流量(流速)により違いを認め、造影剤注入持続時間により違いを認めなかった(**図4**)。このことから、造影剤は流速と同一速度で体軸方向へ流れるために、体軸方向の造影剤到達時間が流速により変化

循環水流量3,600mL/分、造影剤注入持続時間5秒　　循環水流量3,600mL/分、造影剤注入持続時間15秒

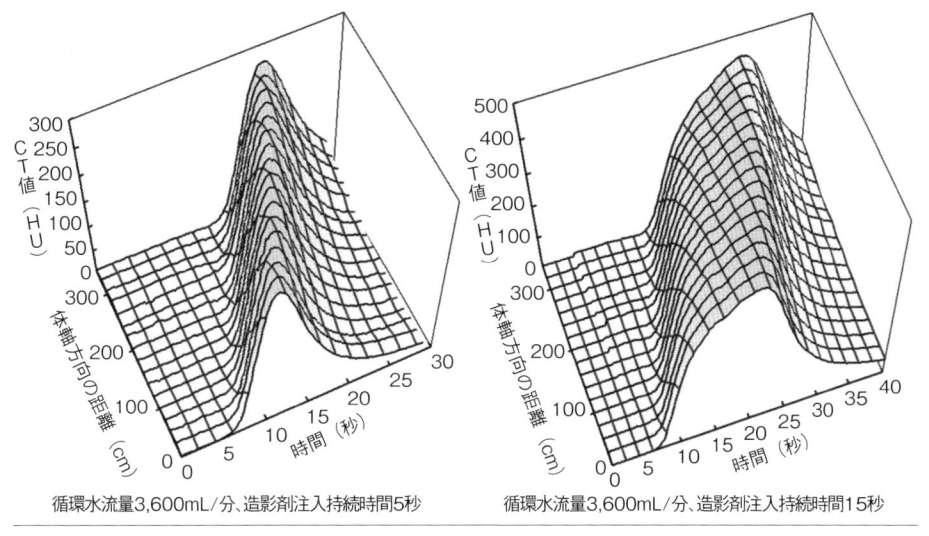

図3　造影剤注入持続時間の違いによるTECz
体軸方向の異なる位置におけるTECを測定し、TECに距離－エンハンスメント曲線を加えることによりTECzを求めることができる。

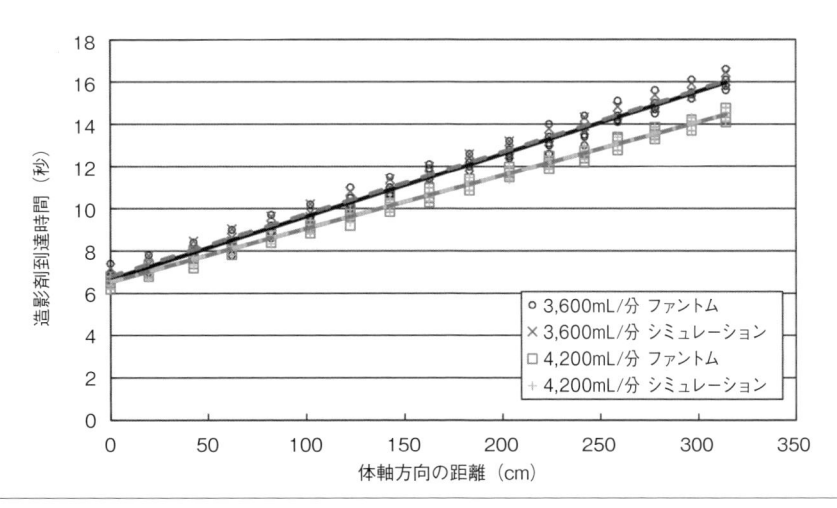

図4　循環水流量の違いにおける造影剤到達時間
造影剤到達時間は、造影剤注入持続時間では違いを認めず、循環水流量（流速）により違いを認めた。

すると考える。また、95％持続体軸方向の長さは、造影剤注入持続時間により違いを認めた（**図5**）。1断面のTECは、造影剤注入持続時間が長くなるほど造影効果持続時間は長くなるが、体軸方向の造影効果も同様に、造影剤注入持続時間が長くなるほど造影効果持続時間が長くなると考える。そして、造影剤到達時間と95％持続体軸方向の長さは、ファントムとシミュレーションによる結果において違いを認めなかったことから、「造影剤は体軸方向へ流速で流れるため、造影剤の体軸方向への移動距離に対して、造影剤が到達する時間差は、流速により変化する」という前提において、1断面のTECと流速によりTECzをシミュレーションできる。このことから、TECzは1断面のTECに影響を与える被検者パラメータおよび造影剤注入条件に加え、血流速度により変化

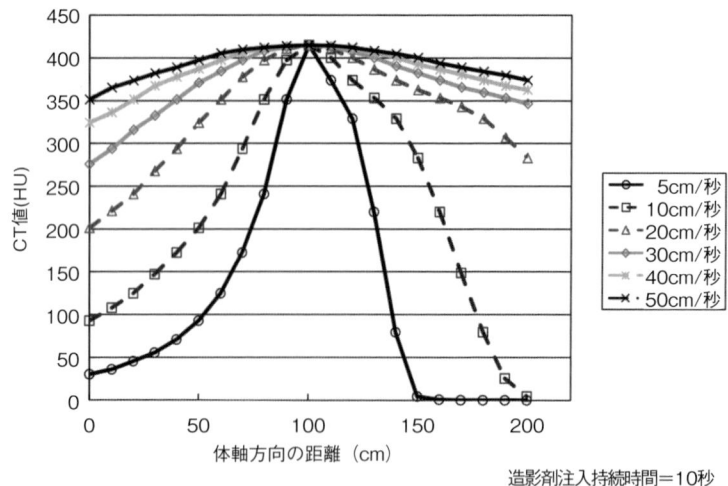

図5 流速の違いにおける体軸方向のCT値
流速が速くなるほど、体軸方向のCT値の変化が小さくなった。

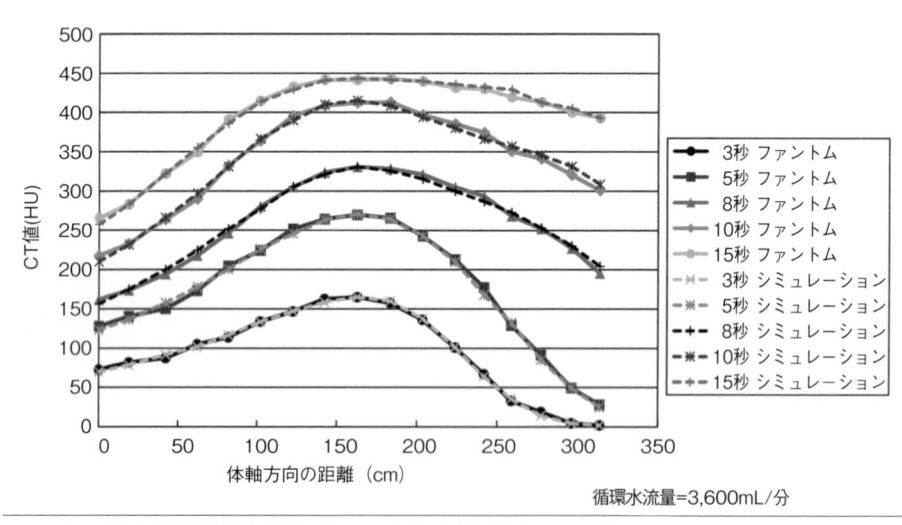

図6 造影剤注入持続時間の違いにおける体軸方向のCT値
造影剤注入持続時間が長くなるほど、体軸方向のCT値の変化が小さくなった。

すると考えられる。

　1断面のTECと流速からシミュレーションしたTECzにおいて、造影剤注入持続時間が一定の場合、流速が速いほど体軸方向のCT値の変化が小さくなる(**図5**)。また、流速が一定の場合、造影剤注入持続時間が長くなるほど体軸方向のCT値の変化が小さくなる(**図6**)。95%持続体軸方向の長さ、すなわち体軸方向の造影効果は、流速と造影剤注入持続時間の組み合わせによりさまざまに変化する(**図7**)。このことから、血流速度が遅い部位や造影剤注入持続時間が短くなる場合において、体軸方向への造影効果の均一性が低下すると考えられる。また、今回使用したファントムはホースの径(断面積)は均一であるため、流速が一定であった。しかし、人体では血管は分岐して断面積や血流速度が変化することや拍動による変動により、TECzが変化することも加味する必要がある。し

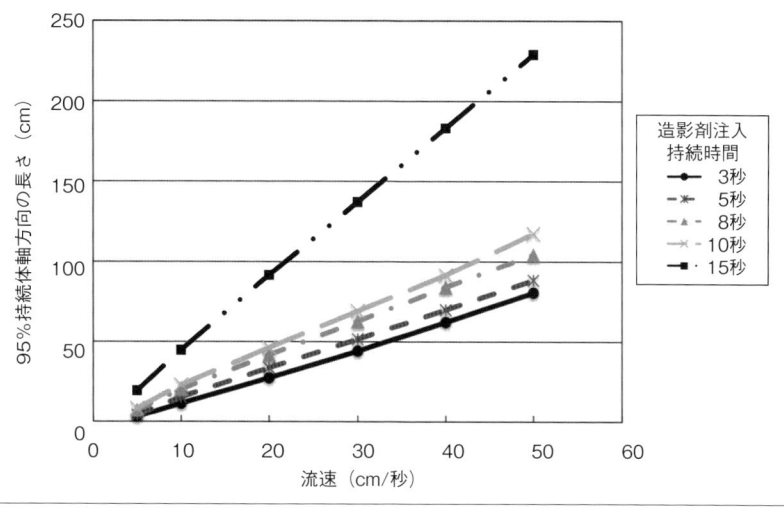

図7 流速と造影剤注入持続時間の違いにおける95％持続体軸方向の長さ
流速と造影剤注入持続時間により、95％持続体軸方向の長さに違いを認めた。

たがって、撮像範囲が体軸方向に長く体軸方向の造影効果の均一性を保つためには、1断面のTECと撮像部位の血流速度を考慮しながら造影剤注入条件、撮像タイミングの設定方法と設定場所の選択を適切に行うことが重要である。

　体軸方向の造影剤効果は、1断面のTECを形成する被検者パラメータと造影剤注入条件に加え、目的部位の血流速度に依存する。また、人体では血管は分岐し、血管径（断面積）や血流速度が変化することによる造影効果の変化、および拍動による造影効果の変動も加味される。このことから、実際の臨床では、1断面のTECの変化が大きい場合、血流速度が遅い部位や変化する部位において、体軸方向への造影効果の変化が大きくなる。

造影剤注入持続時間の違いにおける生食後押し効果

はじめに

　造影CTにおいて造影剤注入後に生食を注入する生食後押しは、鎖骨下静脈から上大静脈(デッドスペース)に残存する造影剤からのアーチファクトを低減し、残存造影剤を有効利用する目的で使用されている。特に、近年におけるCT装置の進歩により、高分解能で短時間撮像が可能となったことから、造影剤のファーストパスの間に撮影される3D-CTAにおいて、生食後押しは造影剤使用量の低減を図るために必須な注入方法となっている。

　生食後押しは、残存造影剤を利用して造影効果の向上を図ることができるが、造影効果を考える上で基本となるのはTECである。循環ファントムによる検証において、大動脈を仮想したTECは造影剤到達後から急激にCT値が上昇し、注入経過時間25秒において変曲点となり、その後ゆるやかな右肩上がりにCT値が上昇する2相性の曲線となる。これは、それぞれ造影剤動態が異なるため、造影効果に違いを認めるからである。造影剤の注入が開始されると、初めに心臓における造影剤の流入量が流出量より多い状態となるために、TECは造影剤到達後から急激にCT値が上昇する。その後、造影剤の注入が持続されると、造影剤の流入出量が平衡状態となるために、TECは穏やかな右肩上がりにCT値が上昇する。この平衡状態に移る時間が注入経過時間25秒程度であり、TECの曲線が変化するために変曲点と表現されている。そのため、造影剤注入持続時間が変曲点25秒以上の場合に、大動脈のTECは2相性の曲線となる。このことから、変曲点で造影剤動態が変化し造影効果が異なるために、生食後押し効果も変曲点前後において違いを認めるのではないか。そこで、自作TEC測定ファントムにより、造影剤注入持続時間の違いによる生食後押しのTECを測定することで、造影剤注入持続時間による生食後押し効果の違いについて検討した。

　CT装置は東芝メディカルシステムズ製Aquilion CXを使用し、インジェクタは根本杏林堂製DUAL SHOT GXを使用した。また、イオヘキソール240mgI/mLシリンジと蒸留水を入れた根本杏林堂製50mLディスポーザブルシリンジを、根本杏林堂製デュアル用延長チューブに接続してインジェクタで注入し、自作TEC測定ファントム(**図1**)を使用してTECを測定した。

　自作TEC測定ファントムによりTECを測定した。ファントムにおける循環水量を5,400mL、循環水流量を5,400mL/分に設定した。また、人体においてデッドスペースの

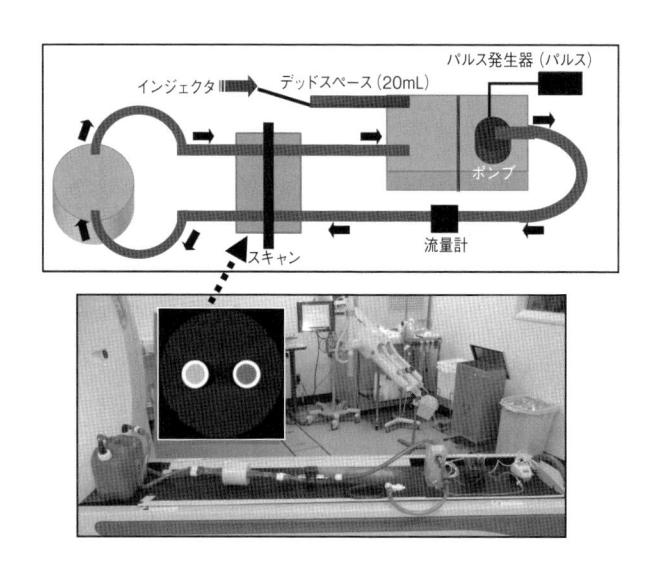

図1　自作TEC測定ファントムの概要
ファントムの条件は、循環水量が5,400mL、循環水流量が5,400mL/分、デッドスペースが20mLである。

容量は20〜30mL程度とされているため、ファントムではデッドスペースを模擬したチューブの容量を20mLとし、心臓部に接続した。造影剤240mgI/mLと生食の代わりに蒸留水をデュアル用延長チューブに接続して、インジェクタでデッドスペースを模擬したチューブに注入した。

撮像条件はX線管電圧120kV、X線管電流300mA、ガントリ回転速度0.5秒とし、ダイナミックスキャンモードを使用してスキャン間隔2秒で、動脈と静脈を模擬したファントムのホース部分を造影剤注入開始から撮影した。また、CT値は撮像位置のホース中心部において断面積80％以上を占める関心領域で測定し、造影開始前に撮像したCT値を引いた値で評価した。

まず初めに、2相性の曲線となるTECにおける造影効果について、静脈からの再循環の影響によるTECから検討した。造影剤88mL、注入速度2.5mL/秒で注入した。そして、ファントムにおいて静脈から心臓部への循環を行った再循環がある場合と、静脈から心臓部への循環を行わない再循環がない場合でTECを測定した。

次に、変曲点25秒前後の造影剤注入持続時間において、生食後押しによるTECについて検討した。変曲点前の造影剤注入持続時間15秒は、造影剤45mL、注入速度3mL/秒で注入した。造影剤注入後、①生食後押しなし、②造影剤と同じ注入速度（以下等速）3mL/秒、生食40mL、注入持続時間13秒による生食後押し、③造影剤より速い注入速度（以下高速）5mL/秒、生食40mL、注入持続時間8秒による生食後押しでTECを測定した。また、変曲点後の造影剤注入持続時間35秒は、造影剤88mL、注入速度2.5mL/秒で注入した。造影剤注入後、①生食後押しなし、②等速2.5mL/秒、生食40mL、注入持続時間16秒による生食後押し、③高速5mL/秒、生食40mL、注入持続時間8秒による生食後押しでTECを測定した。なお、生食の使用量はそれぞれの方法において同量で行った。

生食後押し効果と考察

再循環の影響によるTECを図2に示す。造影剤注入持続時間25秒以上の場合、TECは造影剤到達後から急激にCT値が上昇し、注入経過時間25秒の変曲点からゆるやかな右肩上がりにCT値が上昇する2相性の曲線を形成する。このことから、注入経過時間25秒の変曲点を境として造影剤動態が変化し造影効果に違いを認め、変曲点前が心臓における造影剤の流入量が流出量より多い状態でCT値の上昇効果となる。また、再循環なしのTECは、再循環で静脈から戻ってきた造影剤が加算されないため、穏やかな右肩上がりにCT値が上昇せず、CT値を一定に持続している状態となる。このことから、造影剤の流入出量が平衡状態となる変曲点以降では、造影効果の持続延長効果となる。

変曲点前の造影剤注入持続時間15秒におけるTECを図3に、変曲点後の造影剤注入持続時間35秒におけるTECを図4に示す。また、TECは生食後押しを行うことで最大CT値が高く、最大CT値到達時間から造影剤到達時間を引いた時間(以下立ち上がり時間)と造影効果持続時間が長く、立ち上がり時間が造影剤注入持続時間とほぼ同じ時間になった。造影剤注入持続時間10秒以上の場合、大動脈におけるTECの立ち上がり時間は造影剤注入持続時間とほぼ同じ時間になる。しかし、生食後押しなしのTECは、デッドスペースに造影剤が残存し、実際の造影剤注入持続時間が計画した造影剤注入持続時間から残存造影剤量を造影剤注入速度で割った時間を引いた時間となるために、立ち上がり時間が造影剤注入持続時間より短くなった。等速での生食後押しのTECは、立ち上がり時間が造影剤注入持続時間とほぼ同じ時間となり、最大CT値が高く造影効果持続時間が長くなった。このことから、生食後押しは残存造影剤を利用することで造影剤注入持続時間を延長し、計画した造影剤注入持続時間と造影効果に近づけることができる。

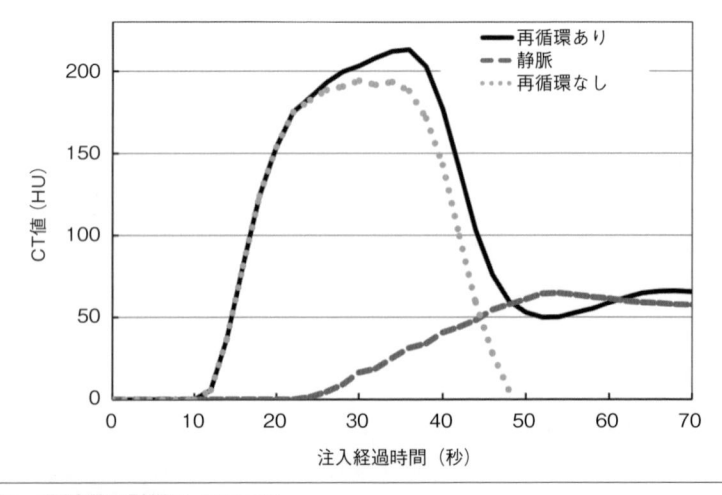

図2 再循環の影響によるTEC
TECは、再循環がある場合では変曲点から穏やかな右肩上がりにCT値が上昇し、再循環がない場合では変曲点からCT値が一定に持続している状態であった。

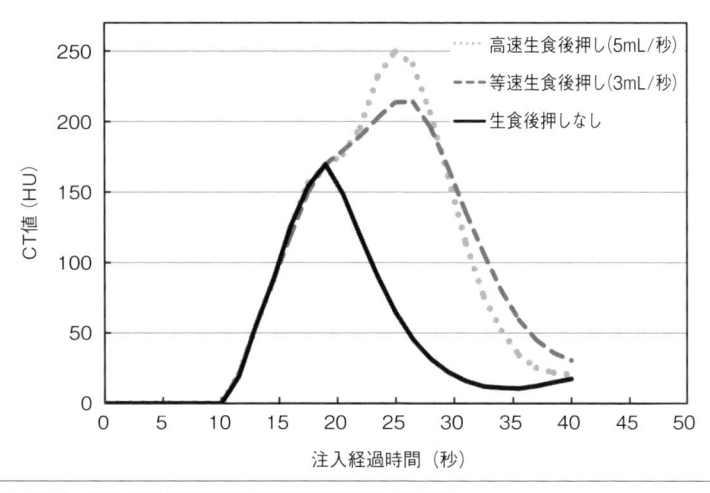

図3　変曲点前の造影剤注入持続時間15秒のTEC
生食後押し効果は、変曲点前の造影剤注入持続時間ではCT値の上昇である。

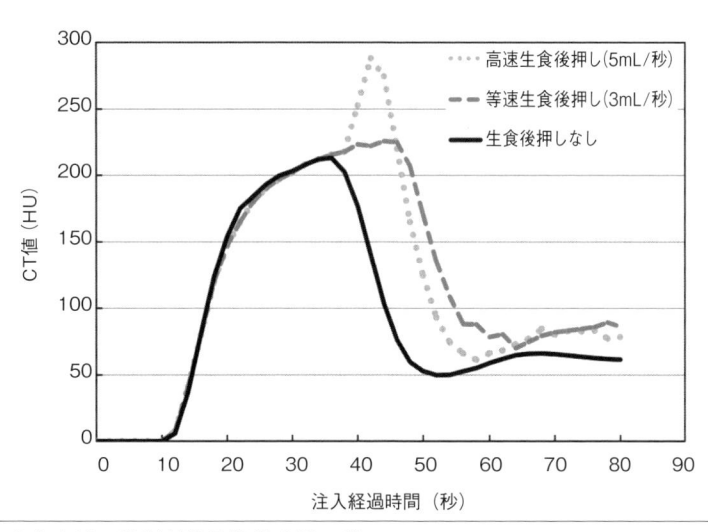

図4　変曲点後の造影剤注入持続時間35秒のTEC
生食後押し効果は、変曲点後の造影剤注入持続時間では造影効果の持続延長である。

　また、造影剤注入持続時間の違いにおいて、生食後押しがTECに与える影響を比較すると、変曲点前の造影剤注入持続時間15秒ではCT値の上昇、変曲点後の造影剤注入持続時間35秒では造影効果の持続延長であった。これは、生食後押しは計画した造影剤注入持続時間と造影効果に近づける効果があるが、変曲点を境として造影剤動態が変化するために、変曲点前後において造影効果が異なる。したがって、2相性の曲線となるTECと同様に、大動脈における生食後押し効果は変曲点を境として造影剤注入持続時間において違いを認める。その効果は、変曲点以下の造影剤注入持続時間ではCT値の上昇、変曲点以上の造影剤注入持続時間では造影効果の持続延長である。

　造影剤より速い注入速度での生食後押しは、造影剤から生食へ注入が切り替わる時点で造影剤注入速度が速くなるために最大CT値が高く、また実際の造影剤注入持続時

間が短くなるために立ち上がり時間と造影効果持続時間が短くなったと考えられる。しかし、本検討はファントム実験であり、実際に人体では注入速度が5mL/秒以上で注入した場合、造影剤の多くが心腔内に直接入らず下大静脈に突き抜けるために、大動脈のTECは注入速度に比例せず最大CT値が上昇しない。そのため、生食後押しでも同様に、大動脈のTECにおいて最大CT値は注入速度により右上がりに上昇せず、注入速度が5mL/秒程度で頭打ちになると考えられる。また、造影剤注入持続時間35秒は15秒に比べてTECの変曲が大きくなった。これは、CT値が上昇する時間に比べて、変曲点以降において造影効果が持続する時間の方が、注入速度によるTECの影響が大きくなるからである。そのため、変曲点以上の造影剤注入持続時間において、造影剤より速い注入速度での生食後押しは、TECが大きく変曲して安定した造影効果を得ることができないと考えられる。

　TECは、変曲点において造影剤動態が変化し造影効果が異なるために2相性の曲線となる。そのため、大動脈における生食後押し効果は、変曲点を境として造影剤注入持続時間により違いを認める。変曲点以下の造影剤注入持続時間ではCT値の上昇効果、変曲点以上の造影剤注入持続時間では造影効果の持続延長効果がある。

CHAPTER 3 ▶ 4 その他 ▶ 4

CT造影製剤特性が造影効果に及ぼす影響

はじめに

　ダイナミックレンジ（dynamic range）が広いCT装置ではあるが、体内の軟部組織は狭い吸収値領域に密集して分布しており、現在の装置ではなんらかの薬剤負荷を与えなければ血液の循環動態を画像化することは不可能である。この欠点を補うためヨード造影剤を使用するが、MDCTの急速な開発により、撮像時間（秒）の短縮、thin-sliceによる広範囲の撮影が可能になったため、CT造影検査において、高いCT値を得るためにTECのピークを高く、ピーク幅を狭くするような急速静注が行われるようになってきた。この手法は、装置性能に組み合わせ、ヨード使用量（mgI）の低減を目的に応用する技術として発展的な側面をもっている。しかし、臓器を十分に濃染させる質的診断検査においては、最適なヨード使用量、撮像タイミングに関して装置間に性能差があっても大きく変化しない普遍的な側面ももつ。

　CT画像は、WWの中心になるWLによりウインドウ設定され、濃度階調によって目にみえるコントラスト差となって表示される。日常、CT画像の読影の際に造影効果が一定でない場合、その都度、WWやWLを詳細に設定する必要性が生じる。このため、被検者間の比較や経時的変化の観察などにおいて再現性が重要になってくる。そのうえ、臓器および病変によりTEC形状が変化する濃染強度パターンもあるため、ヨード使用量を規格化する必要性がある。また、造影剤の投与は、被ばく同様に身体的負担であり、適正なヨード使用量で有益なデータを得るのみならず、リスクを抑えることが求められる。したがって、検査部位に応じて目標のCT値を定め、安定した造影効果、高い再現性を得ることが必要になる。反面、撮像線量、画像表示方法が規定されなければ、投与するヨード量を規格化することも難しく、統合的にCT検査を標準化することに関しては現在模索の範囲ともいわざるを得ない面もある。その中で、単位体重当たりのヨード使用量（mgI/kg）を一定にすることで、再現性の向上が図れることが一般的になってきた。

　一方、CT装置から照射されるX線の吸収係数は、X線のエネルギーによって変動する。また、被写体を透過する際に、体格（断面積：cm^2）の違いによってX線エネルギーごとに吸収される量が異なってくる。そして、入射する側と射出される側においてX線エネルギー分布に差異が発生する現象が起こる。この現象は低いエネルギー側の成分の吸収割合によって異なるため、体格の影響が生じやすくなる（beam hardening：

線質硬化)。このことから、最近では線質硬化によるX線実効エネルギーの変化によるヨードのCT値変動などが報告され、補正要因として研究され始めた。したがって、CT造影検査において被検者間の造影効果を比較する場合、X線実行エネルギーおよび体格を考慮する必要性がある。

現在、CT造影検査用にヨード含有の検査薬として販売されている非イオン性ヨード造影剤(以下、造影剤)は、製剤間の差別化を図るため組成・性状やヨード含有量(mgI/mL)、容量(mL)が異なっている。イオン性に比べ低浸透圧性になっていることもそのひとつであるが、各製剤における浸透圧の違いはさまざまである。このため、ヨード使用量が同一でも、製剤間に差異が認められる可能性がある。長野赤十字病院でも、検査目的により体重(kg)を基準に用法・ヨード使用量を使い分けているため、4種類の製剤を使用している。しかし、浸透圧および体格差によるエネルギーの影響を踏まえ、製剤間における造影効果の定量を行った経験はなかった。つまり、体格を制約したうえで造影効果を比較することにより、製剤特性いわゆる性能を知ることが可能になる。

本検討で使用したCT装置は、東芝メディカルシステムズ製Aquilion64である。また、インジェクタは、根本杏林堂製DUAL SHOT GXを使用した。造影剤はヨード含有量が異なるA：イオパミドール 370、B：イオメプロール 350、C：イオヘキソール 300およびD：イオヘキソール 240の4種類で、加温器にて37℃に加温した。なお、臨床において穿刺用の留置針はテルモ製20G(内径：0.8mm、カテーテル長：32mm)を用い、トップ製インジェクター用エクステンションチューブ(耐圧性能：1.47MPa) 100cmにて接続した。

対象は腹部造影検査において動脈相と平衡相を有する130症例であった。その内訳を表1に示す。そして、A～Dの造影剤を用いた被検者の体重については、体格がほぼ一定になるように高体重および低体重の対象を除外したデータを取得し、グループ分けをした(グループA、B、C、D)。グループ間の体重および年齢の差は有意水準0.05で一元配置分散分析法(one-way factorial analysis of variance：ANOVA)により検定した。なお、製剤の規格上、一部対象は診断群分類包括評価(Diagnosis Procedure Combination：DPC)における場合にて応じ適切な被検者負担としている。

臨床における撮像条件は、管電圧120kV、スライス厚0.5mmで、自動露出機構(Auto Exposure Control：AEC)を用い、単純(plain：以下、P)の画像ノイズ(Standard Deviation：SD)は13、造影(Contrast Enhancement：CE)は10に設定した。ピッチファクター(ＰＦ)は0.83で、管球回転速度は0.6秒とした。また、ヨード使用量は450mgI/kgとし、可変係数0.3

表1　各グループにおける被検者数および年齢と体重（平均値±SD）のデータ

ANOVA

グループ	造影剤	n	年齢（歳）	体重（kg）
A	イオパミドール 370	31	67.2±12	53.2±7.5
B	イオメプロール 350	28	69.6±8.4	52.9±7
C	イオヘキソール 300	36	64.7±12.6	51.7±6.1
D	イオヘキソール 240	35	68.4±11.2	49.9±2

p=0.34　　　　p=0.11

にて35秒一定で可変注入した。撮像タイミングは、長野赤十字病院の検査プロトコールにおける撮像開始時間は、動脈相が30秒で平衡相が180秒である。

ファントムによる基礎的検討

1. ヨード使用量と上昇CT値（EU）

各製剤（A～D）において総ヨード使用量を一定にして、①、②のCT値を測定した。撮像条件は管電圧120kV、管電流150mA、管球回転速度0.5秒で、スライス厚は2mmとした。また、有効視野（Field of View：FOV）240mmで、calibration dataはlarge（L）にて収集した。
① 循環濃度測定ファントムにおけるTECの変化。循環水量は5.8Lで循環量5.4L/分、ヨード使用量は34gで35秒注入。
② 円筒ファントム（Φ28mm）にヨード濃度（mgI/mL）を一定にした希釈溶液を密封。希釈には生食を使用。図1のようにすべてガントリ中心になるよう直列に配置し、5mm間隔で10点（Φ80%の領域を計測）。

図2に、各製剤のTECを示す。ヨード使用量が一定の場合、動脈系および静脈系の上昇CT値に大きな変化はなかった。また、円筒ファントムでも、図3のようにヨード希釈量を一定にした溶液は製剤によらずCT値は一定になった（$p=0.25$）。

2. 浸透圧の影響

セロファン（セルロース）の半透膜シートを仕切りにした自作ファントム（図4a）を用い、造影剤と生食間に起こる浸透現象を利用してCT値変化による簡易的なヨード通過速度（HU/秒）を観測することとした。測定は半透膜面を中心にして造影剤側から5mm外側を30秒間隔で撮像し、ピクセル値によるCT値を求めた。図4bは、その模式図である。計測位置および時系列における計測断面を、図5に示す。A～D製剤のヨード濃度は、Aから順に370、350、300、240mgI/mLの原液である。実験は、すべての材料を室温27℃の室内に24時間保管し、同室温にて行った。図6に、各製剤の浸透現象によるCT値変化となる経過時間（秒）と最大CT値の関係を示す。図7は浸透現象による上昇CT値

Scout View
A：イオパミドール 370　B：イオメプロール 350　C：イオヘキソール 300　D：イオヘキソール 240

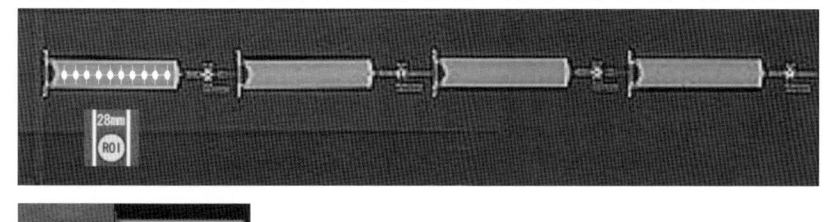

Axial　Coronal

図1　各種製剤におけるヨード希釈量を一定にしたファントム

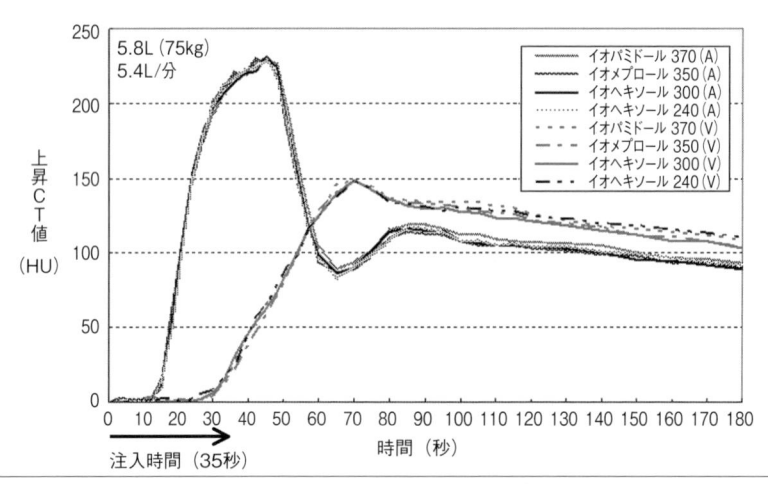

図2 TECファントムにおける造影剤別上昇CT値の関係（ヨード使用量一定）

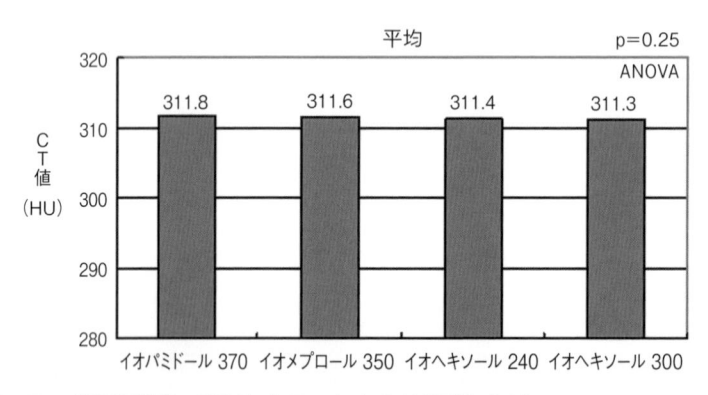

図3 ヨード希釈量を一定にしたファントムのCT値（air）

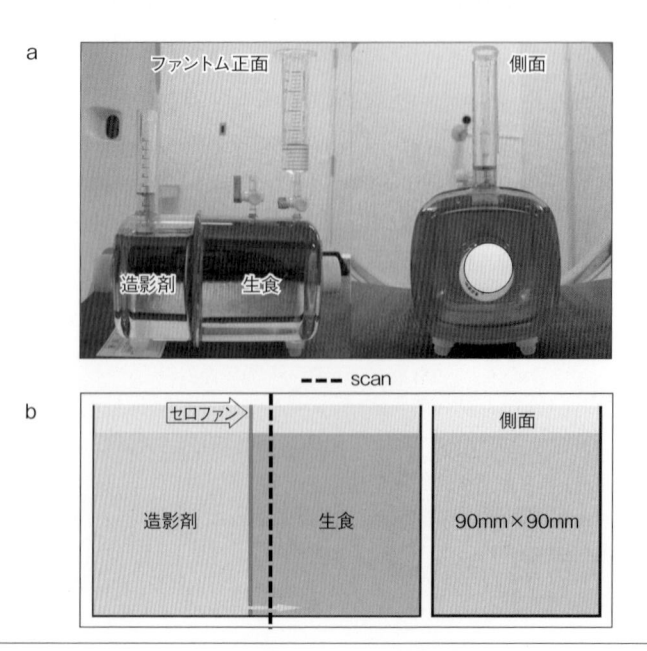

図4 浸透現象測定ファントム正面（a）とその模式図（b）

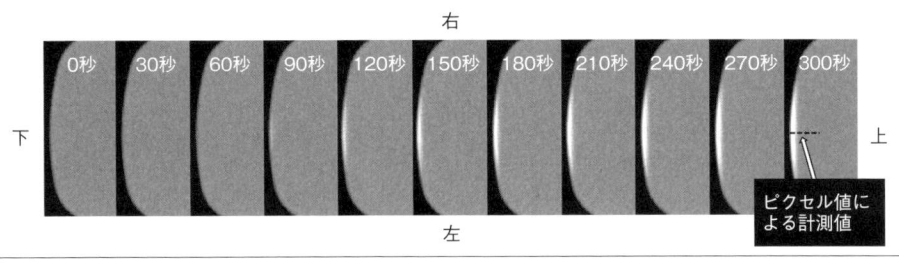

速度(HU/秒)、いわゆる傾きの変化であるが、ピークに達するまでの傾きが異なった。その関係は、最大でD：1.89＜B：2.13＜C：2.52＜A：2.53 (HU/秒)であった。

図5　経過時間ごとのCT画像

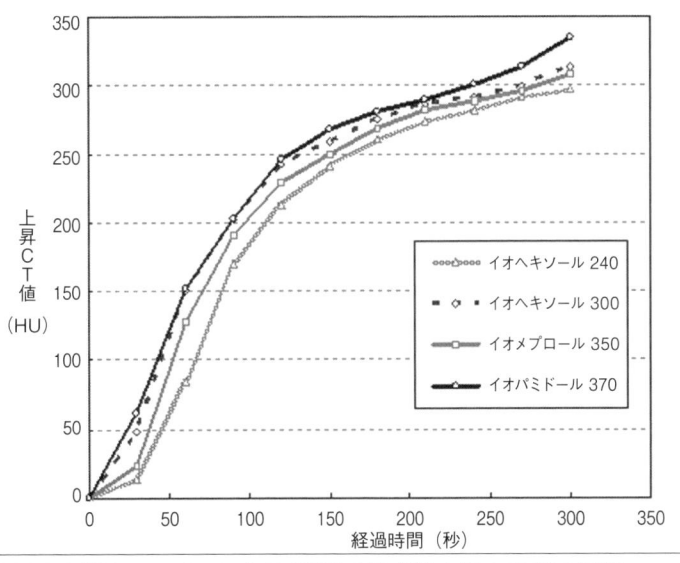

図6　浸透現象測定ファントムにおける経過時間（秒）と最大CT値の関係

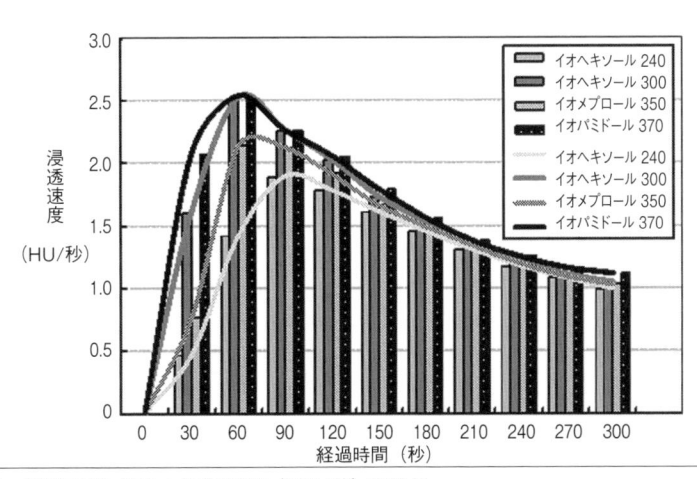

図7　経過時間（秒）と浸透速度（HU/秒）の関係

CHAPTER 3 ▶ 4 ▶ その他 ▶ 4 CT造影製剤特性が造影効果に及ぼす影響

造影効果の定量的評価

評価部位は、腹部大動脈（AA）および下大静脈（IVC）とした。測定は、3点（心窩部、腎門部、分岐部）とし（**図8**）、その平均値を求めた。なお、計測する関心領域（ROI）のサイズは血管径の80％程度とした。評価は、CEからPを減じた上昇CT値［EU（HU）］を求め、Dunn法による多重比較検定を用い、有意水準0.05にて検定を行う方法とした。各グループにおける被検者因子である体重（p＝0.11）および年齢（p＝0.34）に有意な差はなかった。**表2**に、評価部位の全データを示す。また、**図9**、**10**は各評価部位のデータである。臨床データにおける動脈相・平衡相のAAにおいて差異はないものの、IVCにおいてグループAとB、グループAとDに有意な差が認められた（p＜0.05）。

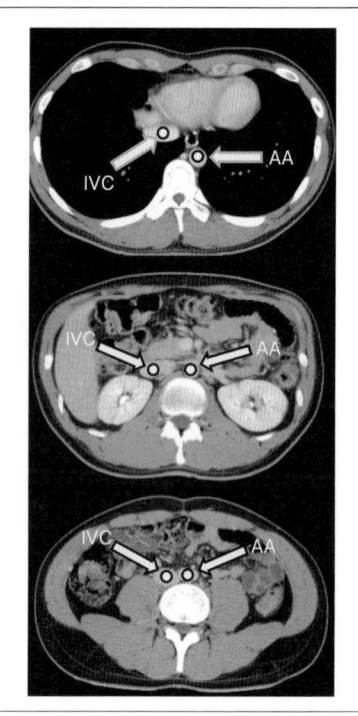

図8 腹部大動脈（AA）および下大静脈（IVC）におけるCT値の測定位置

表2 各測定部位におけるグループごとの上昇CT値（EU） （平均値±SD）　（Dunn法）

測定部位	グループA イオパミドール 370 （HU）	グループB イオメプロール 350 （HU）	グループC イオヘキソール 300 （HU）	グループD イオヘキソール 240 （HU）
AA（30秒）	247.2±38.6	242.9±50	245.3±46.7	231.7±30.5
AA（180秒）	73±12.2	75.6±8.8	73.5±11.9	74.5±13.5
IVC（180秒）	63.3±8.5	69.5±7.4*	65.3±7.5	68.9±9.2*

AA：腹部大動脈、IVC：下大静脈　　　　　　　　　　　*p＜0.05 vs イオパミドール370

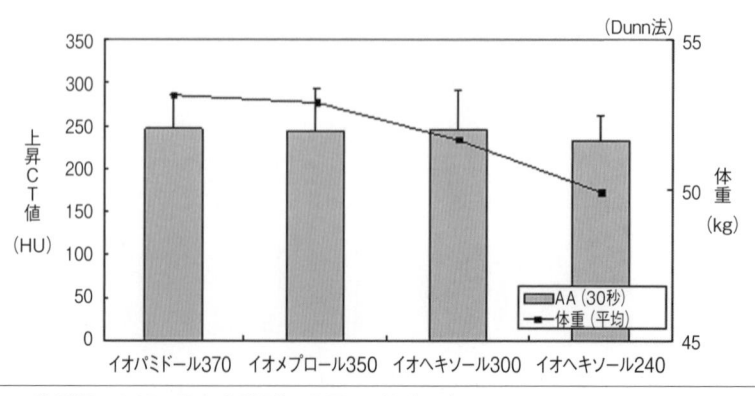

図9 動脈相における腹部大動脈の上昇CT値（HU）
AA：腹部大動脈

1. 生体における影響

図2から、循環する環境において各製剤のTECはほぼ同様になった。また、図3より円筒ファントムにおいても希釈造影剤のCT値に違いはみられなかった。よって、ヨード使用量が一定の場合、状態にかかわらずファントムにおいては製剤の組成・性状の影響は受けないことが検証できた。これは、ファントムが樹脂で閉鎖された環境であるためと考えられる。したがって、被検者の体格がほぼ一定の場合において造影効果に差異が生じたとすると、心機能など生体因子のほかに、製剤の性状が影響すると仮定できる。

造影剤の性状で大きな因子に浸透圧と粘稠度がある。Gallotti[27]らは正確な浸透圧（Osmol/kg・H_2O）や粘稠度（mPa・s）を求めている。これによると、製剤A～Dの浸透圧はD：0.52＜B：0.62＜C：0.68＜A：0.8（Osmol/kg・H_2O at 37℃）とされている。図11は、それを改変引用したファントム実験による上昇CT値（EU）速度の最大値と浸透圧の関係である。このことから、浸透圧値とピークまでの傾きに密接な関係があることがわかる（$R^2=0.84$）。また、図7より、60～90秒程度の時間で傾きが最大となることから、ファーストパスとなる肺（小）循環系において浸透圧の影響は相対的に小さくなると推察され、その影響は動脈相以降に生じてくると考えられた。

続いて粘稠度であるが、各製剤の粘稠度は、D：3.3＜C：6.0＜B：7.5＜A：9.4（mPa・s at 37℃）とされている。この関係は浸透圧値に対しB、Cが逆転していた。しかし、その違いはわずかであった。今回、粘稠度の検討は行っていない。ただし、造影剤のファーストパスにおいて、粘稠度が高いほど造影剤の滞在時間が若干長くなり、TECの形状に影響を与える可能性がある。しかし、これは平衡相に影響しないと判断できる。また、ヨード使用量が一定の場合、製剤間に差がないことから、粘稠度は平衡相に影響を与える因子ではないと推察できる。そもそも、粘稠度の影響は通過抵抗が主となる。したがって、粘稠度は温度によって変化するため適切な加温と温度管理が重要と考える。これに関しては、インジェクタを用い注入の時間を管理することが可能であるため、留置針、耐圧チューブおよびシリンジの耐圧性能の確保によってほぼ解消されているはずである。よって、生体ではヨード使用量を一定にしても、浸透圧および粘稠度の影響を生じるといえるが、特に浸透圧の違う造影剤を用いた場合、平衡相においてその影響を大きく受ける可能性が示された。

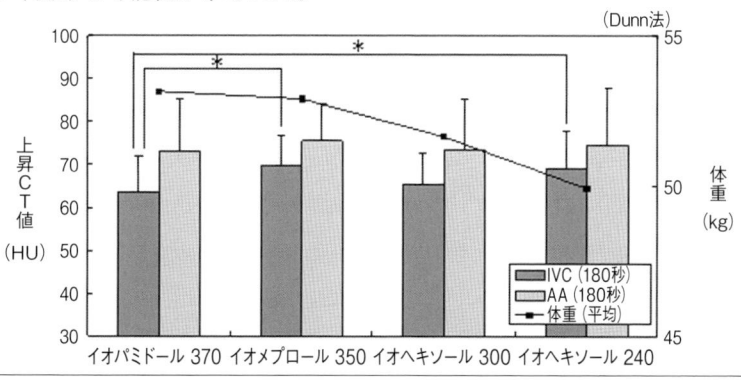

図10 平衡相における腹部大動脈および下大静脈の上昇CT値（HU）
IVC：下大静脈、AA：腹部大動脈

2. 各時相における大動脈と大静脈の造影効果

　問題となるのが、動脈相における造影効果のバラツキである。動脈相は、単位体重当たりヨード量および注入時間を一定としても、TECが一定とならない場合がある。これは心拍出量［cardiac output：CO（L/分）］の影響を受け、TECの造影剤検出時間（秒）、最大CT値到達時間（秒）に個体差があるためである。このため、撮像タイミングを固定した検査プロトコールでは造影効果に差異が生ずることがある。しかし、今回、**図9**より動脈相におけるグループ間の造影効果に有意差を認めないことから、特異な被検者のデータはないと判断した。また、体格の影響も体重および年齢に有意な差がないことから同様に判断した。ここで、動脈相のAAの造影効果にCO以外の因子は影響しているかということになるが、浸透圧は平衡相に関係するため、その影響は小さいと考えられた。

　一方、平衡相であるが、上腹部における膵臓の質的診断検査において、高齢者はCOおよび血液量が減少しているため、造影効果の低下を抑えている。加えて、COの低下は造影剤の排泄をより遅延させ、平衡相における造影効果の増強において有利に働くとItoh[28]らは考察している。また、高齢の被検者群は腎機能の低下により高齢者を除いた被検者群より平衡相の造影効果が高い可能性がある。これは排泄されるヨードの薬物動態が原因ということになるが、血清クレアチニン値が検査適応（<1.2mgI/dL）で、被検者の体格や年齢に差異がなければ、CEに対してその影響は少ないと考えられた。そこで、平衡相のAAおよびIVCの造影効果ということになるが、IVCにおいて**図10**より有意な差が認められたことから、循環系の循環回路から原因を考えた。循環回路すなわち血流路は器官をセグメントとすると、いずれも動脈から細動脈—毛細血管—細静脈—静脈の順序で、血流が分配されている。その分配比率は、セグメントにより異なるが、それぞれは直列につながっている（**図12a**）。このため、細胞外液の内部環境は動

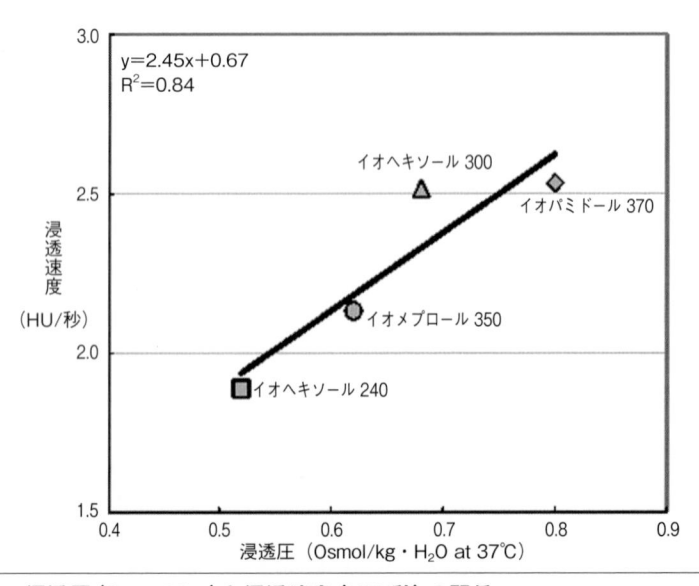

図11　浸透圧（Osmol/kg）と浸透速度（HU/秒）の関係

脈系と静脈系による2つの大きな容器で表すことができる(**図12b**)。

その容量は体重により異なるが、静脈系は動脈系の5倍ほどある。そのため、浸透圧の影響を単位面積（cm^2）当たりの物理要因で考えると、IVCにおいて有意差が生じてもおかしくない。つまり、血液より浸透圧の高い造影剤が血管内に大量に注入されると、血管外から血管内へ水分が移行し、一過性に血漿量が増加すると考えられる。また、動脈系の5倍である静脈系は接触面積が大きい分、物質の交換効率も上昇すると推察できる。しかし、造影剤のファーストパスにおける肺循環においては一部造影剤の原液が循環している。また、動脈系にも濃度が高い造影剤が循環する。このとき、副作用として熱感やまれに血管痛が発生する。これは注入速度(mL/秒)によって感じ方に違いはあるが、高浸透圧性が原因で細胞外液の平衡がとれないことによって起こっている。また、造影剤誘発性腎症（Radiocontrast-Induced Nephropathy：RCIN）も高浸透圧性をリスク原因とする報告[29]もあることから、浸透現象による水分の移行速度は製剤によって違いがある。このことから、動脈相と平衡相では造影剤の分布容積（cm^3）に違いがあるということになるが、この点においては接触および通過時間の影響が大きいと考えられる。結果的に、有意個体差はなく、肺循環および上腹部の動脈相における造影剤のファーストパスは注入時間程度と短いため、その影響は小さかったと考えられた。したがって、造影剤の特性は平衡相を要する実質臓器系の検査において、造影効果に影響を及ぼす一因子であるといえる。

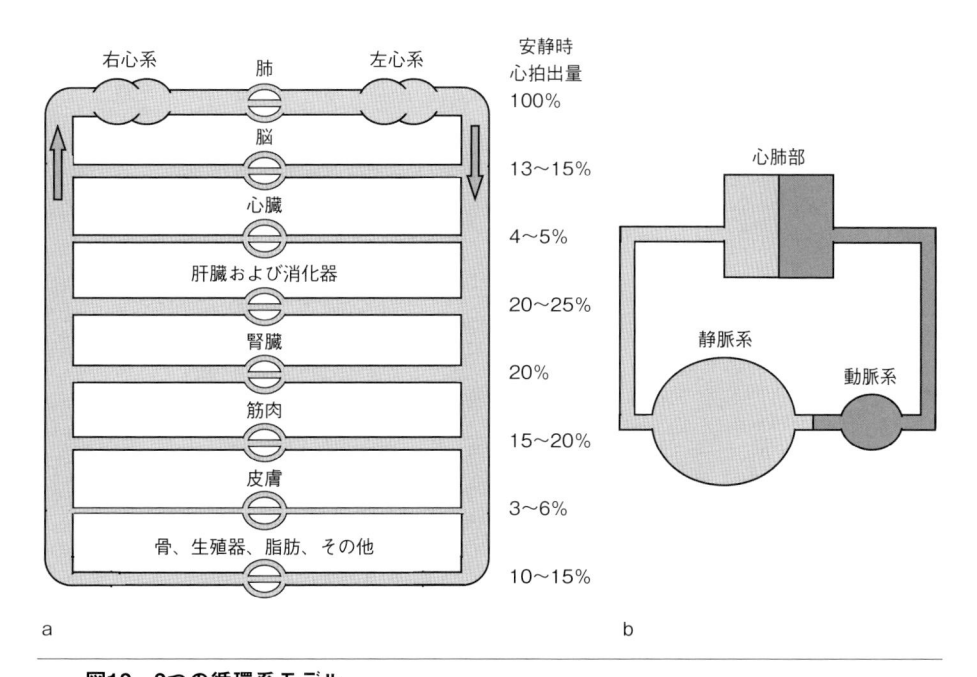

図12　2つの循環系モデル
　a：並列にコネクトした血流路、b：各セグメントをまとめ直列にカップリングした血流路。

造影CT検査における光吸収性センサを用いた血管外漏出検出器の基礎的検討
― 造影剤および水の光吸収性を利用した検出器開発の取り組み

はじめに

　造影CT検査における造影剤注入の危険性のひとつに血管外漏出(以下、漏れ)がある。漏れによる障害はイオン性造影剤に比べ、非イオン性造影剤では軽度であると考えられている。しかし、非イオン性といえども体液の2倍以上とその浸透圧は高いため、十分な注意をはらわなければならない。特に、MDCTの普及によって造影剤を急速に投与されるプロトコールもルーチン化した。このため、より多量の造影剤が漏れる可能性が危惧されてきている。また、観察者は被ばくを回避する理由から撮像開始時には室外へ退避するため、安全性の確保は注入初期のみになっている場合が多い。したがって、検査終了時までの間は漏れの観察・監視ができない。

　一般的に漏れによる造影剤注入の中断は、観察者の経験的な判断および痛みによる被検者の訴えによる場合である。また、皮膚表面付近の漏れは判断しやすいが、深部で起こるとわかりにくい。これに関する研究では、インジェクタの注入圧力を目安にする方法を用いるなどがある。しかし、この手法は偽陽性率を下げてはいない。このため、客観的に判断支援をする補助的装置として造影剤血管外漏出検出器(以下、漏れセンサ)の開発がされてきた。

　ラジオ波(radio frequency)を用いるタイプの装置開発もあるが、長野赤十字病院において造影剤および水の光吸収性を利用して漏れの発生を検出する小型のセンサの開発に取り組んだ[30]。このセンサは、赤外線を光源とし、受光素子により組織の内部で漏れた液体により減衰した赤外線を検出するタイプである。図1は、デジタルカメラの赤外線撮像モードを使用して撮像している。可視光が入らない環境を作り、赤外線だけを照射して撮像すると皮下のある程度のところまで赤外線は透過・吸収されるが、わずかに皮内で散乱・反射する。しかし、血液や生食、造影剤などの液体は赤外線をすべて吸収してしまうため、血管が黒く表示される。漏れセンサは、この液体が赤外線の吸収を多くする特性を応用して漏れを検知するという原理である。そこで、今回、この造影剤および水の光吸収性センサを利用した検知システムの有用性について検討を行った。使用した検出波形測定装置は根本杏林堂製点滴漏れセンサ(受光窓1.5×1.5cm)プロトタイプである。センサ部の概要を図2に示す。

波長域の基礎的検討

　組織(人体・鶏肉)に光を照射し、近赤外線特性の反射、透過、散乱、吸収の特性を踏ま

え、波長500～1300nm近辺の吸収量分光計カウントを得た。これにより、最適な波長域を分光光度計にて反射光の強度を測定すると、**図3**のように組織（人体・鶏肉）を透過・散乱し、再び戻ってくる光は600～1000nm程度であった（吸収特性）。なお、950nm程度で、組織間の差異がなくなった。そこで、**図4**の自作ファントムを用い、ピーク

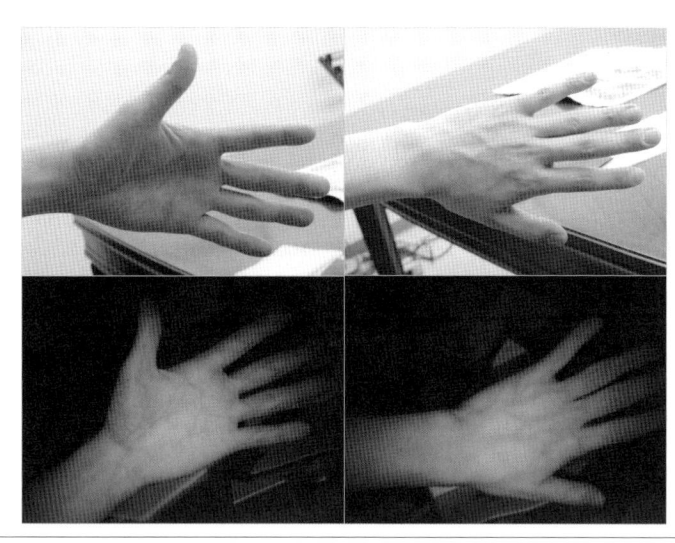

図1　赤外発光の効果

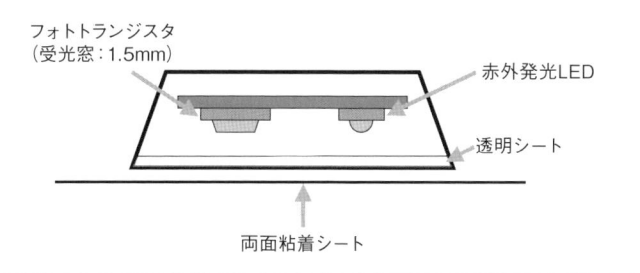

図2　光吸収性型センサ構造

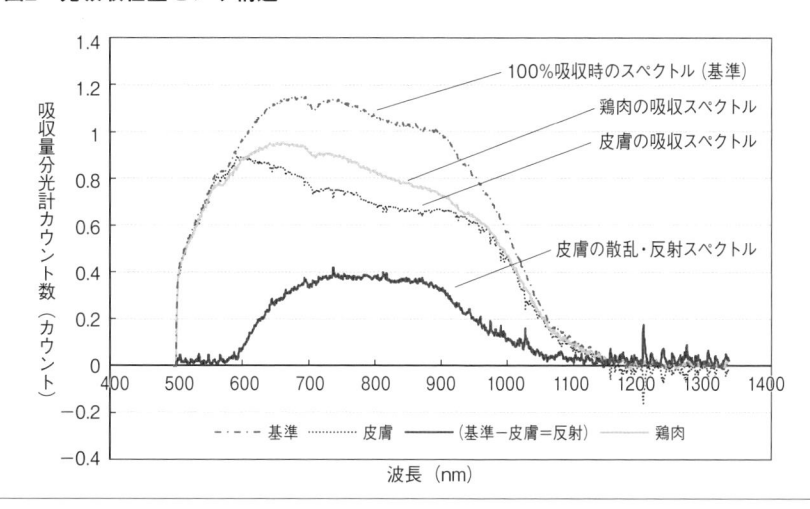

図3　皮膚の吸収特性

波長が950nmの赤外発光LEDにより、鶏肉の組織における厚みによる透過量の違いを測定した。これから、検出深度と感度の関係を得ると鶏肉における組織の厚みによる透過量の違いは**図5**のようになり、物質に対する光の透過量は指数関数的に減衰した。また、空間Aに空気、鶏肉、水、造影剤のそれぞれを入れたときの反射光のスペクトルを測定し、物質の違いによる吸収の影響を評価した（受光レベル）。すると、波長とカウント数の関係となる反射光のスペクトルは空間Aに空気、鶏肉、水、造影剤を入れた場合、**図6**のようになった。

漏れによる検知精度

図3より、鶏肉と人体のスペクトルを比較すると、600～900nmの部分で差が観察された。組織の組成がほぼ同じであると想定すると、この差は筋と皮膚の影響と推察される。この差異をなくすためには、900nm以上、センサ部材としては950nmの波長域を使用することが適していると評価できた。これにより、皮下における造影剤および水による光の吸収（散乱光の減少）を検知する精度の向上が期待できる。一方、**図5**より、浅い

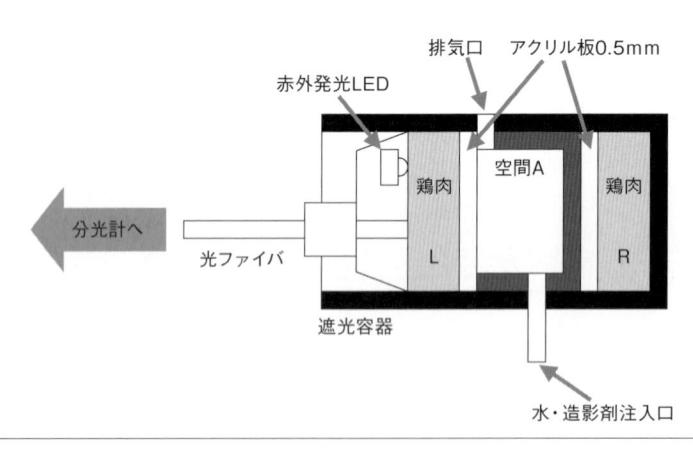

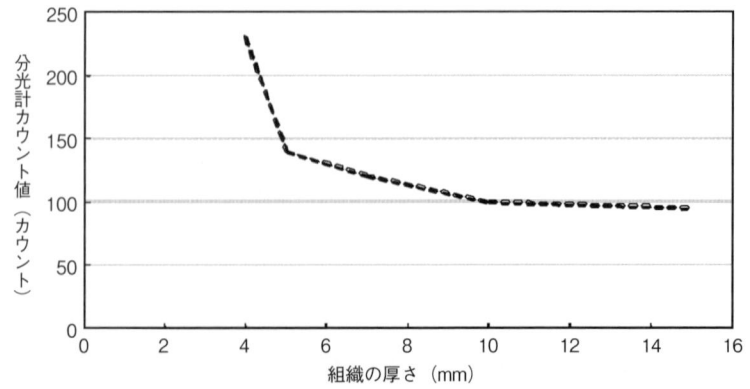

図4　ファントム概要

図5　受光レベル（深度と感度の関係）

位置(薄い)の変化を基準にしてしまうと、深い位置では変化量が少なくなった。そのため、受光レベルを安定させるためにフォトダイオードによる光源出力の向上および複数の光源を用いるなどの改良が必要と考えられた。また、物質内における造影剤および水の弁別に関しては、**図6**より、空間Aを満たす物質の光吸収特性の違いによって空間Aおよび空間Aの右側の鶏肉の反射、散乱光強度が変化した。このとき空気および鶏肉ではわずかなレベルの変化であったが、特に水と造影剤は赤外光を吸収して大きく変化した。これにより、組織内で漏れた液体により反射・散乱光が少なくなることが検証された。したがって、組織内の漏れは、この受光素子で赤外光の減衰量を検出させることで検知することが可能であり、赤外線を光源にした漏れ検知システムは定量的に漏れを検出し、視覚的に評価が難しいとされる表面変化を伴わない深部の漏れも検出する可能性が示された。

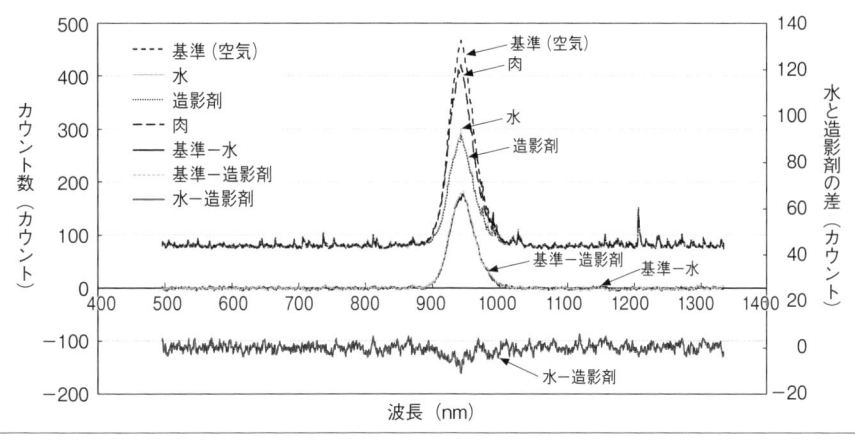

図6　950nm帯赤外線の水・造影剤による変化（50mA負荷時）

造影CT検査における光吸収性センサを用いた血管外漏出検出器の基礎的検討
―検出波形の特徴と検知システム精度に与える因子について

はじめに

　造影CT検査において血管外漏出（以下、漏れ）による造影剤注入の中断は、観察者の経験的な判断および痛みによる被検者の訴えによる場合である。ここで、経験的とは被検者の皮下の造影剤や生食の貯留を直接触診・目視することであり、漏れの判断に差異があることを意味する。したがって、造影剤などの漏れによる合併症の重症化防止の程度には若干の差が生じる。また、皮膚表面付近の漏れは判断しやすいが深部で起こるとわかりにくい。長野赤十字病院では950nmの波長域を使用し、造影剤および水の光吸収性を利用して漏れの発生を検知するセンサの基礎的研究について報告し[31]、視覚的に評価が難しいとされる表面変化を伴わない深部の漏れを定量的に検出できることを示唆した。そこで、今回、臨床における有効性とその漏れ基準となる検出波形の特徴と検知システム精度に与える因子について、検討および評価を行った。使用した検出波形測定装置は根本杏林堂製点滴漏れセンサ（950nm赤外発光LED：受光窓1.5×1.5cm）プロトタイプである。また、自動注入器は根本杏林堂製A-250で、22G留置針、トップ製エクステンションチューブを使用し、シリンジ製剤（造影剤）に接続した。センサ部は専用両面粘着テープにて被検者側に貼りつけて使用した。計測はリアルタイムに行われ、host-PCにて波形表示され、自動保存される。

　対象は造影CT検査において漏れセンサによる検出波形測定の承諾が得られた239名で、データの取得は平成17年3～5月の3ヶ月間である。その内訳は男性101名、女性138名、31～89歳、平均年齢64±13.5歳であった。また、平均体重および平均身長はそれぞれ55.7±11kg、157.2±9.8cmであった。波形の測定は造影剤注入開始直前から始め、検査終了まで記録した。穿刺部位は、図1のA～E（A：手背部、B：前腕遠位部、C：前腕中央部、D：前腕近位部、E：肘関節部）と区別した。センサ部は、静脈穿刺された留置針の先端部分に専用両面粘着性のシートにより貼りつける形式である。

　漏れの分類として、表面変化ありの漏れは、観察者が表面変化を目視・触診可能な場合、被検者の痛みによって中断した際において皮膚表面の硬化および形状変化があった場合とした。表面変化なしの漏れは、観察者が目視・触診不能な場合、被検者の訴えがなく皮膚表面の硬化および形状変化がない場合とした。また、これを深部の漏れとした。なお、臨床試験は長野赤十字病院における平成16年度医療機器・備品の一時借用許可を受けて波形取得し、倫理委員会の承認を受けている。

臨床評価

評価方法は、漏れとそれ以外の波形の比較および波形と各パラメータの関係を比較することにした。このときの評価パラメータは、①性差と波形、②年代と波形、③穿刺部位と波形、④BMIと波形、⑤注入速度(mL/秒)と波形とし、それぞれのデータの関連性を観察するために期待度数を求め、その期待度数から観測度数(測定された値)がどの程度の割合でずれているかをχ^2独立性の検定により検定した。検定基準は5%の危険率で行った。

その結果、対象239名において漏れは3例あり、これらの事例において大きな検出波形の変化がみられた。これら漏れの検出波形は外見上の変化を伴う場合と伴わない場合があった。表面変化を伴った2例の場合、波形は急激な変化を示した。また、痛みも伴った。表面変化を伴わなかった1例の場合、波形は複雑な変化を示した。なお、この事例は注入初期に痛みを伴わず、途中(約10～15秒後)から違和感と中等度の痛みを訴えた程度であった。注入停止後、念のため早期相を撮像したが造影効果は確認されなかった。

漏れセンサから取得した波形を大別すると、検出波形のパターンは**図2**の①～⑧のようになった(漏れの検出波形パターンも含む)。評価パラメータと波形の関係をそれぞれ、**図3**の①～⑤に示す。この中で、穿刺部位と波形に統計学的有意差を認めた($p<0.01$)。

漏れ波形の変化

造影剤は、漏れ方により異なる波形を示した。まず、表面変化を伴った2例においてであるが、これは注入直後から急激な波形変化を示した(**図4a**)。直ちに中断したが、このようなケースでは被検者の痛みの訴えおよび観察者の視覚的、経験的判断により中断可能と考えられた。つまり、漏れはアクシデントではあるが、一般的な医療水準を担保して

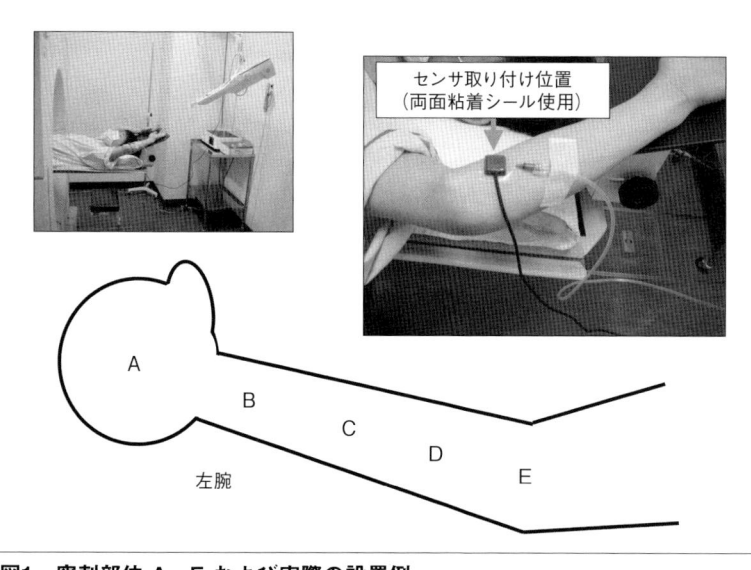

図1　穿刺部位 A～E および実際の設置例
A：手背部、B：前腕遠位部、C：前腕中央部、D：前腕近位部、E：肘関節部

いる限りこの検知システムがなくても障害を最小限にとどめることができる事例であった。

　一方、表面変化を伴わなかった1例は注入初期において無痛であった。この場合、観察者も対応できない深部の漏れであったと考えられ、主観的な判断では障害を大きくする可能性が示された。さらに、波形による漏れの判断もマニュアルで行っていたことから迅速な対応ができなかった。その結果、漏出量も多くなった（総投与量の50％強）。この事例ではセンサ表面方向に経時的変化を伴わなかったため、複雑な波形になり、先の事例より波形はゆるやかな変化であった（**図4b**）。この主な原因は、皮下でなかったこと、ある程度深部において注入初期からではなく、途中から持続的に少量ずつ浸潤するような漏れがあったことによる影響と考えられた。しかし、波形を観察すると特異的であり、波形の変動値は正常例より明らかに大きく、波形による検知精度は高いと考えられた。すなわち、表面変化を伴わない深部の漏れも検知可能であることが示された。なお、漏れ以外の波形も一様でなかったものの安定していた。したがって、検出感度と変動量の定量値を詳細に検討し、自動化することが重要と考えられた。

　造影CT検査における漏れの頻度は0.1〜0.9％と、幅広く報告がある。今回のデータでは1.3％であった。若干、高めの確率になったが、これに関して漏出率は血管確保の不良によって高くなるとの報告[32]の影響と考えられた。つまり、穿刺者のレベルが一定でない場合、バラツキが大きくなるということである。実際、その都度、その日、その週ごとに違う場合があった。これに関しては、経験豊かなスタッフ確保が重要と考えられる。

波形と各パラメータの関係

　今回、特に波形と注入速度および年齢には注目したが有意な差はなかった。これは、

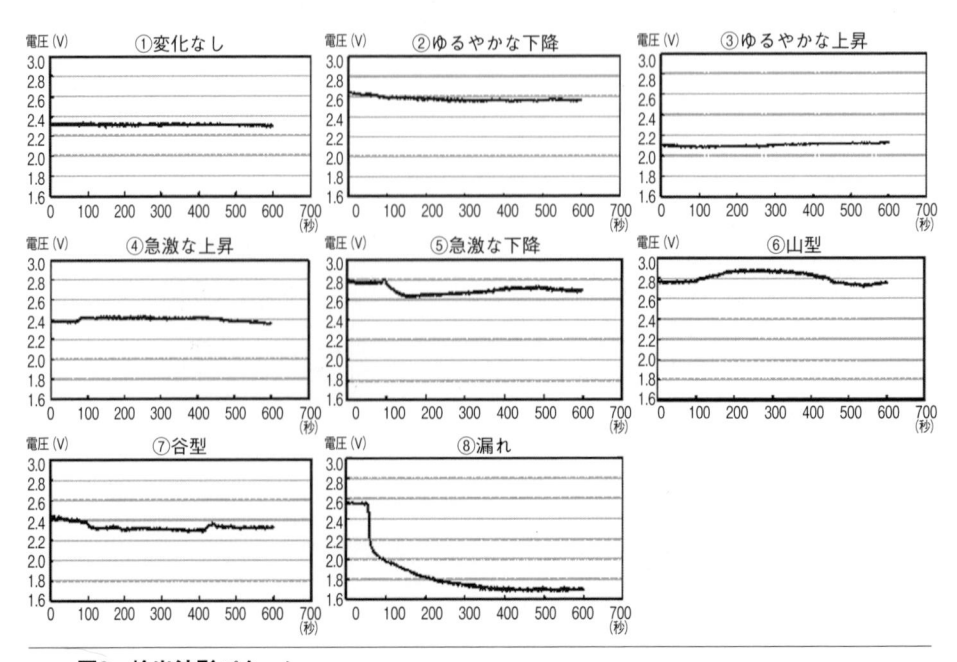

図2　検出波形パターン

血管の脆弱性が物理的な要因にならないことを示していると考えられる[33]。また穿刺部位と波形に統計学的有意差が認められた。期待度数と観測度数の差を合計で正規化した関係を観察することにより（**図5**）、特に手背部では急激に上昇する場合の頻度が高く、肘に向かうにつれてその頻度は下がってくることがわかった。そして、変化しな

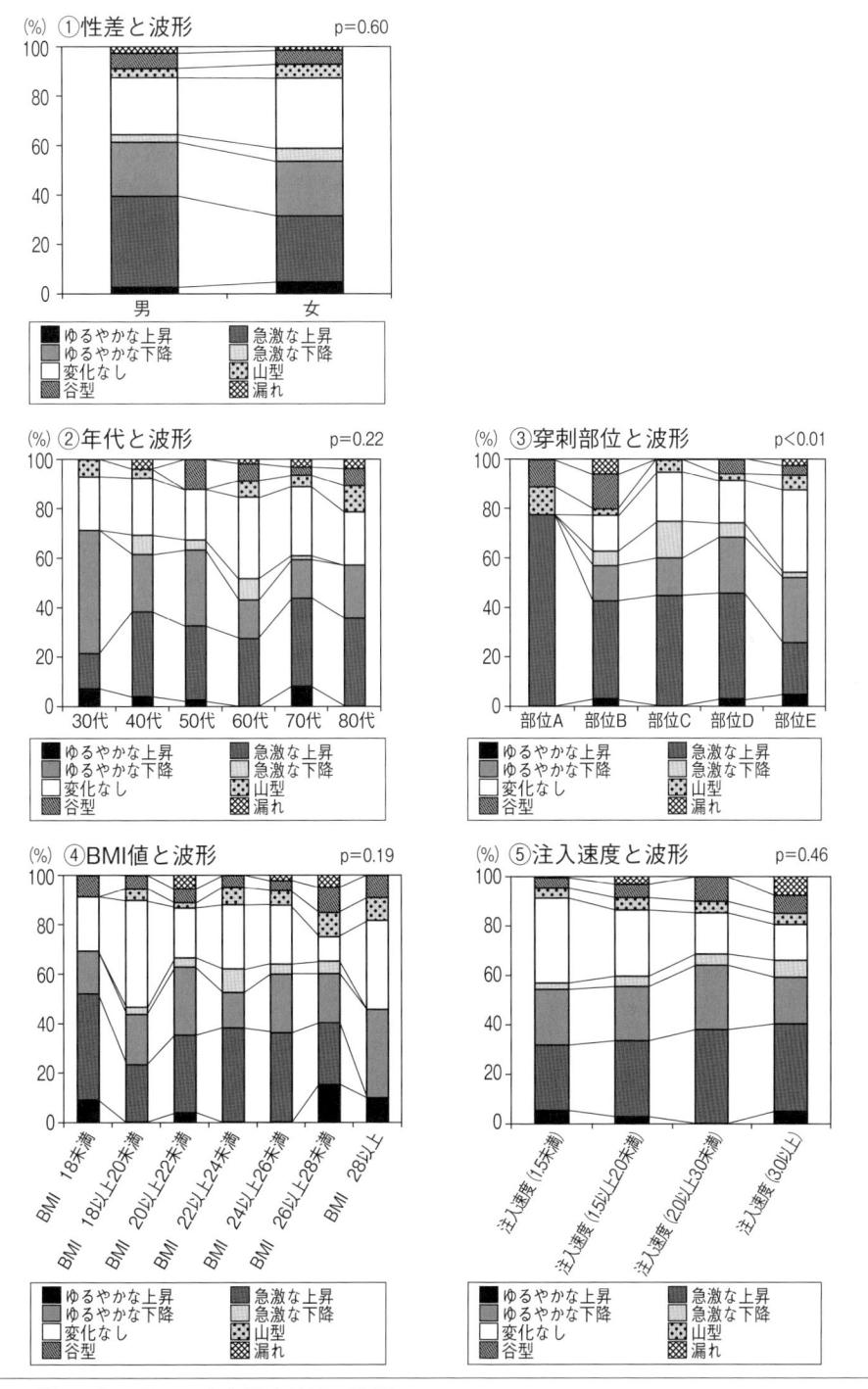

図3　各パラメータと検出波形の関係

い場合はゆるやかな下降の頻度は低下した。これは表皮から骨までの厚さと相関があることを示していると考えられる。つまり、手背部のように表皮と血管が薄く骨に囲まれた部分では血管膨張をとらえやすいこと、骨による散乱を拾っていることがある。よって、検知システム精度に差異が生じているから、手背部はセンサ取り付け位置として使用するべきではないと考えられた。ただし、どの穿刺部位も粘着シートによるセンサのセッティングは作業効率が良好であった。したがって、煩雑な設置（着脱）ストレスも少なく、アクシデントの際にも迅速な対応ができると考えられる。

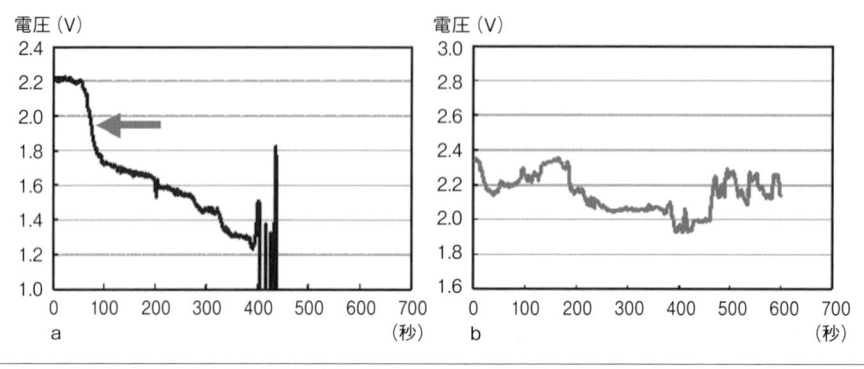

図4　漏れの波形
a：表面変化あり、b：表面変化なし。

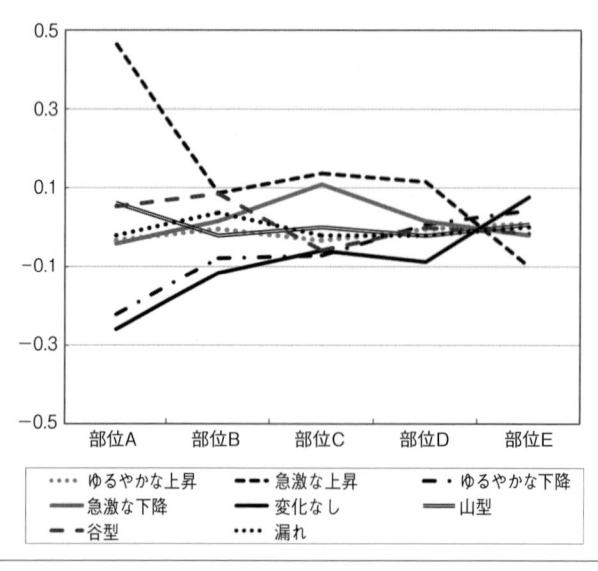

図5　正規化したグラフ（部位別データ）

CT-AECを使用した心臓CTの線量最適化

はじめに

　長野赤十字病院のCT装置では心臓CTの撮影において、心電同期を使用した場合CT-AECを使用することができず、体格に関係なく使用装置の最大管電流で撮影していた。しかし、体格の細い患者に対しては過剰な線量であった可能性がある。そこで胸部スカウト（位置決め）画像よりCT-AECを用いて線量の最適化を図った。

胸部スカウト（位置決め）画像より造影検査での線量を求める

　使用機器はCT装置は東芝メディカルシステムズ製のAquilion CXとAquilion 64、測定に使用したファントムは、直径180mm、240mm、320mm水ファントム、直径2mm自作擬似血管ファントム、ワークステーションはザイオソフト製ziostation2を使用した。

　最適な画像SD設定値を決定するためCT値250HU、300HU、350HUの血管ファントムを作成し、水に沈め血管ファントム周囲のSDが15、20、25、30、35（スライス厚0.5mm）となるよう撮影し、それぞれMPR画像、ボリュームレンダリング画像を比較し目標となる画像SD（CT値の標準偏差）を設定した。

　単純撮影ではSD30（スライス厚3mm）としており造影検査で必要なSDに換算するため、水ファントムを撮影し、換算定数を求めた。

　まず単純撮影時の撮影条件で直径180mm、240mm、320mm水ファントムを設定SD30で撮影し、水ファントム径に対する管電流を求めた。次に造影撮影時の撮影条件で管電流を変化させ水ファントムを撮影し水ファントムの画像SDと水ファントム径との関係のグラフを作成し、そこから各管電流で水ファントムのSDが25となる水ファントム径を求めた（**図1**）。

　導きだした単純撮影条件、造影撮影条件での管電流と水ファントム径の関係より換算表を作成した（**図2**）。

　ノンヘリカル単純心臓CT撮影時の胸部スカウト画像より、CT-AEC機能を用いて管電流を求め、換算定数により造影検査のSDに換算した。また、求めたmAs値から撮影管電流を決定して心臓造影CTを撮影し、撮影した心臓造影CT画像における大動脈でのSDを計測した。

　心臓CTの撮影は胸部位置決め画像撮影した後、まず、心臓の単純撮影を行う。撮影

CHAPTER 3 ▶ 4 その他 ▶ 7 CT-AECを使用した心臓CTの線量最適化

　条件は心電図同期、ノンヘリカル、管電圧は120kV、回転時間は0.25sec、スライス厚は3mm、管電流SD30での最大値（最大管電流300mA）で行い、心臓造影撮影では管電圧135kV、回転時間は0.35、0.375、0.4秒/rotのいずれか、ビームピッチは0.125～0.220、スライス厚は0.5mm、管電流は単純の管電流から換算した値で撮影した［最大管電流420mA（Aquilion 64）、530mA（Aquilion CX）］。

　作成したCT値250、300、350HUの模擬血管ファントムをスライス厚0.5mmで血管周囲の水のSDが15、20、25、30、35となるよう撮影した結果、VRにおいてSD30以上から模擬血管周辺のノイズが目立つようになりVR、MPRではCT値の低い250HUの模擬血管の辺縁にガタツキがみられるようになった（**図3**）。この結果より冠動脈造

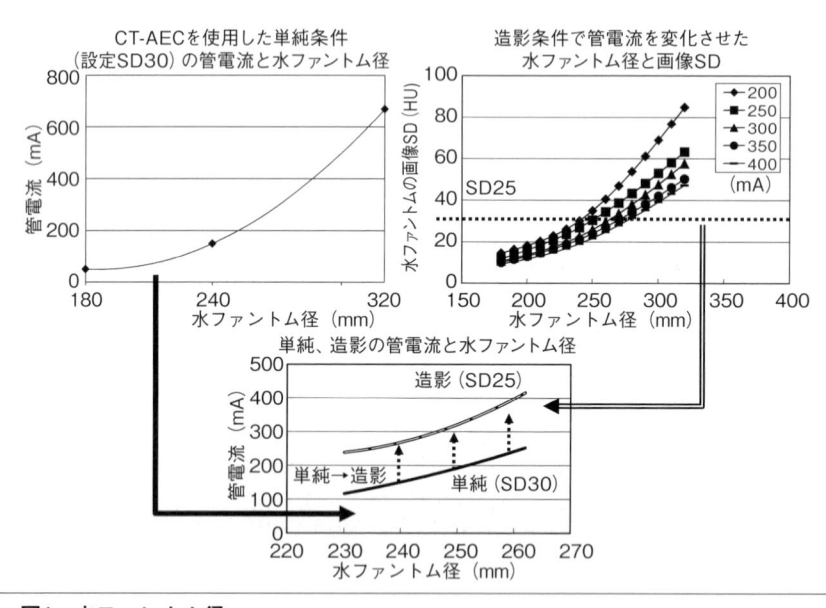

図1　水ファントム径
　　　直径180、240、320mmの水ファントム使用

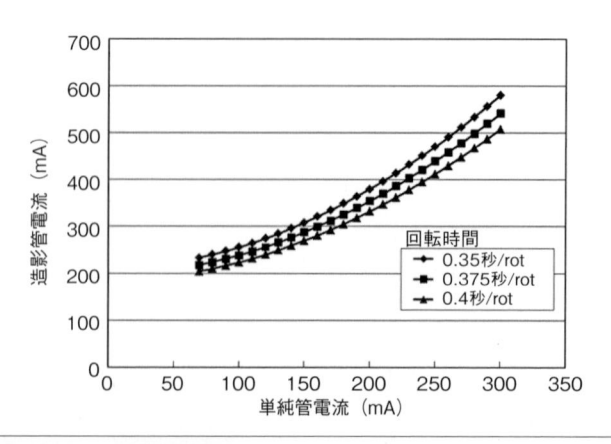

図2　単純と造影の管電流換算表
　　　単純撮影条件：ノンヘリカル、管電圧120kV、回転時間0.25秒/rot、再構成関数FC03、Half再構成
　　　造影撮影条件：ヘリカル、管電圧135kV、ビームピッチ0.175、再構成関数FC43、量子フィルタQ05、Half再構成

影で必要な目標SDを25以下とした。

　単純撮影での管電流300mA（換算表に基づいて計算すると造影検査で装置の最大管電流530mAを超えてしまう）を除いたSDの結果は**図4**のようになった。心臓造影検査での管電流と体重との関係から導かれた近似曲線から造影で最大管電流530mAとなる体重は66.1kgである、よって撮影対象が66.1kg以下の体重であれば線量の低減を図ることができると考えられる（**図4**）。旧撮影条件の最大管電流420mA以下では体重54kg以下で線量の低減が可能となるため、体重54kg以下で新条件と最大管電流で撮影した旧条件を比較したところ、SDの平均、標準偏差ともに悪化させることなくSD25以下で撮影することが可能であった。CT-AECが使用できない場合でも、使用線量の適正化をはかることが可能である。臨床例として旧条件では168mAsで撮影していた体重52kgの患者において、98mAsで（約60％）SD20以下の良好な画質を得ることができた（**図5**）。

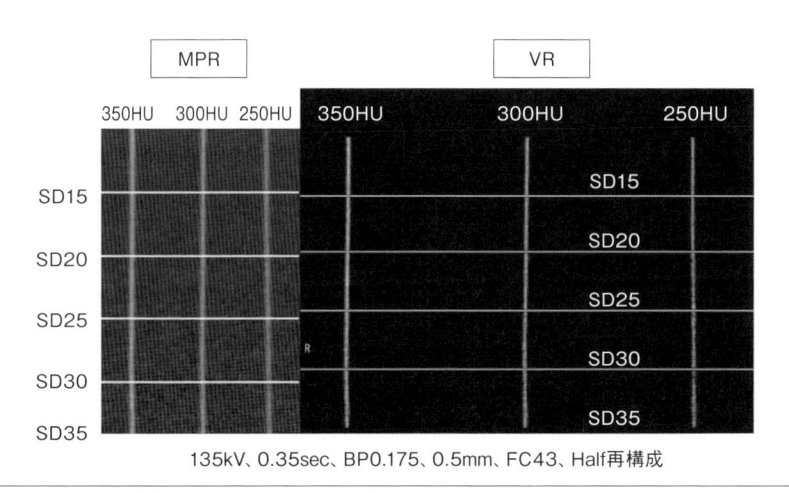

図3　SD15、20、25、30、35での模擬血管ファントム（2mm）のMPRとVR

135kV、0.35sec、BP0.175、0.5mm、FC43、Half再構成

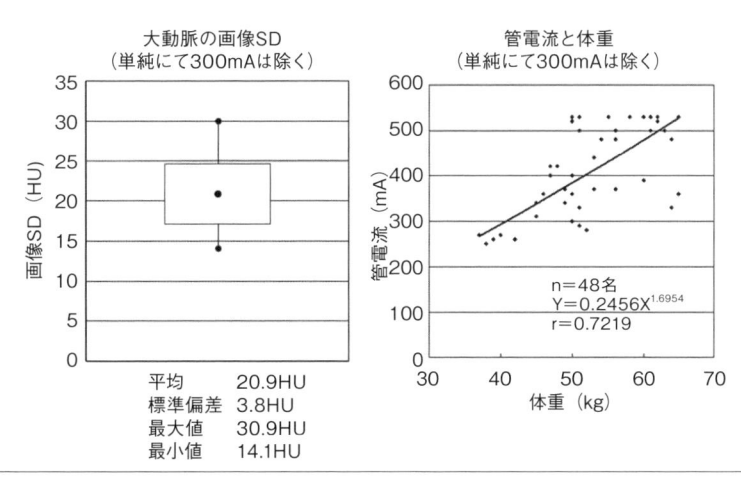

図4　心臓造影撮影における大動脈の画像SD
　　　東芝製CT装置での心電図同期再構成法は、各種条件（心拍数やHP、再構成方法等）で画像SD値が変化することに加え、Z軸方向でも変化することが結果に反映していると考えられる。

大動脈の画像SD（単純にて300mAは除く）
平均　　20.9HU
標準偏差　3.8HU
最大値　30.9HU
最小値　14.1HU

管電流と体重（単純にて300mAは除く）
n=48名
Y=0.2456X$^{1.6954}$
r=0.7219

旧条件　　　　　　　　　換算表使用

135kV
420mA
0.4秒
（168mAs）
SD16.75

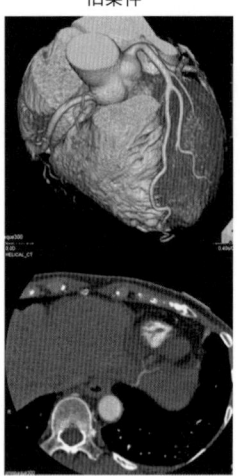

135kV
280mA
0.35秒
（98mAs）
SD19.87

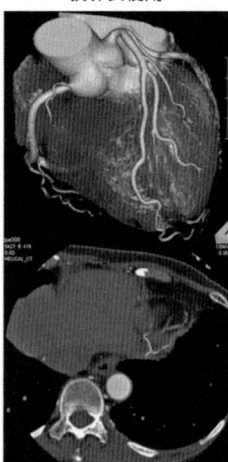

図5　臨床画像の比較
体重52kgの症例において、換算表に基づいた新撮像条件では、98mAsでSD20以下の良好な画質を得ることができた。
旧条件の168mAsと比較すると、約60％の線量の低減となった。

CHAPTER 3 文献

1) 八町　淳ほか：螺旋走査型CTにおける最適造影検査方法の検討．日獨医報 40(2)：109-124，1995
2) 寺沢和晶ほか：頭部および頭頸部3DCTAにおける造影検査法の検討．日放技学誌 60(3)：423-428, 2004
3) 八町　淳：Helical CTにおける胸部縦隔部連続多段階注入（マルチ・インジェクション）による造影検査法の検討．日放技学会第55回総会学術大会抄録集：6，1999
4) Awai K et al : Simulation of aortic peak enhancement on MDCT using a contrast material flow phantom: feasibility study. AJR Am J Roentgenol 186 (2) : 379-385, 2006
5) 寺沢和晶ほか：頭部3D-CTAにおける可変注入による造影法の検討．日放技学誌 61(1)：126-134, 2005
6) 白石順二ほか：ROC解析を応用したCT装置の密度分解能の測定．日放技学誌 53(4), 431-436, 1997
7) 市川智章(編)：CT造影理論のすべて－基礎編－, CT造影理論．35-115, 医学書院, 東京, 2004
8) 室賀浩二ほか：体幹部three-dimensional CT angiographyにおける可変注入法の検討．日放技学誌61(1)：110-117, 2005
9) 八町　淳：CT造影理論－ヨード造影剤の濃度、容量および注入速度がTDCに与える影響．映像情報medical 39(6)：604-609, 2007
10) Kanematsu M et al : Optimizing scan delays of fixed duration contrast injection in contrast-enhanced biphasic multidetector-row CT for the liver and the detection of hypervascular hepatocellular carcinoma. J Comput Assist Tomogr 29 (2) : 195-201, 2005
11) Sultana S et al : Hypervascular Hepatocellular Carcinomas: Bolus Tracking with a 40-Detector CT Scanner to Time Arterial Phase Imaging. Radiology 243 (1) : 140-147, 2007
12) Goshima S et al : MDCT of the Liver and Hypervascular Hepatocellular Carcinomas : Optimizing Scan Delays for Bolus-Tracking Techniques of Hepatic Arterial and Portal Venous Phases. AJR Am J Roentgenol 187 (1) : W25-W32, 2006
13) 市川智章(編)：CT造影理論．医学書院, 東京, 2004
14) 山口　功ほか：造影剤増強効果に影響を与える被検者因子および造影剤因子について．日放技学誌58 (4)：517-523，2002
15) 安野泰史：マルチスライスCTのインパクト―心臓を中心として　64列マルチスライスCTによる心臓CTの動向．日獨医報 50(3)：490-499，2005
16) 國分眞一朗(訳)：心臓と循環．Pocock G et al, 植村慶一(監訳)：オックスフォード生理学, 271-319, 丸善, 東京, 2005
17) 山口隆義ほか：新しい造影方法であるtest bolus tracking法の開発と、冠状動脈CT造影検査における有用性について．日放技学誌65(8)：1032-1040，2009
18) 山口　功ほか：Time-density Curveの形成過程分析から考察する撮影タイミングの決定方法．日放技学誌61(2)：260-267, 2005
19) 山口隆義：造影CTにおける基礎知識．アールティ 33：3-11，2006
20) Bae KT: Peak contrast enhancement in CT and MR angiography: when dose it occur and why? Pharmacokinetic study in a porcine model. Radiology 227(3)：809-816, 2003
21) 山口裕之：よりよい心臓CT検査のために―撮影技術の現状と課題．INNERVISION 22 (11)：59-64，2007
22) Cademartiri F et al : Higher intracoronary attenuation improves diagnostic accuracy in MDCT coronary angiography. AJR Am J Roentgenol 187 (4) : W430-433, 2006
23) 室賀浩二ほか：造影剤注入持続時間および生理食塩水後押し方法の違いにおける生理食塩水後押し効果の検討．日放技学誌 68 (6)：711-719, 2012
24) 寺沢和晶：当施設におけるCT造影法―腹部検査を中心とした現状―．アールティ 38：23-32, 2007
25) 坂本　崇：心臓CTにおける至適造影法．アールティ 41：15-22, 2008
26) 辻岡勝美：CT検査における血流速度と造影剤濃度．INNERVISION 22(8) Suppl.：3-7, 2007
27) Gallotti A et al: The chemistry of iomeprol and physico-chemical properties of its aqueous solutions and pharmaceutical formulations. Eur J Radiol 18 (Suppl 1) : S1-S12, 1994
28) Itoh S et al: The effect of patient age on contrast enhancement during CT of the pancreatobiliary region. AJR Am J Roentgenol 187 (2) : 505-510, 2006
29) Pannu N et al: Prophylaxis strategies for contrast-induced nepharopathy. JAMA 295 (23)：2765-2779, 2006
30) 寺沢和晶ほか：造影剤血管外漏出検出器における波形の検討．日放技学会第62回総会学術大会予稿集：168, 2006
31) 寺澤和晶ほか：造影CT検査における光吸収性センサーを用いた血管外漏出検出器の基礎的検討～造影剤および水の光吸収性を利用した検出器開発の取り組み～．Rad Fan 10(13)：112-114，2012
32) 加藤弘毅ほか：パワーインジェクターを用いた造影CTにおける造影剤血管外漏出の検討．臨床放射線50(9)：1141-1144，2005
33) 中村仁信：造影剤の血管外漏出．日獨医報46(3・4)：306-309，2001

CHAPTER 4

造影効果と dual energy

造影効果とdual energy

近年、dual energy技術を搭載したCT装置が普及しつつある。dual energy技術は、今までのCT装置では不可能であった物質の分離や弁別などの画像解析[1]に関する可能性を秘めており、今後期待される技術である。しかし、今のところCT装置メーカによってdual energy技術の撮像方式が異なり、解析アプリケーションも異なる。したがって、確固たるdual energy技術の利用方法に関するエビデンスの構築には至っていないのが現状であり、画像解析に関して述べるのは時期尚早であろう。そこで、dual energy技術の利用方法の1つである、撮像したときに作成される再構成画像と造影効果の関係に絞って説明したい。

dual energy技術を用いて撮像を行うと、2つの異なる管電圧から再構成された画像とその合成画像が作成される。あるCT装置メーカのdual energy技術の一例を挙げる。管電圧を140kV、100kVと設定し、dual energy技術を用いて撮像を行うと、140kVと100kVの再構成画像と、140kVと100kVの再構成画像の重みづけ加算平均画像である合成画像が作成される(**図1**)。この合成画像は、生データさえあれば、2つの再構成画像の重みづけ比率を任意に調整していつでも画像作成が可能である。dual energy技術を用いて作成される画像を造影効果にどのように結びつけるのかというと、ヨードのX線減弱係数と管電圧の関係に結びつけられる。造影剤に含まれているヨードは、管電圧が変化すると、X線減弱係数に応じてCT値が変化する。これを利用することで、造影検査のCT値を任意に調整できる可能性がある。例えば、三次元画像(three-dimensional CT angiography)をdual energy技術を用いて撮像を行うと、140kVと100kVの画像が再構成されるため、同時相で異なる造影効果を示す画像が得られることとなる(**図2**)。さらに、2つの再構成画像の重みづけ比率を任意に調整することで、

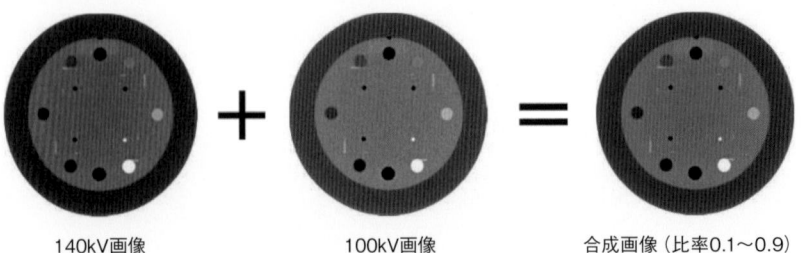

140kV画像 + 100kV画像 = 合成画像 (比率0.1〜0.9)

図1 dual energy技術で再構成および作成される画像

140kVから100kVの間で造影効果の異なる画像が得られる(**図3**)。3D-CTAなど造影剤の初回体内循環をとらえる動脈相は、体重当たりヨード量と注入時間を固定した注入方法を用いても、平衡相と比べると、CT値にバラツキが生じてしまう(**図4**)。血管の3D画像は、血管内CT値によって血管形状再現性が変化してしまう[2)]とされているため、被検者

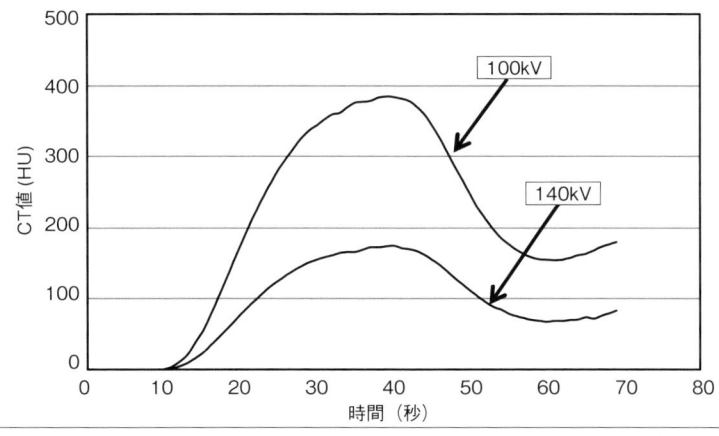

図2 dual energy技術による100kVと140kVの時間−エンハンスメント曲線（Time-Enhancement Curve：TEC）

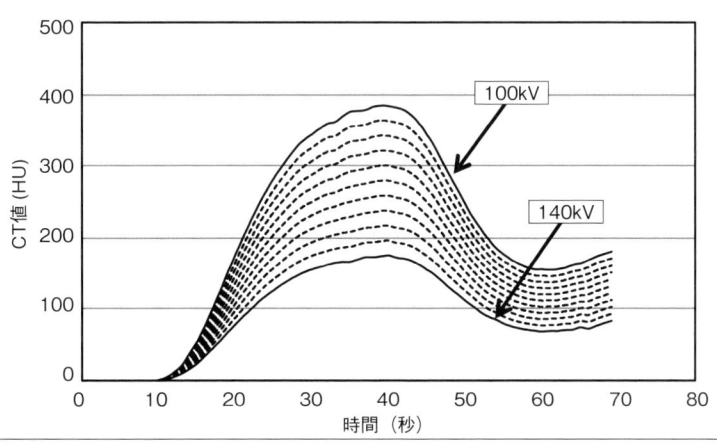

図3 dual energy技術により合成画像比率を調整して得られたTEC

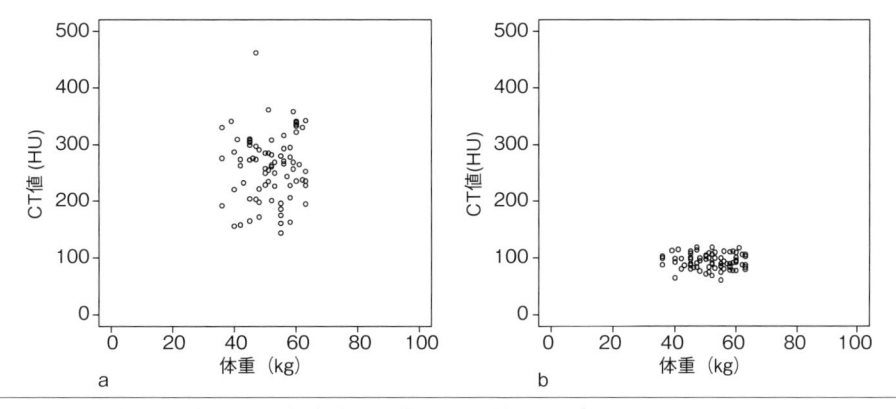

図4 腹部大動脈における撮像時相の違いと造影効果のバラツキ
a：動脈優位相、b：平衡相。

ごとの血管内CT値のバラツキが低減できると、描出能を一定にできる可能性がある。そこで、2つの再構成画像の重みづけ比率を調整し、例えば血管内CT値が300HUに近い合成画像を被検者ごとに作成すると、重みづけ比率調整前と比べると重みづけ比率調整後は、血管内CT値のバラツキが低減されていることがわかる(**図5**)。臨床において例を挙げると、2つの再構成画像の重みづけ比率調整前は、血管内CT値が217HUであったが、重みづけ比率を調整することで、268HUまでCT値を上昇させることが可能である(**図6**)。これにより、今まで造影効果を調整する要因は、主に自動注入器に設定する造影剤注入条件のみであったが、dual energy技術によりCT装置側でも可能となる(**図7**)。その利用方法の1つとしては、造影効果のバラツキの低減が考えられる。

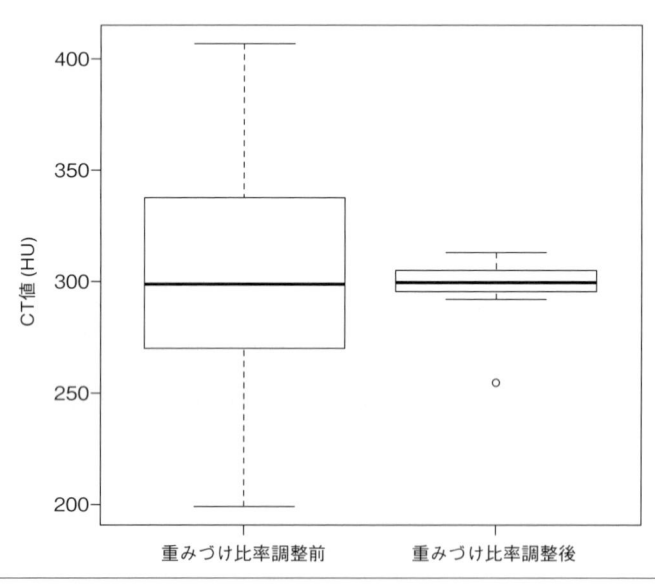

図5　重みづけ比率調整前後における造影効果のバラツキ

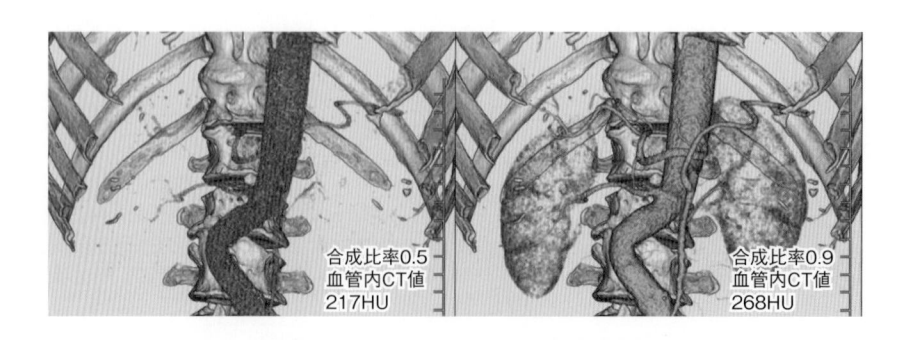

図6　重みづけ比率調整前後における腹部3D-CTA画像

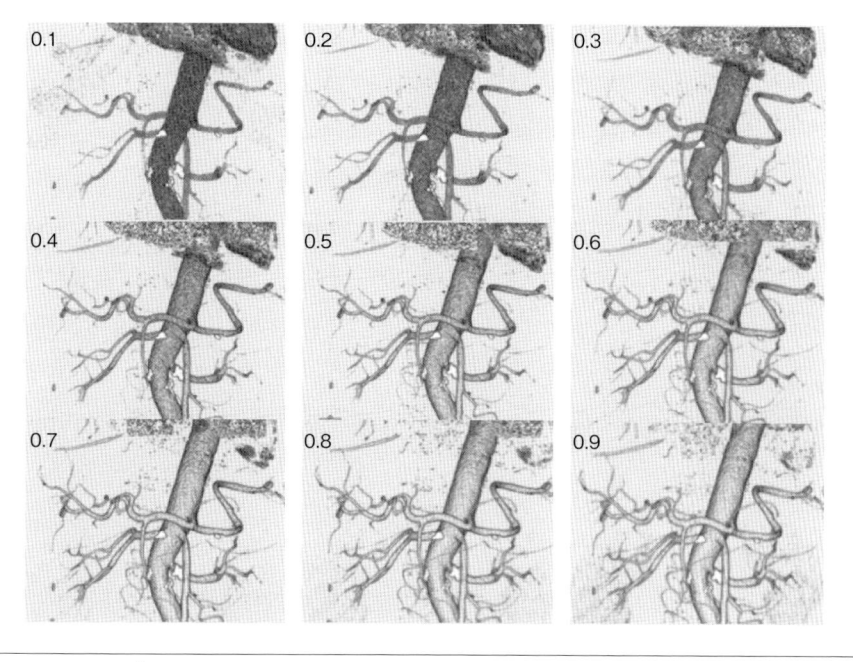

図7 重みづけ比率調整により取得可能な3D-CTA画像

CHAPTER 4 文献

1) Johnson TR et al : Material differentiation by dual energy CT : initial experience. Eur Radiol 17(6) : 1510-1517, 2007
2) 小寺秀一ほか：頭部3D-CTAにおける形状再現性の基礎的検討. 日放技学誌 53(1) : 13-18, 1997

CHAPTER 5

肝臓質的検査の現状

CHAPTER 5

肝臓質的検査の現状

はじめに

　肝臓に結節性病変が認められた場合には、肝腫瘍の質的診断のためにダイナミックCTまたはMRIを施行することが推奨されている[1]。したがって、適正なダイナミックCTを施行することの臨床的意義は大きい。肝ダイナミックCT撮像においては、特に肝細胞癌の検出・診断に重要となる動脈相での腫瘍濃染をとらえることが重要であり、個々の患者の体格に影響されず、以下を満たした一定水準の画像が求められる。
(1) 十分な造影効果が得られている
(2) 最適な撮像タイミングで撮像されている

　まず、十分で一定した造影効果を得るためには、患者の体格に応じた造影剤用量を使用すること（体重比用量）が求められる[2〜4]。

　さらに、最適な撮像タイミングで動脈相を撮像するためには、大動脈ピーク時間を的確に予測する必要がある。大動脈ピーク時間は、造影剤の体内動態を規定するさまざまなパラメータ（造影剤量、注入時間、注入速度）の影響を受けるが、造影剤量を体重によって調節（体重比用量）した場合、注入時間と相関するため、造影剤の注入時間を一定にすること（注入時間一定法）で、個々の患者間のバラツキを最小限にすることが可能である[4,5]。また、さらに精度を上げるためにはBolus Tracking法（BT法）を使用し、造影剤が大動脈へ到達する経緯を個々の患者ごとにモニタリングすることで、大動脈ピーク時間を的確に推測して撮像することが可能である。特に、心機能が低下した心不全患者など循環動態に問題がある場合には、このBT法を使用して動脈相を撮像することでより動脈相の撮像タイミングの精度が増すと考えられる[3]。

　一方、単位体重当たり同じヨード量を投与する際にも使用する造影剤濃度を変えることにより、造影剤量（mL）、注入速度は変化する。一般に、濃度の異なる造影剤を単位体重当たり同じヨード量で注入時間一定で注入した場合、中濃度製剤（300mgI/mL造影剤）のほうが高濃度製剤を使用する場合より注入速度が速くなり、大動脈や肝細胞癌のより強い濃染が得られ、中濃度製剤のほうが有利である[3,6,7]。

　中濃度製剤を用いた体重比用量・注入時間一定法は、上記のような利点が報告されているが、実際の医療現場では十分に浸透しているとはいいがたい。これは、高体重例では4mL/秒以上の高速注入が必要となり、安全性の観点（漏出）から注入速度を上げることへの抵抗感があること、さらには患者ごとに造影剤量を調節することへの煩雑さ

などに起因すると推察される。このような状況の中で、造影剤の注入方法、撮像方法の違いが撮像タイミングや造影効果・画質に与える影響を多施設で検討した臨床研究はこれまでなかった。

そこで、今回、第一三共株式会社では、体重比用量・注入時間一定法を含めた造影剤の注入方法、撮像方法の違いが撮像タイミングや造影効果に及ぼす影響を多施設、多数例で検討することとし、オムニパーク®300注特定使用成績調査を実施した[8]。

本調査は、前述にあるように、日常診療における16列/64列マルチディテクターCT（Multi-Detector row Computed Tomography：MDCT）による肝ダイナミックCT撮像において、オムニパーク®300注の30秒注入時間一定法が肝動脈相のピークタイミングを的確にとらえることを確認する、また、造影剤量と造影効果の関係、造影効果の視覚評価とCT値の相関性を検討することを目的として2010年6月1日〜11月30日の期間で実施した。なお、本調査では、実際の医療現場における実態を検討することが目的であったことから、大学病院を除いた約100〜600床程度の中規模の施設を対象とした。

本調査は、「医薬品の製造販売後の調査及び試験の実施の基準に関する省令（平成16年12月20日付厚生労働省令第171号）」に基づいて実施する製造販売後調査として実施したことから、割付などの介入を行わずに日常診療の範囲で得られたデータを収集、評価する必要があった。そのため、本邦で肝ダイナミックCTを実施している施設を対象にどのような造影剤注入条件・CT撮像条件を用いて通常検査を実施しているかについて、調査実施前に事前調査を行った。

その結果、注入速度一定法や体重比用量を用いず100mLの固定造影剤量で肝ダイナミックCTを実施している施設も少なくなかったことから、**表1**に示す方法A〜Dのいずれかの造影剤注入条件・CT撮像条件で肝ダイナミックCTを実施している施設を本調査の調査実施施設として選択した。

本調査にご協力いただいた全国91施設（方法A：34施設、方法B：29施設、方法C：14施設、方法D：14施設）の医療機関種別と病院規模（許可病床数）の内訳を方法別に**図1、2**に示す。

対象症例は以下のように設定した。調査担当医師は調査の実施開始（施設との契約締結日以降）より、オムニパーク®300注を用いて肝ダイナミックCTを施行する患者全例に対し、調査対象基準に合致するかどうか確認し、文書による同意を得られた患者を本調査の対象とした。なお、臨床研究においては、肝細胞癌であることを生検で確認することが通常であるが、前述のように、本調査は日常診療で得られる範囲のデータ収集しか認められないことから、限られた条件の範囲で肝細胞癌である確度を高めるため肝細胞癌発癌リスクの高い患者群として(2)の選択基準を設定した。

表1　オムニパーク®300注特定使用成績調査の造影剤注入条件・CT撮像条件

	造影剤量 （濃度300mgI/mL）	注入法	撮像時間決定法
方法A	体重比用量	注入時間一定（30秒）	撮像開始時間固定
方法B	体重比用量	注入時間一定（30秒）	BT法使用
方法C	体重比用量	注入速度一定（3〜4mL/秒）	BT法使用
方法D	100mL固定	注入速度一定（3〜4mL/秒）	撮像開始時間固定

CHAPTER 5 肝臓質的検査の現状

1. 選択基準

(1) 肝細胞癌の診断精査目的で16列/64列MDCTによる肝ダイナミックCT撮像を施行された患者(オムニパーク®300注使用患者)

(2) B型慢性肝炎、C型慢性肝炎、肝硬変のいずれかを有する[※1]患者

　　※1：肝癌診療ガイドラインにおける肝細胞癌の発癌における高危険群の定義(B型慢性肝炎、C型慢性肝炎、肝硬変のいずれかを有する)に準ずる

(3) 下記いずれかのモダリティなどで、肝細胞癌(3cm以下)の存在が確認されている患者

　　・生検　　　　　　・造影MRI（SPIO-MRI、EOB-MRI）
　　・CTAP/CTHA　　・超音波
　　・リピオドールCT　・腫瘍の増大
　　・血管造影　　　　・肝癌マーカー増加（AFP、PIVKA-Ⅱ）

(4) 本調査参加の文書同意が得られた患者

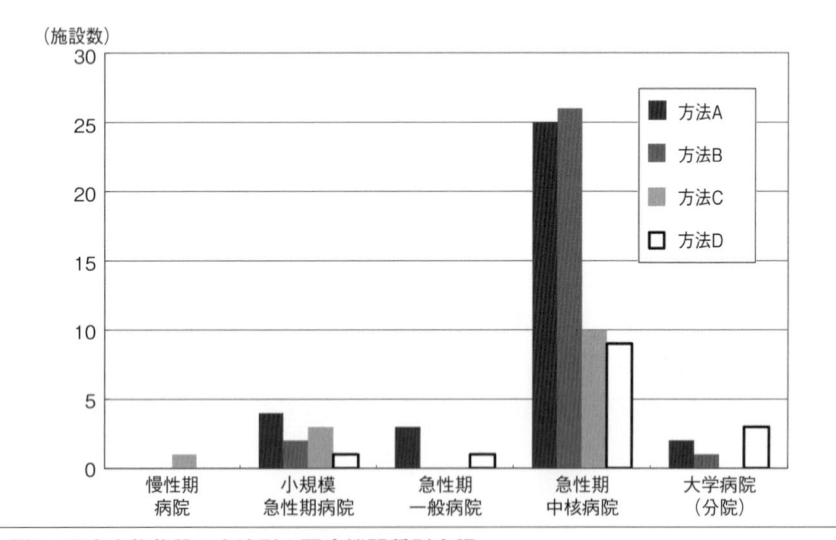

図1　調査実施施設の方法別の医療機関種別内訳

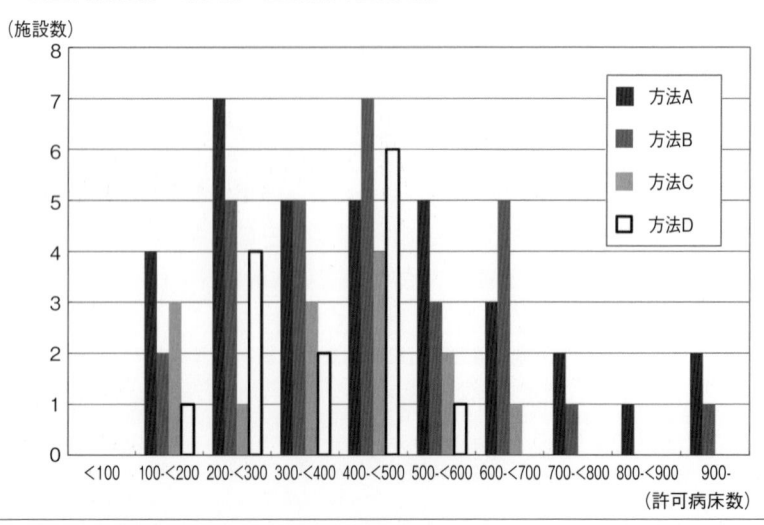

図2　調査実施施設の方法別の許可病床数内訳

2. 除外基準

(1) ヨードまたはヨード造影剤に過敏症の既往歴を有する患者
(2) 重篤な甲状腺疾患を有する患者
(3) 重篤な腎機能障害を有する患者
(4) 転移性肝癌を有する患者
(5) 当該CT施行前(3ヶ月以内)にRFA/TACEなどを施行した患者
(6) 重度の脂肪肝[※2]を有する患者

※2：単純CTで血管が肝実質より相対的に高吸収に描出される程度の脂肪肝

本調査の結果ならびに考察

本調査では、上述の方法A～Dを用いて肝ダイナミックCTを実施している91施設より計419例の症例データを収集した。得られた419例のうち、調査期間外ならびにオムニパーク®300注未投与であった症例2例を除外した計417例を安全性評価対象とし、さらに、除外基準「(6)重度の脂肪肝を有する患者」に抵触した2例を除いた415例を有効性評価対象とした。

有効性評価対象症例415例における患者背景を**表2**に、体重とBMIについてはその分布を**図3、4**に示す。肝ダイナミック検査を受ける対象患者は、男性が6～7割と多く、年齢中央値74歳と65歳以上の高齢者が約8割を占めていた。体重の中央値は56～57kg、BMIは22前後であり、肝炎、肝硬変を背景として有する患者であることから、やや細めな体格の人が多いようである。

有効性評価対象症例415例におけるオムニパーク®300注の投与状況を**表3**に示す。単位体重当たりのヨード量(mgI/kg)ならびに注入速度(mL/秒)の分布については**図5**、

表2　患者背景[8]

項目		方法A (n=144)	方法B (n=117)	方法C (n=87)	方法D (n=67)	全体 (n=415)
性別	男	111 (77.1)	79 (67.5)	65 (74.7)	45 (67.2)	300 (72.3)
	女	33 (22.9)	38 (32.5)	22 (25.3)	22 (32.8)	115 (27.7)
年齢 (歳)	平均値±SD	72.9±8.86	72.6±8.90	72.0±8.56	70.9±9.80	72.3±8.96
	中央値	75.0	74.0	74.0	72.0	74.0
	範囲	49-93	45-89	44-87	41-88	41-93
	65未満	28 (19.4)	24 (20.5)	20 (23.0)	14 (20.9)	86 (20.7)
	65以上75未満	38 (26.4)	36 (30.8)	29 (33.3)	28 (41.8)	131 (31.6)
	75以上	78 (54.2)	57 (48.7)	38 (43.7)	25 (37.3)	198 (47.7)
体重 (kg)	平均値±SD	58.55±11.95	57.41±10.78	58.96±10.73	57.42±11.63	58.13±11.31
	中央値	57.05	57.50	57.00	56.00	57.00
	範囲	36.9-119.0	31.0-80.0	40.0-89.0	34.0-91.3	31.0-119.0
BMI	平均値±SD	22.61±3.72	22.60±3.63	23.03±3.33	22.38±3.39	22.66±3.56
	中央値	22.22	22.10	23.23	21.91	22.23
	範囲	15.9-41.2	16.4-32.0	15.6-29.8	17.1-30.9	15.6-41.2
体表面積 (m^2)	平均値±SD	1.56±0.174	1.54±0.169	1.56±0.163	1.55±0.177	1.56±0.171
	中央値	1.554	1.566	1.556	1.532	1.553
	範囲	1.18-2.23	1.06-1.83	1.26-1.98	1.13-2.05	1.06-2.23

図6にグラフで示した。単位体重当たりのヨード量(mgI/kg)については、体重比用量の方法A～Cにおいては、600mgI/kg前後で投与されている症例が多くを占めていた。しかしながら、体重比用量により造影剤量を設定している方法A～Cにおいても、厳密に体重換算されておらず、段階的に造影剤量を調節している施設（例：50～55kg 110mL、55～60kg 120mLというように5kg刻みで調節）も含まれており、症例によっては結果的に単位体重当たりヨード量として500mgI/kgを下回る症例も認められた。また、注入速度に関しては、100mL固定の方法Dでは、3～3.5mL/秒で投与されている症例がほとんどであるのに対し、体重比用量かつ注入時間一定法である方法A、Bでは、4mL/秒を超える注入速度で投与されている症例も多く認められた。

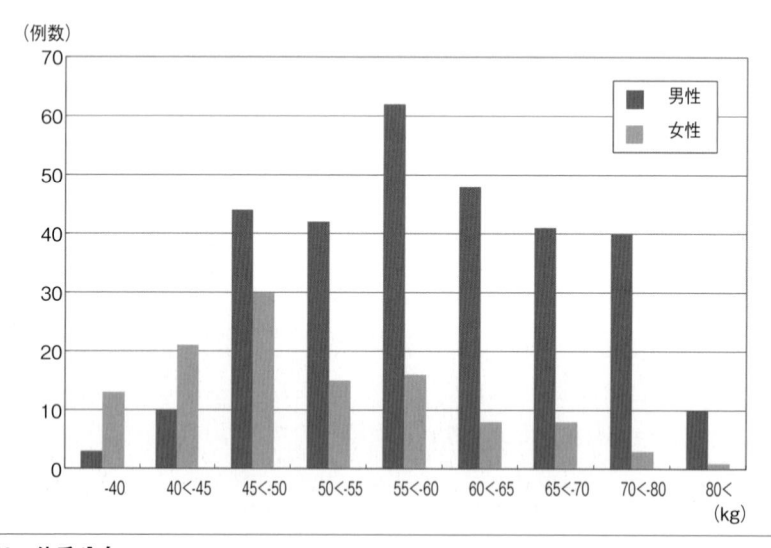

図3　体重分布

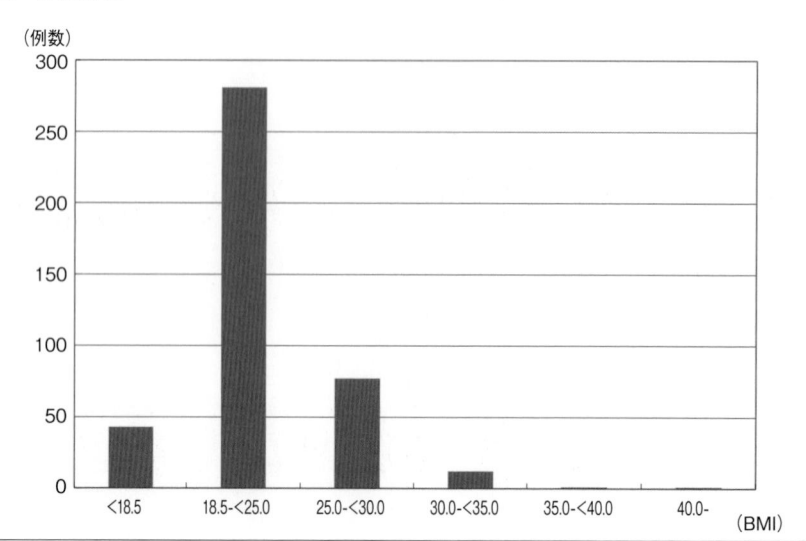

図4　BMI分布

表3 オムニパーク®300注の投与状況[8]

項目		方法A (n=144)	方法B (n=117)	方法C (n=87)	方法D (n=67)
総投与量 (mL)	平均値±SD 中央値 範囲	113.9±20.42 114.0 63-150	109.3±21.87 112.0 62-150	116.3±19.89 114.0 84-150	100 100 100
単位体重あたりの 投与量 (mL/kg)	平均値±SD 中央値 範囲	1.97±0.275 2.00 1.18-3.75	1.90±0.132 1.99 1.51-2.20	1.98±0.138 2.00 1.64-2.45	1.81±0.369 1.79 1.10-2.94
単位体重あたりの ヨード量 (mgI/kg)	平均値±SD 中央値 範囲	589.6±82.35 600.0 355-1125	571.3±39.61 597.0 453-660	593.9±41.35 600.0 492-735	543.6±110.7 535.7 329-882
注入速度 (mL/秒)	平均値±SD 中央値 範囲	3.79±0.681 3.80 2.1-5.0	3.64±0.729 3.73 2.1-5.0	3.44±0.334 3.50 3.0-4.0	3.21±0.243 3.30 3.0-4.0
注入時間 (秒)	平均値±SD 中央値 範囲	30.0 30.0 30	30.0 30.0 30	33.9±5.51 33.1 25-45	31.3±2.17 30.3 25-33

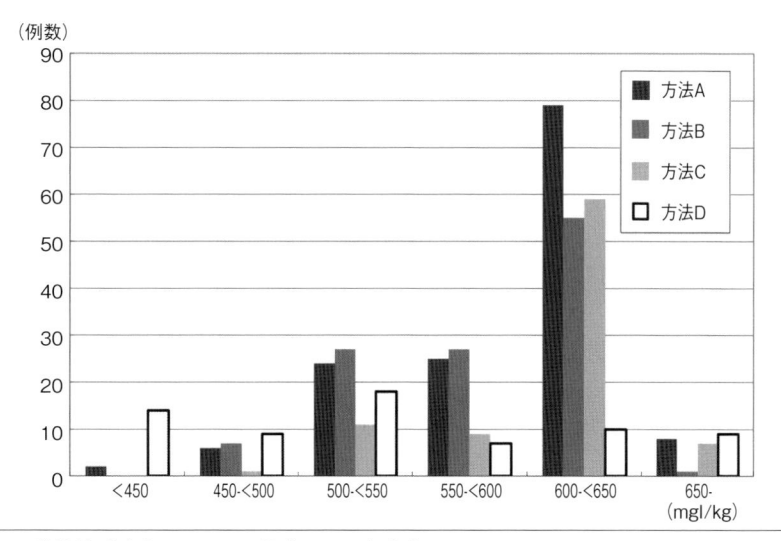

図5 単位体重当たりのヨード量 (mgI/kg) 分布

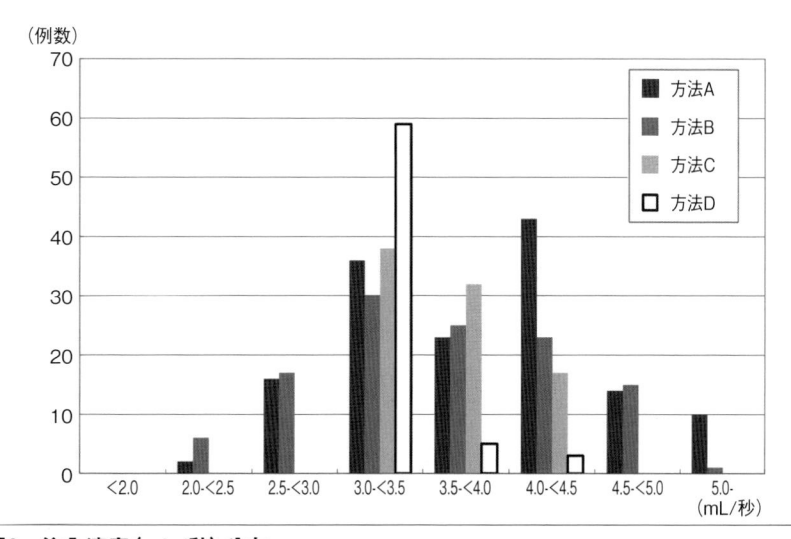

図6 注入速度 (mL/秒) 分布

CHAPTER 5 肝臓質的検査の現状

　肝ダイナミックCTにおける撮像条件（使用機器やCTの設定条件）などについて、施設ごとに集計した（**表4**）。なお、1施設で2機種のCTを使用している場合は機種により設定条件が異なるため、重複カウントしている施設がある。

　今回の調査では、約7割の施設において64列MDCTが使用されており、管電圧は120kV、管電流可変方式（Auto mA）、scan速度は0.5秒/回転で使用している施設が大半を占めていた。一方、ヘリカルピッチや撮像スライス幅については各施設により設定値にバラツキが認められた。管電流可変方式のうち、東芝メディカルシステムズ製、GE製のCTを使用している場合の設定標準偏差（Standard Deviation：SD）値を**図7**に示す。設定SD値は、方法A、方法Bの施設で低めに、方法Dの施設は高めに設定されている傾向が認められた。本書のCHAPTER3-2-7にあるように、設定SD値は、1階調分のCT差（15HU）において10mm未満を検出するためには画像SD値=10が適正とされているが、全体的に低めのSD値に設定されていた。

　次に、実際に肝ダイナミックCTの各時相（動脈相、門脈相、平衡相）が撮像されたタイミング（造影剤注入開始からの時間）を**表5**に示す。

　動脈相については、注入速度一定でBT併用した方法Cにおいて平均33秒で撮像されていた。平均の注入時間が約34秒（**表3**）であったことから、方法Cでは注入終了直前に動脈相が撮像されていたことになる。したがって、BT法を用いても、肝細胞癌の濃染ピーク時間より早いタイミングで撮像している症例もあったと推察される。

　BT法を用いている施設では、門脈相、平衡相の撮像開始時間について、動脈相撮像後の秒数を設定して撮像している施設も認められた。しかし、多くの施設では撮像時間が

表4　肝ダイナミックCTにおける撮像条件[8]

項目		方法A (n=39)	方法B (n=31)	方法C (n=15)	方法D (n=14)	全体 (n=99)
列数	16列	13 (33.3)	4 (12.9)	6 (40.0)	4 (28.6)	27 (27.3)
	64列	26 (66.7)	27 (87.1)	9 (60.0)	10 (71.4)	72 (72.7)
管電圧 (kV)	<120	1 (2.6)	0 (0.0)	0 (0.0)	0 (0.0)	1 (1.0)
	120	36 (92.3)	29 (93.5)	15 (100.0)	14 (100.0)	94 (94.9)
	120<	2 (5.1)	2 (6.5)	0 (0.0)	0 (0.0)	4 (4.0)
管電流 (mA)	可変方式 (Auto mA)	33 (84.6)	29 (93.5)	14 (93.3)	14 (100.0)	90 (90.9)
	その他	6 (15.4)	2 (6.5)	1 (6.7)	0 (0.0)	9 (9.1)
scan速度 (秒/回転)	<0.5	4 (10.3)	2 (6.5)	1 (6.7)	0 (0.0)	7 (7.1)
	0.5	20 (51.3)	26 (83.9)	12 (80.0)	11 (78.6)	69 (69.7)
	0.5<	14 (35.9)	2 (6.5)	2 (13.3)	3 (21.4)	21 (21.2)
	欠測	1 (2.6)	1 (3.2)	0 (0.0)	0 (0.0)	2 (2.0)
ヘリカルピッチ	<0.5	4 (10.3)	1 (3.2)	1 (6.7)	2 (14.3)	8 (8.1)
	0.5-<1.0	24 (61.5)	24 (77.4)	8 (53.3)	8 (57.1)	64 (64.6)
	1.0-	11 (28.2)	6 (19.4)	6 (40.0)	4 (28.6)	27 (27.3)
撮像スライス厚 (mm)	<0.5	0 (0.0)	0 (0.0)	0 (0.0)	0 (0.0)	0 (0.0)
	0.5-<1.0	8 (20.5)	14 (45.2)	5 (33.3)	2 (14.3)	29 (29.3)
	1.0	10 (25.6)	6 (19.4)	2 (13.3)	3 (21.4)	21 (21.2)
	1.0<5.0	6 (15.4)	3 (9.7)	2 (13.3)	2 (14.3)	13 (13.1)
	5.0	15 (38.5)	8 (25.8)	6 (40.0)	7 (50.0)	36 (36.4)
	5.0<	0 (0.0)	0 (0.0)	0 (0.0)	0 (0.0)	0 (0.0)

※1施設で複数のCT機種を使用している場合は重複カウントしている (n=99)。

固定されていたにもかかわらず、その撮像開始時間については施設間で大きなバラツキが認められた。

　Trigger設定値、ROIの設定場所、Wait時間などBTの設定条件を**表6**に示す。いずれの条件も各施設において、大きなバラツキがあり、標準化されていない状況であった。大動脈ピーク時間の予測精度を上げるため、Trigger設定値を高くしている(150〜200HU)施設も多かった。しかしながら、高いTrigger値で設定していてもWait時間が短すぎると考えられる条件も中には認められた。

　安全性評価対象症例417例における血管外漏出と副作用発現状況を**表7**に示す。血管外漏出は方法A、B、Cにそれぞれ1例認められ、全体での発現率は、0.7%(3/417例)であった。また、血管外漏出に伴い方法Bの1例で発赤が、方法Cの1例で腫脹、血管痛が認められたが、いずれも4日以内に軽快、回復した。血管外漏出の発現頻度については、各撮像方法において大きな差は認められず、注入速度、総投与量との相関は認められなかった。一方、副作用については6例(1.4%)で認められた。表中に事象名で示したとおり、いずれの副作用も通常造影検査を実施した際に認められる副作用であり、本調査に特有の副作用は認められなかった。また、撮像方法別に発現頻度ならびに傾向の違いや

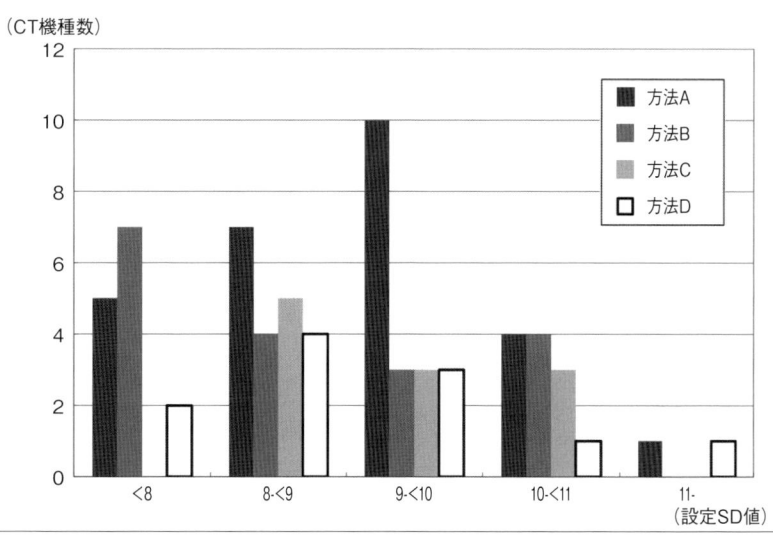

図7　管電流可変方式の場合の設定SD値（東芝メディカルシステムズ製ならびにGE製CT機種のみ）

表5　各時相の撮像タイミング（造影剤注入開始からの時間）[8]

項目		方法A (n=144)	方法B (n=117)	方法C (n=87)	方法D (n=67)
動脈相	平均値±SD	38.87±2.95	34.92±4.85	32.77±5.48	38.27±4.19
	中央値	40.00	35.00	33.00	40.00
	範囲	32.0-45.0	25.0-50.0	20.0-46.0	20.0-45.0
門脈相	平均値±SD	66.60±8.51	66.35±9.19	65.79±12.52	68.73±8.25
	中央値	70.00	65.00	66.00	70.00
	範囲	55.0-90.0	54.0-120.7	38.0-107.0	57.0-90.0
平衡相	平均値±SD	166.63±24.70	163.18±26.55	165.71±22.80	168.66±32.38
	中央値	180.00	170.00	155.00	180.00
	範囲	100.0-210.0	117.0-242.0	140.0-297.0	110.0-240.0

総投与量、注入速度との相関は認められなかった。

　全国の医療現場で実際に行われている肝ダイナミックCTの造影剤注入方法、CTの撮像条件、BT条件などは各施設によりさまざまであることが、今回のオムニパーク®300注特定使用成績調査から得られたデータを通じて明らかとなった。全国どのような医療機関においても精度の高い肝臓質的検査が行われるよう、今後の検査方法の標準化が期待される。本調査がその一助となれば幸いである。

表6　BT条件

項目		方法 B	方法 C
ROI設定値（絶対値）(HU)	n	100	87
	平均値±SD	144.8±38.99	149.4±50.29
	中央値	150.0	150.0
	範囲	50-250	50-200
Wait時間（秒）	n	117	87
	平均値±SD	13.4±3.55	12.0±3.76
	中央値	13.0	12.0
	範囲	5-20	5-18
ROI設定値（絶対値）(HU)	n	100	87
	<50	0 (0.0)	0 (0.0)
	50-<100	2 (1.7)	5 (5.7)
	100-<150	36 (30.8)	29 (33.3)
	150-<200	47 (40.2)	15 (17.2)
	200-	15 (12.8)	38 (43.7)
ROI設定値（上昇値）(HU)	n	17	0
	<50	0 (0.0)	0 (0.0)
	50-<100	0 (0.0)	0 (0.0)
	100-<150	10 (8.5)	0 (0.0)
	150-<200	7 (6.0)	0 (0.0)
	200-	0 (0.0)	0 (0.0)
Start法	n	117	87
	Auto	92 (78.6)	78 (89.7)
	Manual	25 (21.4)	9 (10.3)
ROIの場所	n	117	87
	大動脈腹腔動脈分岐部	60 (51.3)	47 (54.0)
	大動脈横隔膜直下	26 (22.2)	21 (24.1)
	大動脈肝上部	5 (4.3)	12 (13.8)
	大動脈肝門部	26 (22.2)	7 (8.0)

表7　血管外漏出と副作用発現状況[8]

	造影剤量	注入法	撮像時間決定法	血管外漏出				副作用			
				例数※(%)	漏出量(mL)	注入速度(mL/秒)	総投与量(mL)	例数※(%)	事象名	注入速度(mL/秒)	総投与量(mL)
方法A (n=144)	体重比用量	注入時間一定(30秒)	撮像開始時間固定	1 (0.7)	20	4.0	120	1 (0.7)	くしゃみ	4.2	125
方法B (n=118)	体重比用量	注入時間一定(30秒)	BT法使用	1 (0.8)	不明	4.8	143	2 (1.7)	薬疹	4.0	119
									蕁麻疹	2.6	79
方法C (n=87)	体重比用量	注入速度一定(3~4mL/秒)	BT法使用	1 (1.1)	18	3.2	126	2 (2.3)	悪心	3.2	104
									湿疹	4.0	145
方法D (n=68)	100mL固定	注入速度一定(3~4mL/秒)	撮像開始時間固定	—				1 (1.5)	悪心	3.0	100
計				3 (0.7)				6 (1.4)			

※（　）内は発現頻度 (%)

謝辞

　本調査にご協力いただきました施設およびその担当医師、診療放射線技師など関係者の方々に深謝いたします。さらに、本調査の計画から結果のまとめに至る細部にわたり、貴重なご助言ご指導を賜りました下記の医学アドバイザーならびに多数の症例の中央判定を実施くださった中央判定委員の先生方に感謝申し上げます。

医学アドバイザー：熊本大学医学部附属病院・山下康行先生(医学アドバイザー代表)、福岡大学病院・吉満研吾先生、近畿大学医学部附属病院・村上卓道先生、広島大学病院・粟井和夫先生、山梨大学医学部附属病院・市川智章先生、岐阜大学医学部附属病院・兼松雅之先生、長野赤十字病院・八町　淳先生、大阪医科大学附属病院・吉川秀司先生

中央判定委員：近畿大学医学部附属病院・岡田真広先生、岐阜大学医学部附属病院・近藤浩史先生、山梨大学医学部附属病院・曺　博信先生

　また、最後に本書における執筆の機会を与えてくださった長野赤十字病院・故八町　淳先生に心よりお礼申し上げます。

第一三共株式会社メディカルアフェアーズ部
早川晶子

CHAPTER 5　文献

1) 日本肝臓学会(編)：科学的根拠に基づく肝癌診療ガイドライン2009年版. 金原出版, 東京, 56-61, 2009
2) Yamashita Y et al: Abdominal helical CT: evaluation of optimal doses of intravenous contrast material−a prospective randomized study. Radiology 216 (3): 718-723, 2000
3) Ichikawa T et al: Multiphasic contrast-enhanced multidetector-row CT of liver: contrast-enhancement theory and practical scan protocol with a combination of fixed injection duration and patients' body-weight-tailored dose of contrast material. Eur J Radiol 58 (2): 165-176, 2006
4) Awai K et al: Effect of contrast injection protocol with dose tailored to patient weight and fixed injection duration on aortic and hepatic enhancement at multidetector-row helical CT. Eur Radiol 13 (9): 2155-2160, 2003
5) Awai K et al: Effect of contrast material injection duration and rate on aortic peak time and peak enhancement at dynamic CT involving injection protocol with dose tailored to patient weight. Radiology 230 (1): 142-150, 2004
6) Han JK et al: Factors influencing vascular and hepatic enhancement at CT: experimental study on injection protocol using a canine model. J Comput Assist Tomogr 24 (3): 400-406, 2000
7) Awai K et al: Moderate versus high concentration of contrast material for aortic and hepatic enhancement and tumor-to-liver contrast at multi-detector row CT. Radiology 233 (3): 682-688, 2004
8) Okada M et al: The efficacy of contrast protocol in hepatic dynamic computed tomography: multicenter prospective study in community hospitals. SpringerPlus 2: 367, 2013

CHAPTER 6

造影研究を進めるためのファントム作製

1. 造影研究を進めるための
   ファントム作製 ………… 274

2. 体軸方向TEC評価
   ファントム ……………… 282

3. ヨード量CT値評価
   ファントム ……………… 286

造影研究を進めるための
ファントム作製

　造影研究を進めるためには、再現性の高い循環動態ファントムが必要になる。それは、造影研究の対象を被検者のみとした場合、CHAPTER 1で述べたように、時間-エンハンスメント曲線（Time-Enhancement Curve：TEC）に影響を及ぼす被検者因子（心拍数、心拍出量、循環血液量など）が被検者ごとに異なるため、仮に同一断面のTECが取得できたとしても絶えず被検者内および被検者間における造影効果のバラツキを考慮する必要があり、改良および新規開発した注入技術が、TECにどのような効果があるのか明確な結果が得られない可能性があるからである。また、独創性の高い注入技術を開発した場合は、それを即座に臨床応用するのでなく、インジェクタの動作確認や、頭に思い描いた理想のTECと実際のTECに乖離がないか確認するためにも、循環動態ファントムによる事前実験は不可欠である。

　造影研究を進めるうえで、循環動態ファントムをもっていることのいちばんのメリットは、あたかも同一被検者で同時期におけるようなTEC取得が、このファントムを使用することで可能になることである。この概念は、データの信頼性と関連がある。例えば、複数の造影プロトコールの中からいちばん造影効果の高いプロトコールを決定するという研究デザインに対して、臨床にて検証を行った場合、いちばん信頼性の高いデータの収集方法は、同一被検者を同時期に検査し、その結果を比較することである。なぜ、この方法がいちばん信頼性の高いデータの収集方法であるのかというと、同一被検者間で比較することで、TECに影響を与える被検者因子が限りなく除外でき、また、同時期に検査することで被検者内の時期の違いによる影響因子が除外できるからである。しかし、これは理想論であり、現実にはこのようなデータを収集することは決してできない。次に信頼性の高いデータの収集方法として考えられるのは、被検者因子を考慮し、同一被検者に対して時期をずらしてデータを取得することである。しかしこの方法は、造影剤という体内に対して異物である薬剤を用いることや、TEC取得のために同一断面を連続的に撮影し、不要な被ばくが増加することを考えると、むやみに行うべき方法ではなく、避けるべきデータ収集方法である。そのため、臨床データを取得する際には、ランダム化比較試験などが用いられている。このように臨床においては、理想のデータ収集方法である同一被検者を同時期に検査することができない。しかし、循環動態ファントムが手もとにあれば、循環動態を一定に保つことで信頼性の高いデータの収集が可能になり、注入技術の効果を容易に把握することができる。そのため、造影研究を進めるうえでは、循環動態ファントムを作製することをお勧めしたい。しかし、このような循環動態ファントムは現在販売されておらず、

自作するしかないため、本章では、造影研究を進めるためのファントム作製の一例を紹介する。

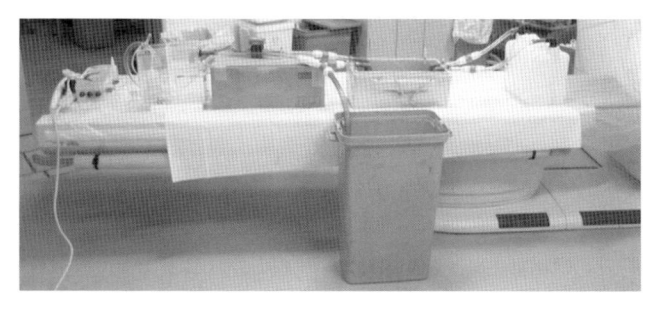

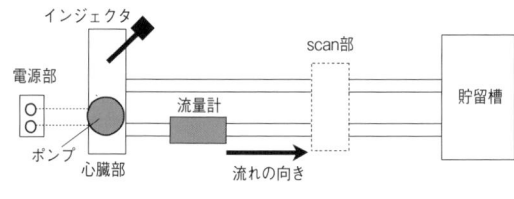

循環動態ファントム

循環動態ファントムに最も必要とされることは、高い精度で人体の循環動態を模擬していることである。さらに、造影研究を行うことを考えると、被検者因子に相当するパラメータを柔軟にコントロールできる循環動態ファントムであることが望ましい。粟井と八町らが開発し、作製した循環動態ファントム[1]は、同一の造影剤注入条件で形製されるTECがファントムと人体でほぼ一致し、人体の循環動態と整合性が確認されているファントムである。そのためここでは、この循環動態ファントムの作製方法について紹介したい。紹介するうえで、今後なるべく多くの方々にこのファントムの作製を試みてもらいたいため、安価で精度の高い循環動態ファントム作製にターゲットを絞って説明する。

循環動態ファントム作製方法の一例

まず、完成した循環動態ファントムの概観および設計図を示す（**図1、2**）。循環動態ファントムの全長は、今回紹介する設計ではX線CT装置の寝台とほぼ同じサイズになる。**図2**の設計図を見ていただくとわかるとおり、循環動態ファントムの構成は、電源部、心臓部、scan部、貯留槽、ホース部に大別される。循環経路をたどると、まずポンプのある心臓部からscan部へ向かい貯留槽へと流れる動脈を模擬した管と、貯留槽からscan部へ向かい心臓部へと流れる静脈を模擬した管に分かれている。これより、この循環動態ファントムでは、動脈のTECと静脈のTECを取得することができる。

以下に、この構成別に作製方法を示す。

図1 循環動態ファントムの概観

図2 循環動態ファントムの設計図

1. 電源部

使用物品
・リレーつき間欠タイマ
・ケース

　電源部は、心臓の動作を模擬するために、ポンプの水の流れを拍動流に変換する役割を担っている（**図3**）。汎用の洗濯水汲み上げポンプを模擬心臓に利用する場合は、水の流れを拍動流にしなければならないため、ポンプの電源はリレーつき間欠タイマなどを経由して供給する必要がある。リレーつき間欠タイマは、電源の供給を一定間隔でオン、オフと切り換えるために使用する。このオン時間とオフ時間の間隔は、可変抵抗などを増設することで制御可能となり、これにより心拍数と心拍出量が調整できる。このようなリレー回路を自作できない方は、キットを販売している会社もあるため、探していただきたい。ケースは、回路の収納および防水対策に使用する。

2. 心臓部

使用物品
・洗濯水汲み上げポンプ（電源つき）
・園芸用透明ホース
・ケース
・エアストーン

　心臓部は、心臓を模擬している部分であり、洗濯水汲み上げポンプとケースから構成されている（**図4**）。ケースの大きさは、心臓の容量を十分に満たし、かつポンプが入る大きさを選ぶ必要がある。これらの使用物品は、量販店で購入可能な一般的なものである。この心臓部のケース内の水量は、TECの最大CT値を調整する因子となる。この水量が、少ないと最大CT値は高く、多いと最大CT値は低くなる。そのため、このケース内の水量は、TEC取得前に一定であることを確認することが精度の高いTEC取得へと繋がる。水量を容易に確認するため、ケースの外壁に、あらかじめ目盛りつきビーカーなどによって50mL刻みなどで目印をつけておくとよい。水量の管理方法は、

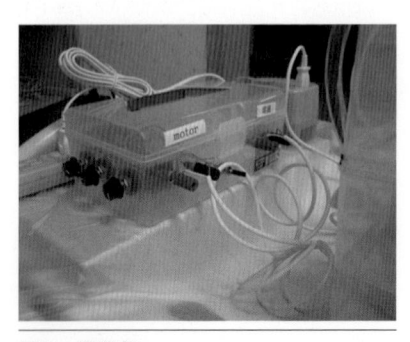

図3　電源部

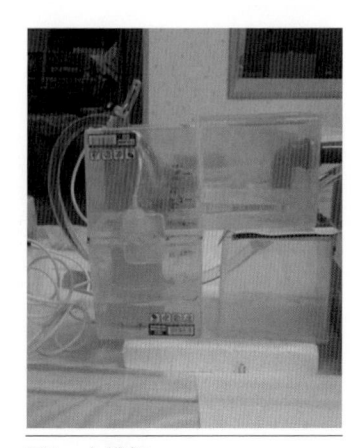

図4　心臓部

心臓部上方が開いているため、そこから水の出し入れを行うことで調整を行う。また、詳細は後述するが、この循環動態ファントムは心臓部以外の部分が真空状態でなければ循環しない仕組みになっている。循環しているか否かを確認する1つの方法が、この心臓部の水量の増減を確認することである。そのためにも、ケースの外壁に水量をチェックできる目印をつけて心臓部の水量を確認することが望ましい。またこの心臓部は、造影剤の注入を行うところでもある。この部分に造影剤の先端のチューブを入れるのだが、注入時にはチューブに大きな力が加わるため、チューブの先端をそのまま水の中に沈めると先端が暴れてしまい、周辺に造影剤を漏らしてしまう危険性がある。造影剤の漏れを防ぐためにも、チューブを固定する物品を壁に接着したり、チューブをケースの内壁にテープなどで固定したりすることが望ましい(**図5**)。使用物品に記載したエアストーンは、チューブの先端に装着し、造影剤を拡散させるために用いている。造影剤の拡散が可能な代用品でも構わない。

3. scan部
使用物品
・園芸用透明ホース
・塩ビパイプ(ストレート・L字型)
・塩ビパイプソケット
・発泡スチロールケース

　scan部は、心臓部から貯留槽へ向かう動脈を模擬した管と貯留槽から心臓部へ向かう静脈を模擬した管で構成されている(**図6**)。使用物品であげたものは、ホームセンターなどで購入可能である。このscan部は、X線CT装置で撮影を行い、TECを取得する部分である。そのため、scan部は、ビームハードニング現象によるCT値変化の少ない材質を用いることが望ましい。scan部に用いる物品の一例をあげるとすると、灯油ポンプの管が利用できる。さらに、scan部を体内の血管に近づけるために、撮影を行うときは、scan部を覆っている発泡スチロール内に水を満たして使用する。このように発泡スチロール内を水で満たすことで、臨床に即した画像ノイズでのTECが取得可能となる。

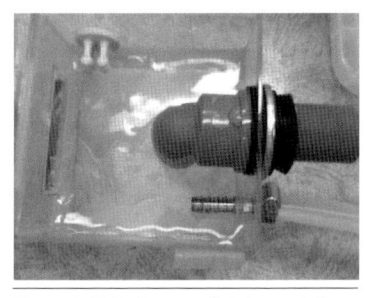

図5　心臓部(チューブ固定の一例)　　**図6　scan部**

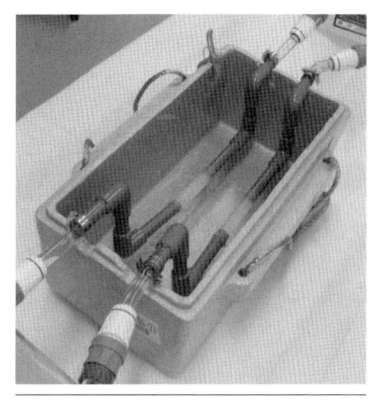

4. 貯留槽

使用物品
・ポリタンク
・園芸用透明ホース
・塩ビパイプ(ストレート・L字型)
・塩ビパイプソケット
・ゴムパッキン
・シールテープ

　貯留槽は、大循環を模擬するところであり、主にポリタンクと塩ビパイプで構成されている(**図7**)。このポリタンク内の水量は、TECにおける平衡相のCT値と静脈のCT値に影響を与える。ポリタンクの水量を調整することは、簡易的に被検者の体重を変化させるのと同じことになる。そのため、水量が多い場合は、平衡相のCT値は低く、水量が少ない場合は、平衡相のCT値は高くなる。ポリタンクの水量管理方法の一例としては、流出口の管の長さを調整することで可能となる(**図8**)。流出口に装着する管を数本用意しておくと、簡便に貯留槽内の水量調整ができる。この貯留槽を作製するのに最も苦労するポイントは、ポリタンクの密閉である。なぜなら、冒頭でも少し触れたが、このファントムは心臓部以外の水路すべてが真空であることで循環する仕組みとなっている。この貯留槽の密閉が不完全な場合は、貯留槽に水がたまっていき、貯留槽から心臓部へ水が流れなくなる。しっかりと密閉するためにも、流出口と流入口に塩ビパイプを設置する際には、ゴムパッキンなどを用いて密閉する必要がある。また、ポリタンクの流出口と流入口のキャップを閉めるときには、シールテープなどを用いてしっかり密閉する必要がある。

5. ホース部

使用物品
・流量計
・園芸用透明ホース
・ホース接続アタッチメント

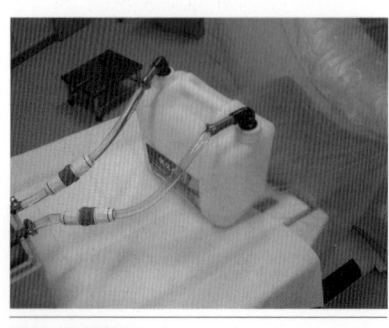

図7　貯留槽

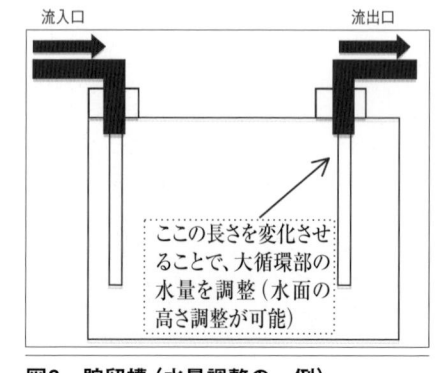

図8　貯留槽(水量調整の一例)

ここの長さを変化させることで、大循環部の水量を調整(水面の高さ調整が可能)

ホース部は、ファントムを構成している部分を繋ぐ役割を担っている（**図9**）。貯留槽の項目で述べたとおり、ファントム内の水を循環させるためには、ファントム内を真空に保つ必要があるため、ホース内に残存している空気を心臓部へ押し出してからでないと再現性の高いTECの取得ができない。透明なホースを用いれば、目視でホース内の空気を確認することができるので、容易にファントム内から空気を排除することができる。また、ファントムの撤去や組み立てを容易にするために、ホース間にはワンタッチで接続可能なアタッチメントを装着することをお勧めする。

　ここで紹介した作製方法の主旨は、安価で精度の高いファントムである。そのため、今まで取り上げた物品は、すべて近くの量販店などで容易に買いそろえることができる。しかし、精度の高い循環動態ファントムを作製するには、1分間当たりの循環水量を管理しなければならない。循環水量の管理の1例として、動脈を模擬した心臓部から貯留槽までの水路内のホースにデジタル流量計などを装着することで、常に1分間当たりの循環水量が目視で管理でき、循環動態を容易に把握可能となる。流量計は、今まで紹介した物品の中で最も高価である。しかし、精度の高い循環動態ファントムを作製するには、不可欠であると考える。

6. 循環動態ファントム動作時のポイント

　循環動態ファントムを作製することができたら、早速動かしたくなるはずである。しかし、ファントムを動かすうえで注意しなければならないことがある。それは、防水対策である。このファントムは、水を循環させるため、万が一どこかの部分で水漏れがあると、水漏れによりCT装置やその周辺機器が故障してしまう危険性がある。そのため、吸水性のあるシートやビニールシートを用いて万全の防水対策を講じる必要がある。防水対策を講じることは当然だが、それ以前にファントム作製後、いきなりCT装置の寝台に載せてファントムを動かすのではなく、一度水漏れをしても大丈夫な所で試運転を行い、ファントムの水がしっかりと循環しているか、水漏れはしていないか確認を行うことが望ましい（**図10**）。水漏れ確認後に、最初にやらなければならないこと

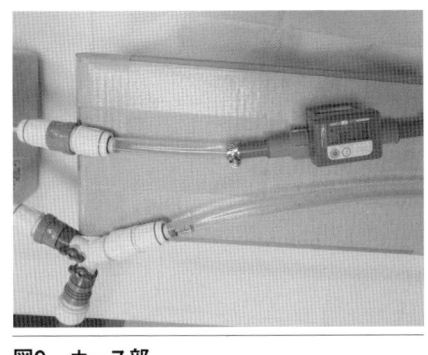

図9　ホース部

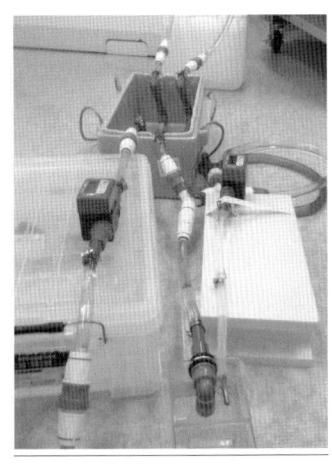

図10　ファントム試運転の例

CHAPTER 6 ▶ 1 造影研究を進めるためのファントム作製

がある。それは、自作した循環動態ファントムが人体の循環動態を模擬しているかどうか確認することである。確認方法は、先ほど示した先行研究で使用していた造影剤注入条件でTECの取得を行い、TECを比較することで、人体の循環動態と整合性が確認できるはずである。

　次に、循環動態ファントムを用いたTEC取得のポイントに触れたい。再現性の高いTECを取得するポイントは、
・ファントム動作確認用の造影剤注入条件によるTEC取得
・ファントム水換えの効率化
の2点である。順を追って説明したい。

　まず、ファントム動作確認用の造影剤注入条件によるTEC取得についてである。このファントムは、安価な物品にて構成されており、ましてや手作りで作製している。また、ファントムサイズも大きいため、実寸サイズで常に保管することは難しく、使用するたびに組み立てることになるはずである。そのため、循環動態ファントムを組み立てるたびに、循環水量やファントムの設定を一定にしたとしても、同一の造影剤注入条件において取得したTECに多少のズレが生じてしまうことがある。そのため、循環動態ファントムで研究に必要なTECを取得する前に、動作確認用の造影剤注入条件でTECの取得をすることを勧める。例えば、注入速度3mL/秒で注入時間30秒の注入条件を動作確認用の造影剤注入条件とするならば、ファントムを使用するたびに、この造影剤注入条件でTECを取得し、前回ファントムを使用したときのTECと重ね合わせ、ファントムの動作を確認してから、実際の研究データの取得を行うことで、ファントムの制御不良による不要なTECデータの取得が避けられるはずである。先ほども述べたが、循環動態ファントムを組み立てるたびに、設定が多少ずれてしまうことから、研究で取得したいTECは一晩で取得することが望ましい。そこで、重要なことは、効率よくTECを取得することである。複数回TECを取得すると、循環水量内に造影剤の占める割合が多いことから、溶液のCT値が高くなり、CT装置の上限CT値に到達してしまう。そのため、効率よくTECを取得するには、ファントムの水換えを効率よく行うことが重要になる（図11）。水換えごとに電源をオフにしてしまうとそのたびに設定が変わってしまうことから、電源はオンの状態のまま、水換えをする必要がある。その1例として、静脈を模擬した管の途中で、水を排泄できる回路を増設することで、容易に水の入れ換えが

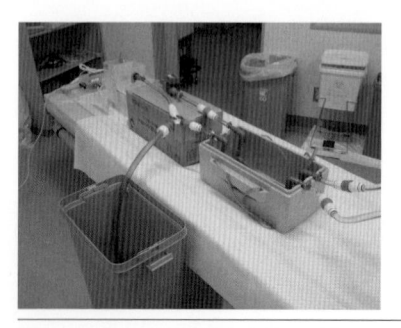

図11　ファントム水換え方法の1例

可能になる。このような方法を用いて、効率よくかつ再現性の高いTECの取得をしていただきたい。

　以上、循環動態ファントム作製の1例を紹介した。手作りで作製した循環動態ファントムは、使用物品が少し異なるだけで、各々個性をもったファントムになる。したがって、瓜二つのファントムを作製することは難しく、循環動態ファントム同士を比較することは、臨床において被検者間で比較することと同じ意味をもつと思われる。いわゆる、被検者因子ではなく、ファントム固有因子とも呼ぶべきTECに影響を及ぼす因子が存在することになる。そのため、自作した循環動態ファントムで得られたTECはあくまでファントムスタディにしかすぎないことに注意して、臨床応用をめざし、造影研究に励んでいただきたい。

体軸方向TEC評価ファントム

はじめに

　TEC評価ファントムは、可能な限り人体を模擬した臨床に近いファントムであり、ファントム条件(循環水流量、循環水量)や造影剤注入条件(投与ヨード量、注入速度、注入持続時間)の違いによる大動脈を想定したTECを測定することができる[1, 2]。そのため、造影効果に影響を与える被検者パラメータや造影剤注入条件の違いによる大動脈の造影効果について評価することができる。このことから、検査目的に応じた造影効果を推測して造影剤注入条件や撮像開始時間など造影検査プロトコールを作成することができ、また新たな造影剤注入方法の検証などに利用することができる。

　しかし、TEC評価ファントムは、1断面を連続撮影することで1断面のTECを測定し、1断面の造影効果について評価を行うファントムであるため、体軸方向の造影効果について評価することができなかった。そのため、体軸方向のTECを測定するためには、体軸方向の異なる位置でそれぞれTECを測定しなければならず、同じファントム条件と造影剤注入条件において測定したい体軸方向の位置の分だけTECを測定する必要がある。そこで、1断面の連続撮像で体軸方向のTECを1回のファントム実験で測定できる体軸方向TEC評価ファントムの作製を試みた。

体軸方向TEC評価ファントム

　TEC評価ファントムにおいて動脈を模擬したホースは直線で作成されているため、1断面の連続撮像ではビーム幅分(現在、体軸方向のビーム幅が最大である320列面検出器CTで160mm)しか体軸方向のTECを測定できない。したがって、任意の注入経過時間において、1回のファントム実験ではビーム幅分しか体軸方向の造影効果を評価することができない。しかし、動脈を模擬したホースをらせん状にすることで、体軸方向に半周分ごとの違う位置においてTECを測定することができる。そのため、体軸方向のビーム幅に関係なく、1回のファントム実験で体軸方向の異なる位置のTECを同時に測定可能なファントムを作製できる(**図1、2**)。

　実際に、体軸方向TEC評価ファントムを使用して、循環水流量が3.6L/分、造影剤注入条件が造影剤濃度240mgI/mL、注入量25mL、注入速度5mL/秒において、体軸方向の異なる位置で測定したTECを**図3**に示す。それぞれの体軸方向の位置においてTECを

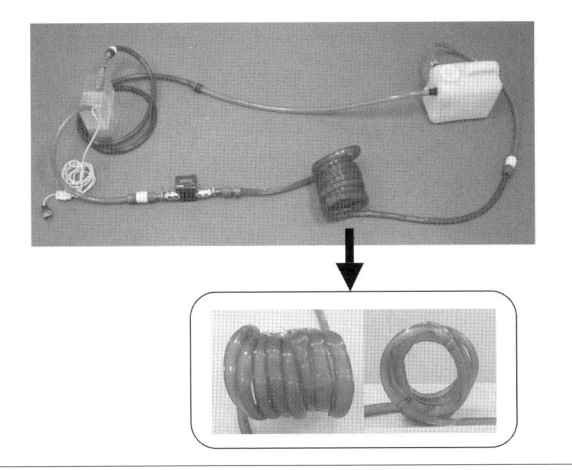

図1 体軸方向TEC評価ファントム
動脈を模擬したホースをらせん状にすることで、1断面で体軸方向の異なる位置におけるTECを測定できるファントムを作製した。

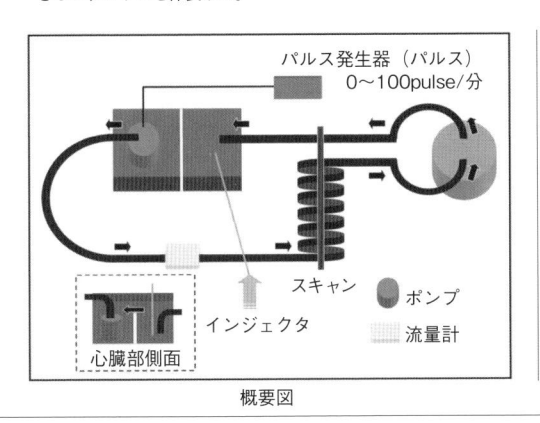

図2 体軸方向TEC評価ファントムの概要図とCT画像
1断面の連続撮像により、体軸方向の異なる位置のTECを同時に測定できる。

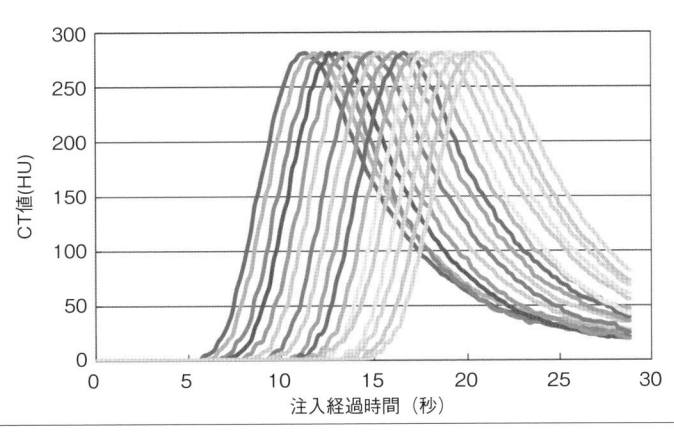

図3 各体軸方向の位置におけるTEC
1断面の連続撮像でそれぞれの体軸方向の位置におけるTECを測定できる。

測定できたが、時間軸が変化したTECを得られただけで、体軸方向にどのようにCT値が変化しているかわからない。そのため、時間-濃度の曲線に、体軸方向の距離を加味する

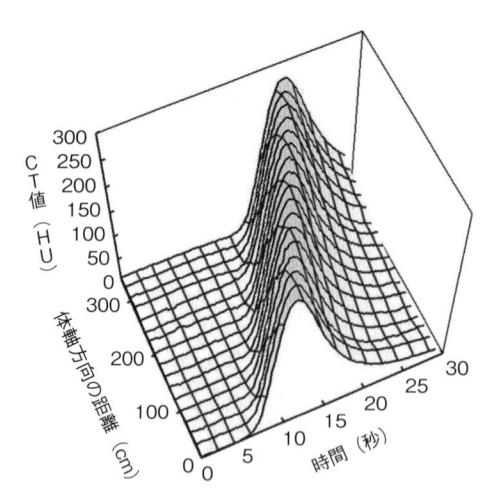

図4 体軸方向の時間−エンハンスメント曲線（Z Axis Time-Enhancement Curve：TECz）

体軸方向の時間−エンハンスメント曲線は、時間−エンハンスメント曲線に体軸方向の距離を加味した時間−エンハンスメント−距離曲線である。

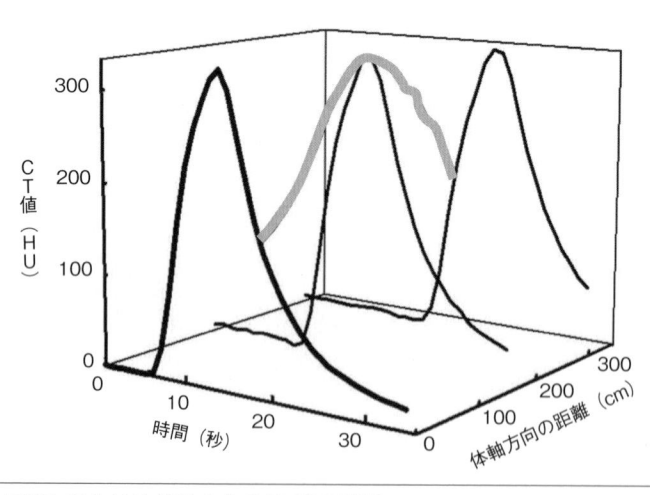

図5 TECzにおける体軸方向のCT値の算出

それぞれのTECにおいて、注入経過時間20秒のCT値を求めることにより、体軸方向のCT値の変化を求めることができる。

必要がある。時間とCT値の2軸の曲線から、体軸方向の距離の軸を加えた3軸の曲線を描いた（**図4**）。そして、時間−エンハンスメント−距離曲線を体軸方向の時間−エンハンスメント曲線（Z Axis Time-Enhancement Curve：TECz）として定義した。体軸方向の距離を加えることにより、TECzは注入経過時間に対して体軸方向のCT値の推移を把握することができる。また、TECzにおいて、任意の注入経過時間で体軸方向のTEC測定位置のCT値を求めることができる（**図5**）。実際に注入経過時間20秒において、体軸方向のCT値を求めてエンハンスメント-距離曲線を描くと（**図6**）、体軸方向のCT値の変化を把握でき、体軸方向の造影効果について評価することができる。

実験ではTEC測定ファントムと同様に、循環水量や循環水流量などファントムの設定

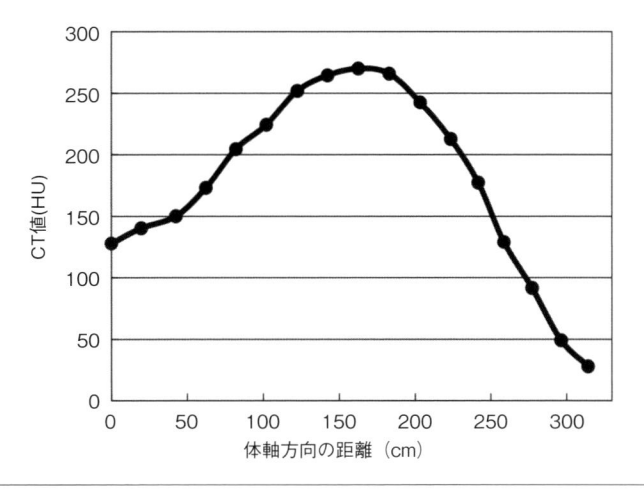

図6 体軸方向のCT値
体軸方向のCT値の変化を求めることで、体軸方向の造影効果について評価できる。

条件を変化させることで被検者パラメータの違いを模擬したTECzを測定できる。また、投与ヨード量や注入速度、注入持続時間など造影剤注入条件の違いによるTECzを測定できる。そのため、体軸方向TEC評価ファントムは、被検者パラメータや造影剤注入条件の違いによる1断面の造影効果と体軸方向の造影効果について、同時に評価可能なファントムである。

ヨード量CT値評価ファントム

はじめに

　CT装置は、固有付加フィルタ、Bowtieフィルタ、X線検出器の種類や検出効率などが異なるため、CT装置により実効エネルギーに違いを認める。また、使用管電圧により実効エネルギーが異なり、低管電圧になるほど実効エネルギーが低くなる。実効エネルギーが違うためにX線吸収値が変化するため、組織間コントラストは変化する。特に、CT造影検査では造影剤を使用するが、造影剤の成分であるヨード原子の質量減弱係数は実効エネルギーと反比例の関係にあり、実効エネルギーの影響が大きく、CT装置や管電圧による実効エネルギーにより造影効果に違いを認める。そのため、異なるCT装置間で造影効果を一定にそろえて造影剤使用量の適正化を図ること、また造影効果の向上や造影剤使用量の低減を目的とした低管電圧の使用を検討するためには、実効エネルギーを測定してその違いを知る必要がある。しかし、実効エネルギーの測定は時間と手間を要し、同時にヨード量に対するCT値の変化を求めることができないため、実効エネルギーの違いによる造影効果の違いがわからない。また、CT装置ごとに画像再構成方法が異なり、X線吸収値に対するCT値が変化する場合がある。したがって、造影効果や造影剤使用量を検討するうえで、CT装置や管電圧、画像再構成などによるヨード量に対するCT値がどのように変化するのかを把握しなければならない。そのため、それぞれのヨード量に対するCT値を測定できるヨード量CT値評価ファントムが必要になる。

ヨード量CT値評価ファントム

　ヨード量CT値評価ファントムは、ヨード造影剤を蒸留水で希釈して、任意のヨード濃度の希釈液を作成する。蒸留水を使用するのは、作成した造影剤希釈液を容器に封入した後、水道水を使用した場合に時間が経過すると容器の壁に気泡が発生するが、蒸留水では気泡の発生を抑制することができるからである。また、測定したいCT値の上限値を決めることで希釈するヨード濃度の最大値を求めることができる。そして、必要な測定点について検討することで、希釈液を作成するヨード濃度や数を求めることができる。今回作成したファントムでは、測定したいCT値の上限値が管電圧120kVで500～600HUであるため、ヨード濃度240mgI/mLを徐々に蒸留水で希釈を行い、希釈するヨード濃度の最大値を8％希釈で19.2mgI/mLと決定した。また、ヨード濃度240mgI/mLを蒸留水で希釈して、

19.2mgI/mL(8％)、14.4mgI/mL(6％)、9.6mgI/mL(4％)、4.8mgI/mL(2％)、2.4mgI/mL(1％)、1.2mgI/mL(0.5％)のヨード濃度の希釈液を6個作成した。

次に、作成した希釈液を空気が入らないように円柱容器に封入した。容器はX線吸収値が高くCT値が高い材質であるとビームハードニング効果により容器内のヨード希釈液に影響を与えるため、できる限りX線吸収値が低い材質の容器を使用しなければならない。また、希釈造影剤が入った円柱容器を別の容器に固定し、蒸留水を入れた。このとき、高濃度の希釈造影剤が1ヶ所に集中するとビームハードニング効果などでほかの希釈造影剤に影響を与えるため、高濃度の希釈造影剤と低濃度の希釈造影剤を交互に配置した。また、希釈造影剤の周辺を空気ではなく水で満たすことにより、人体におけるX線吸収や散乱などの変化を模擬することができる。人体により近づけるためには水ではなく寒天を使用し、また人体は楕円形であるため楕円形の容器に希釈造影剤を設置する必要がある。

実際に自作したヨード量CT値評価ファントム(**図1**)を撮影すると、CT値の異なる円形のヨード希釈液と周辺の水が撮影される(**図2**)。それぞれ関心領域を設定してCT値を測定し、それぞれのヨード量に対するCT値を求めることで、ヨード量とCT値の関係を評価できる。画像スライス厚の違いによるヨード量とCT値の関係を**図3**に示すが、希釈造影剤を入れた円柱容器は体軸方向に十分に長いためにパーシャルボリューム効果の影響を受けないため、画像スライス厚により違いを認めない。CT装置を変えて、撮像条件や再構成条件をできる限り同一にそろえてファントムを撮影し、ヨード量とCT値の関係を検討すると、CT装置によるヨード量とCT値の関係に違いを評価できる(**図4**)。また、管電圧や焦点サイズ、再構成関数を変えて測定すると、それぞれの違いによるヨード量とCT値

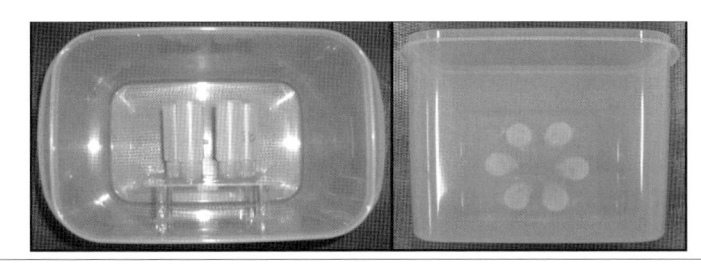

図1 ヨード量CT値評価ファントム
異なるヨード量の希釈液を封入した円柱容器を配置したファントムである。

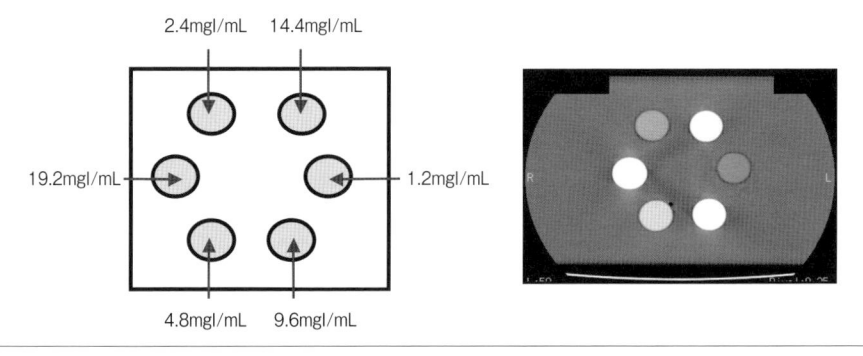

図2 ヨード量CT値測定ファントムの概要とCT画像
それぞれの濃度において、ヨード希釈液のCT値を測定することにより、ヨード量とCT値の関係を評価することができる。

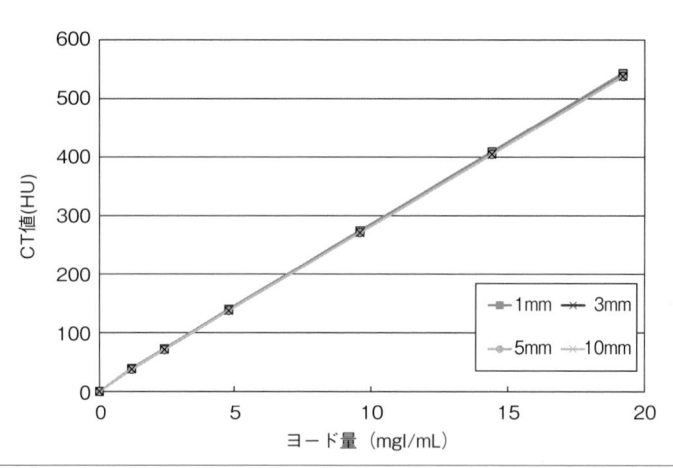

図3 スライス厚の違いによるヨード量とCT値の関係
ヨード量とCT値の関係は、スライス厚で違いを認めない。

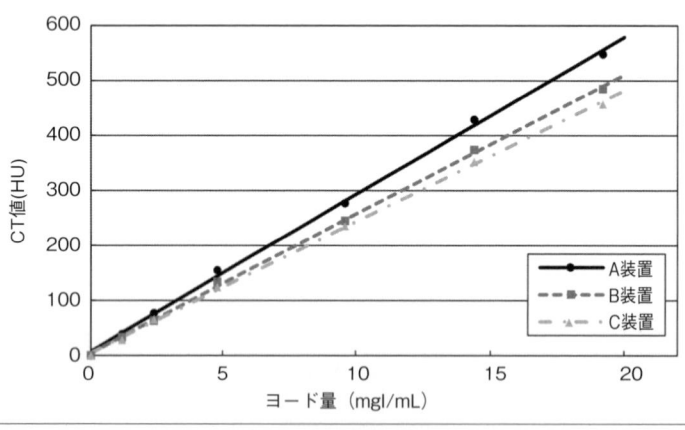

図4 CT装置の違いによるヨード量とCT値の関係
CT装置の違いによるヨード量とCT値の関係を評価できる。

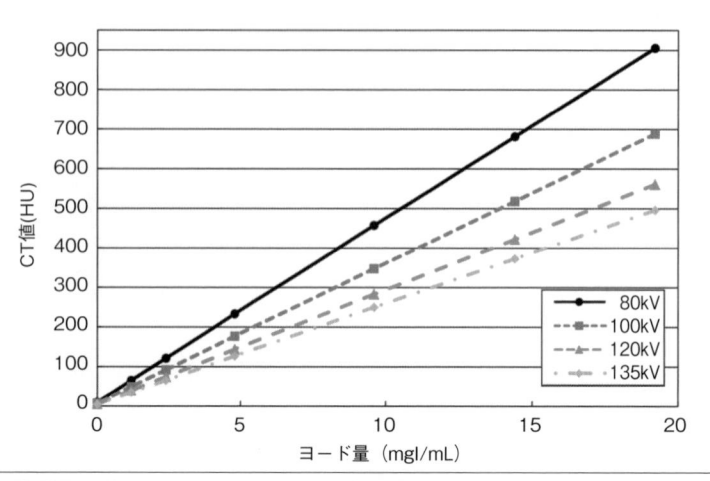

図5 管電圧の違いによるヨード量とCT値の関係
管電圧の違いによるヨード量とCT値の関係を評価できる。

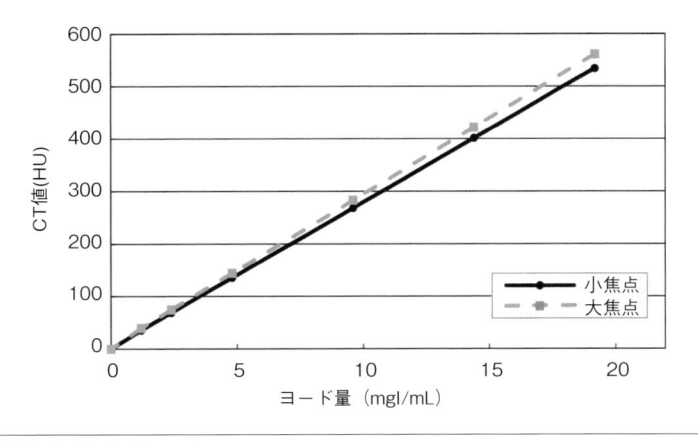

図6 焦点サイズの違いによるヨード量とCT値の関係
焦点サイズの違いによるヨード量とCT値の関係を評価できる。

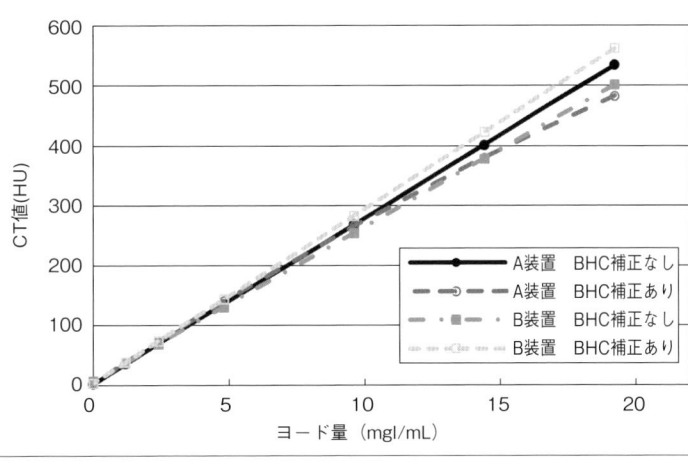

図7 再構成関数の違い（BHC補正）によるヨード量とCT値の関係
再構成関数の違いによるヨード量とCT値の関係を評価できる。

の関係も評価することができる(**図5〜7**)。このとき、ヨード量とCT値の関係のグラフにおいて回帰直線の傾きは、ヨード量当たりの上昇CT値となる。

　また、実効エネルギーが変化する因子として被検者の体格の違いもある。体格や筋肉量や脂肪量の違いにより、人体におけるX線吸収や散乱が変化しX線エネルギー分布が変化する。体格が大きいまたは筋肉が多くX線吸収が高い場合、透過X線エネルギーはビームハードニング効果により、低エネルギーのX線が吸収され相対的に高エネルギーが多くなる。体格が小さいまたは脂肪が多くX線吸収が低い場合に比べて、実効エネルギーが低くなる。そのため、体格などにより実効エネルギーが異なるため、ヨード量とCT値の関係も違いを認める。今回作成したヨード量CT値評価ファントムは体格の違いを反映していないファントムであるため、体格の違いにおける実効エネルギーの変化によるヨード量とCT値の関係を評価することはできない。そのため、希釈造影剤の周辺部分において体格の違いを加味したファントムを作成することで、体格の違いによる実効エネルギーの変化に対するヨード量とCT値の関係を評価することができるだろう。

CHAPTER 6 | 文献

1) Awai K et al: Simulation of aortic peak enhancement on MDCT using a contrast material flow phantom: feasibility study. AJR Am J Roentgenol 186(2): 379-85, 2006
2) 市川智章(編):CT造影理論. 医学書院, 東京, 2004

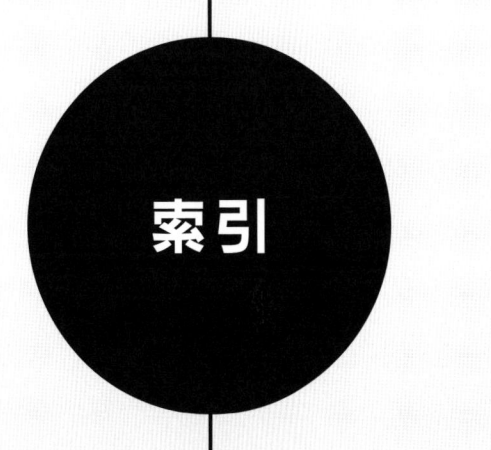

索引

索　引

欧文

2筒式自動注入器(インジェクタ)　81, 99
3D-CTA　99
4次元撮像　71
actual injection　75
beam hardening　31, 231
Bolus Tracking法(BT法)　68, 83, 92, 156, 162
Cardiac Index：CI　42
Cardiac Output：CO　42
Cardio Thoracic Ratio：CTR　162
CEindex　179
Computed tomography dose index
　：CTDI　53
CT装置による造影剤使用量の違い　218
CT装置の違いにおけるTEC　218
CT装置の違いによるヨード量と
　CT値の関係　216
CT値持続時間　16
CT値低下率　94, 107
Delayed Secondary Injection：DSI　62
delay time　156
dual energy　256
Fractional Dose　38, 201, 208
Frank-Starlingの法則　43
Heart Rate：HR　42
K吸収端　48
Left Ventricular Ejection Fraction
　：LVEF　42
Left Ventricular End-Diastolic Volume
　：LVEDV　42
Left Ventricular End-Systolic Volume
　：LVESV　42
main bolus　69
MDCT用プロトコール　28
Radiocontrast-Induced Nephropathy
　：RCIN　239

Real Time Test Bolus：RTTB　69, 188
SDCT用プロトコール　28
Stroke Volume：SV　42
Stroke Volume Index：SI　42
TECの再現性　27
TECの変化　152
TEC評価ファントム　282
TECファントム　11
Test Bolus Tracking法(TBT法)　68, 186
test injection　75
Test Injection法(TI法)　68, 74
Time-Enhancement Curve：TEC　10
trigger値　156
Tumor to Liver Contrast：TLC　148, 154
Z Axis Time-Enhancement Curve：TECz
　221, 284

和文

い

一段注入＋生食後押し法　147
一段注入法　58, 133, 136, 147, 192, 196, 200, 205
一回拍出係数　42
一回拍出量　42
インジェクタ同期　92, 127, 136

う

ウインドウ幅(WW)　22
ウインドウレベル(WL)　22

お

オムニパーク®300注特定使用成績調査
　263

か

画質の適正化　140
傾き　13

可変注入＋生食後押し法　147
可変注入法　63, 99, 131, 133, 136, 147, 167
可変係数　64, 99
肝臓質的診断　140, 145
肝臓上昇CT値　140, 143
肝臓の質的診断における造影剤使用量　25
肝多時相撮像　154
管電圧　48

き

希釈test injection　81
希釈造影剤を用いるTI法　81
胸腹部CTA　124
胸部縦隔造影検査　113, 121
胸部大動脈3D-CTA　118
近赤外線特性　240

く

グレイスケール　22
グレイスケールとWW・WLの関係　23
グレイスケールと縦隔部造影検査の関係　24
グレイスケールと腹部CT画像　23
クロス注入法　66, 177

け

血液循環動態　145
血管外漏出　57, 240, 244
血流評価用循環ファントム　106
検査時間固定法　58

こ

光電効果　48
高濃度製剤　262
コンパートメント症候群　57
コンプトン効果　49

さ

最大CT値　13
最大CT値到達時間　13
最大CT値到達時間の遅延　32
左室拡張末期容積　42
左室駆出率　42
左室収縮末期容積　42
撮像時間に合わせた造影方法（心臓造影CTにおける）　211
撮像タイミング適正化　167
左右心室造影効果比　180

し

時間固定法　158
時間—エンハンスメント曲線　10
実効エネルギー　48, 286
質量減弱係数　48, 286
自動注入器（インジェクタ）同期　92
縦隔部造影検査における造影剤使用量　24
循環血液量　37
循環動態ファントム　274
循環ファントム　11
上昇CT値　22
上昇CT値（HU）当たりのヨード使用量　159
心胸郭比　162
シングルディテクターCT用プロトコール　28
心係数　42
浸透圧　237
心拍出量　42, 74
心拍数　42

せ

生食後押し法　39, 85, 118, 226
設定閾値　156
線質硬化　31, 232

そ

造影CT検査における漏れの頻度　246
造影効果指数　179
造影効果の補正　124
造影剤　232

造影剤血管外漏出検出器　240, 244
造影剤検出時間　13
造影剤検出時間の短縮　133
造影剤使用量の適正化　18, 94, 136, 140, 192
造影剤・生食同時注入法　121
造影剤注入持続時間による生食後押し効果
　　226
造影剤注入停止時間　136
造影剤注入方法　145
造影剤の加温　56
造影剤誘発性腎症　239
造影剤流入遅延　32
造影製剤特性　231
造影プロファイル　77

た

体幹部CT画像　23
台形クロス生食（台形クロス注入＋
　生食後押し）　200, 205, 211, 213
台形クロス注入法　67, 177, 196
体軸方向TEC評価ファントム　282
体軸方向の時間―エンハンスメント曲線
　　221, 284
体重当たりヨード使用量　20
体重比用量　262
多相性注入　61
多段注入法　61, 63, 99, 177
単位時間当たりヨード量　21, 37
単純線形加算モデルによる解析方法　77
単相性注入　58

ち

遅延時間　69, 156
遅延第二注入法　62
注入時間一定法　262
注入時間短縮効果　36, 39
中濃度製剤　262

て

低コントラスト分解能　141
デッドスペース　41, 85

デュアルインジェクタ　99
伝達関数による解析方法　79

と

動脈相　25

に

二段注入　62

ね

粘稠度　56, 237

は

肺循環（小循環）を模擬した自作ファントム
　　43
肺動脈モニタリング　124
肺動脈優位画像　71
バルサルバ効果　186

ひ

非イオン性ヨード造影剤　232
光吸収性センサ　240, 244
被検者因子　74, 184

ふ

腹部3D-CTA　131, 136
腹部ダイナミックCT　162
腹部多時相造影検査　113
フローレート　10

へ

平衡相　25
平衡相CT値　16
平衡相検査における造影剤使用量　26

ほ

ボーラス性　34
ボーラス性の阻害要因　46
ボリューム効果　34, 39, 116

ま

マルチディテクターCT用プロトコール 28

も

漏れセンサ 240, 244

よ

ヨード含有量 11
ヨード含有量効果 39
ヨード量CT値評価ファントム 286

り

リアルプレップ 92
留置針 57

CT 造影技術

2013年8月26日	第1版第1刷発行
2017年2月 7 日	第1版第2刷発行
2020年4月 3 日	第1版第3刷発行
2024年5月27日	第1版第4刷発行

企　画………八町　淳
発行者………黒沢次郎
発行所………株式会社メディカルアイ
　　　　　　〒171-0022 東京都豊島区南池袋 3-18-43
　　　　　　内山ビル 3F
　　　　　　TEL：03-5956-5737　FAX：03-5951-8682
装　丁………浅沼英次
本文レイアウト……株式会社アイク
印刷・製本…………三報社印刷株式会社

本書の内容の一部あるいは全部を無断で複写複製（コピー）することは、法律で定められた場合を除き、著作者および出版社の権利の侵害となります。複写複製する場合はあらかじめ小社まで許諾を求めてください。

©Published by Medical Eye Co.,Tokyo
Printed in Japan
ISBN 978-4-86291-099-8 C3347 ￥5500E